SONDERABDRUCK AUS
HANDBUCH DER HAUT- UND GESCHLECHTSKRANKHEITEN
HERAUSGEGEBEN VON J. JADASSOHN
SIEBZEHNTER BAND. ERSTER TEIL
VERLAG VON JULIUS SPRINGER IN BERLIN 1929

FRANZ JAHNEL

ALLGEMEINE PATHOLOGIE UND PATHOLOGISCHE ANATOMIE DER SYPHILIS DES NERVENSYSTEMS

NICHT IM HANDEL

ISBN-13: 978-3-540-01093-7 e-ISBN-13: 978-3-642-48202-1
DOI: 10.1007/978-3-642-48202-1

Allgemeine Pathologie und pathologische Anatomie der Syphilis des Nervensystems.

Von

Franz Jahnel-München.

Mit 54 Abbildungen.

A. Allgemeine Pathologie.

I. Einleitung.

Die allgemeine Pathologie der Syphilis des Nervensystems mit ihren mannigfachen Beziehungen zur Pathologie der Syphilis anderer Organe, zur experimentellen Luesforschung und zur Klinik der syphilitischen Erkrankungen des Nervensystems umspannt ein riesiges Material von Beobachtungen und Betrachtungen, niedergelegt in einer unübersehbaren Literatur. Der Versuch einer auch nur einigermaßen erschöpfenden Berichterstattung würde ein Vielfaches des mir zur Verfügung gestellten Raumes beanspruchen und meinem Beitrag eine auf keine Weise zu rechtfertigende Breite verleihen — abgesehen davon, daß ein solches Ziel angesichts der Fülle des zu verarbeitenden Stoffes ohnehin unerreichbar wäre. In einem harten Kampfe mit dem kaum zu bewältigenden Baumaterial dieser Darstellung habe ich mich zu dem Prinzip durchgerungen, nur eine Übersicht über die mir wichtig erscheinenden Tatsachen und Probleme zu geben, wobei ich mich dem Zweck dieses Handbuches entsprechend bemüht habe, durch stete, wenn auch notgedrungen nicht immer vollständige Hinweise (allein die wahllose Aufzählung des Schrifttums über unseren Gegenstand würde alle mir zur Verfügung stehenden Druckbögen absorbieren, ja sogar überschreiten) dem Leser den Weg zur betreffenden Literatur zu bahnen. Eine gewisse Einseitigkeit der Darstellung ließ sich dabei nicht vermeiden, ja ich habe sogar geflissentlich den neueren parasitologischen und biologischen, handbuchmäßig bisher noch nicht zusammengefaßten Erkenntnissen über die Pathogenese der Neurosyphilis eine Vorzugsstellung eingeräumt, gegenüber denjenigen Tatsachen und Fragestellungen, welche bereits in früheren Bearbeitungen dieses Themas ausreichend erörtert worden sind und dort nachgelesen werden können. So hoffe ich, daß die vielen unvermeidlichen Lücken dieses meines Kapitels, welche ich selbst auf das schmerzlichste empfinde, durch andere Vorzüge wenigstens teilweise aufgewogen werden, vor allem glaube ich, den Bedürfnissen wissenschaftlicher Forschung eher gedient zu haben, wenn ich an vielen Stellen die Lücken unseres Wissens herausgestellt habe, statt sie durch hypothetische Annahmen und Scheinerklärungen zu verschleiern.

II. Beziehungen der Syphilis zum Nervensystem während der verschiedenen Krankheitsstadien.

1. Primäre Syphilis und Nervensystem.

Diese Überschrift mag als contradictio in adjecto empfunden werden[1] (Primäraffekte im Zentralnervensystem kommen unter natürlichen Bedingungen nicht vor. Bei fetaler Syphilis wäre die Möglichkeit einer primären Infektion des Zentralnervensystems unter besonderen Bedingungen allerdings vorstellbar, ließe sich jedoch wohl kaum erweisen.) Doch sei an dieser Stelle einer interessanten Hypothese gedacht, die eine eigenartige Beziehung zwischen syphilitischem Initialaffekt und Nervensystem herzustellen sich bemühte.

Als EHRMANN Spirochäten in den das Schankergewebe durchziehenden Nervenstämmen gefunden hatte, verlieh er der Vermutung Ausdruck, daß — analog der allgemein akzeptierten Anschauung über die Propagation des Lyssavirus — von der Infektionsstelle aus auch den Syphilisspirochäten in den Nervenkabeln der Weg zum Zentralnervensystem vorgezeichnet sei. Wäre diese Annahme richtig, müßten je nach dem Sitz des Primäraffektes verschiedene Teile des Zentralnervensystems, z. B. bei genitaler Infektion die unteren Rückenmarksabschnitte, bei Ansteckung im Bereiche des Kopfes das Gehirn, früher von den Spirochäten erreicht werden. Eine kritische Betrachtung der hierher gehörigen klinischen Erfahrungen vermag indes keine Stützen für die EHRMANNsche Hypothese zu liefern. Es ist zwar wiederholt unter Beibringung einzelner Belegfälle die Behauptung aufgestellt worden, daß Primäraffekte im Gesicht wie bei der Tollwut das Gehirn im besonderen Maße gefährden, bzw. häufig zur Paralyse führen sollen, von anderen Autoren wird jedoch eine höhere Gefahrquote in dieser Hinsicht extragenitalen Infektionen, ganz unabhängig von ihrer Lokalisation, überhaupt zugeschrieben. So ließen sich die bekannten Beobachtungen von BROSIUS, die als Paradefälle für eine andere Theorie, die Lehre von besonderen neurotropen Syphilisstämmen, ins Treffen geführt zu werden pflegen, mit dem gleichen Recht auch für die EHRMANNsche Anschauung in Anspruch nehmen.

Sieben Glasbläser hatten sich vermittels einer Glaspfeife am Munde infiziert. Von diesen konnte BROSIUS fünf einer Nachuntersuchung unterziehen und dabei feststellen, daß nur einer gesund geblieben war, während die anderen an Tabes und Paralyse erkrankt waren.

Ein Gegenstück dazu bilden die Beobachtungen von EICHELBERG: Unter 13 Glasbläsern, welche sich beim Glasblasen infiziert hatten, war nur einer an Tuberkulose gestorben, zwei an Lungenentzündung, zwei im Alter von 43 bzw. 46 Jahren plötzlich an Herzschlag und über zwei war keine nähere Auskunft zu erhalten gewesen. Von den übrigen 7 waren 5 gesund geblieben, einer war an Paralyse gestorben und einer litt an Tabes.

Diese Gegenüberstellung zeigt, wie bedenklich es wäre, aus ganz singulären und deshalb besonders eindrucksvollen Vorkommnissen, die lediglich ein Spiel des Zufalls sein können, weitergehende Folgerungen abzuleiten. Eine exakte wissenschaftliche Fragestellung müßte sich darauf zuspitzen, festzustellen, was aus allen zu ermittelnden Fällen eines bestimmten Infektionsmodus wird. Sichtet man unter diesem Gesichtswinkel die Literatur, so stößt man — abgesehen von in dem erörterten Zusammenhang nicht verwertbaren kasuistischen Mitteilungen — auf die Veröffentlichung von HAHN aus dem Jahre 1893, welche

---

[1] Daß während, bzw. schon vor Ausbruch des Primäraffektes eine Verbreitung der Spirochäten im Organismus, unter Umständen auch im Zentralnervensystem, statthat, steht auf einem anderen Blatt. Sobald aber auf Spirochätenmetastasen beruhende *Symptome* (auch bei noch bestehendem Initialaffekt) sich bemerkbar machen, ist die Syphilis eben nicht mehr primär.

NONNE zitiert: Bei 307 extragenitalen Primäraffekten kein Fall von Hirnerkrankung. Allerdings ist, wie NONNE hervorhebt, die Beobachtungsdauer dieser Fälle eine zu kurze. Daß in der Lokalisation des Primäraffektes nicht der ausschlaggebende Faktor für die zentralnervösen Folgen gegeben sein dürfte, ergibt sich auch daraus, daß bei der endemischen Syphilis, wo der extragenitale Übertragungsmodus vorwiegt, syphilitische Nervenkrankheiten fast stets vermißt werden. Wenn auch die bisher vorliegenden Beobachtungen nicht gerade zugunsten der hier diskutierten Vermutungen sprechen, wäre es doch wünschenswert, katamnestisch ein größeres Material außergeschlechtlicher Ansteckungen zu verfolgen.

Auch die histopathologische Basis ist der EHRMANNschen Hypothese durch Nachuntersuchungen entzogen worden. LEVADITI stellte nämlich fest, daß im Schankergewebe alle Gewebsbestandteile ziemlich wahllos von Spirochäten durchsetzt und daß in größerer Distanz von Primäraffekten in den in Betracht kommenden Nervenstämmen Parasiten nicht anzutreffen sind.

Demnach erscheint es nicht erlaubt, die EHRMANNsche Theorie in der Pathogenese der syphilitischen Nervenkrankheiten zu verwerten.

2. Sekundäre Syphilis und Nervensystem.

Bald nach der Entdeckung der Lumbalpunktion durch QUINCKE haben französische Autoren auf das Vorkommen einer latenten, sich in Liquorveränderungen manifestierenden meningealen Entzündung im Sekundärstadium der Syphilis hingewiesen, deren häufiges Vorkommen heute außer Zweifel steht. Die Erörterung der einzelnen Liquoralterationen und ihrer zeitlichen Entwicklung gehört nicht in dieses Kapitel. Es ist wohl sicher, daß dieser meningeale Katarrh, welcher teils passager, teils chronisch verläuft, einem Spirochätenprozeß seine Entstehung verdankt. Mehrfach sind *Spirochäten im Liquor* solcher, in der Regel ohne ausgesprochene zentralnervöse Symptome verlaufender Fälle (die, wenn auch zuweilen recht frühzeitig einsetzenden bedrohlichen Meningitiden sollen unten eine gesonderte Besprechung erfahren) nachgewiesen worden, zuerst von DOHI und TANAKA (1905) auf mikroskopischem Wege in dem Liquor eines Falles von papulöser Syphilis; soweit aus dem Referat hervorgeht — die japanische Arbeit war mir im Original leider nicht zugänglich —, waren nervöse Symptome ebensowenig vorhanden wie bei dem Falle von E. HOFFMANN (1906) gleichfalls ein „sehr dichtes papulöses Syphilid", dessen Liquor beim Affen einen deutlich positiven Impferfolg gezeitigt hatte. Diese Angaben wurden mehrfach bestätigt, zumeist im biologischen Kaninchenversuch (UHLENHUTH und MULZER, STEINER, ARZT und KERL, FRÜHWALD, VALENTE u. a.). Bemerkenswerterweise gelang der Spirochätennachweis auf diesem Wege auch schon im präinflammatorischen Stadium bei noch negativem Ausfall der Liquorreaktionen (STEINER). Angaben von einem häufigen Gelingen des mikroskopischen Spirochätennachweises im Liquorkoagulum nach der Methode von WARTHIN und STARRY liegen vor von WARTHIN, WANSTROM und BUFFINGTON, ferner von WILE und KIRCHER, SCHÖNFELD und KREY. Hingegen erzielten JEANSELME, SCHULEMANN und MARTIN mit dieser Methode kein positives Ergebnis. ARMUZZI hat jedoch mit seiner Modifikation meiner Spirochätenschnittfärbung in dem durch Alkohol (nach ALZHEIMER) gefällten Liquorgerinnsel Spirochäten nachweisen können. Über Spirochätenbefunde im Gewebe des Zentralnervensystems — namentlich in dessen Hüllen ist die Anwesenheit der Parasiten vorauszusetzen — verfügen wir bei dieser latenten meningealen Syphilis bisher nicht. Im Falle von DELBANCO und JAKOB konnten wohl histologische Alterationen, aber keine Spirochäten nachgewiesen werden; in einer eigenen noch unveröffentlichten Beobachtung von sekundärer Lues, die an einer akuten Leberatrophie in foudroyanter Weise zugrunde ging, fanden sich, dem negativen Liquorbefund entsprechend, weder entzündliche zentrale Veränderungen, noch Spirochäten. Daß die Pathogenese dieser so bedeutsamen Phase der zentralnervösen Infektion noch in Dunkel gehüllt ist, rührt daher, daß solche Fälle nur durch ein seltenes Spiel des Zufalls zur Autopsie oder gar in mit Technik und Problemstellung vertraute, zu ihrer Auswertung befähigte Hände geraten und selbst dann meist durch therapeutische Eingriffe das ursprüngliche Bild verwischt ist. Man darf wohl folgern, daß bei der im Sekundärstadium erfolgenden Propagation der Spirochäten in alle Organe auch das Zentralnervensystem bzw. dessen Hüllen von einer Spirochäteninvasion ergriffen werden. Es fragt sich aber, ob das Zentralnervensystem sowohl dieser Spirochätenaussaat gegenüber wie auch in der Art der Abwehrreaktionen den anderen Organen gegenüber eine Sonderstellung einnimmt. PLAUT hat mit Recht auf die Tatsache hingewiesen, daß beim Zentralnervensystem in diagnostischer Hinsicht besonders günstige Verhältnisse dadurch gegeben sind, daß es von dem Liquor umspült wird, „der gewissermaßen einen Wasserspiegel darstellt, in welchem sich die entzündlichen Vorgänge in der Umgebung des Liquorbeckens spiegeln. Man vermag Teile dieses Spiegels herauszunehmen und in seinem Bilde die entzündlichen Prozesse zu erkennen, die sich ihm mitgeteilt haben". Andere Organe bieten solche diagnostische Möglichkeiten nicht, und nach PLAUT könnte es sehr wohl sein, daß wir dem Zentralnervensystem in dieser Hinsicht nur deshalb eine Vorzugsstellung einräumen, weil uns gleichwertige Hilfsmittel für die Ermittlung anderer Organinfektionen nicht zu Gebote stehen.

Die Klarstellung der parasitologischen Verhältnisse bei den latent syphilitischen Meningitiden wäre von großer Wichtigkeit. Besondere Bedeutung würde die Feststellung erheischen, ob die Spirochäten hier sich ausschließlich in den aus mesodermalem Gewebe bestehenden Hüllen des Zentralnervensystems mit Einschluß des Gefäßapparates sich niederlassen, oder ob schon in dieser Phase der Infektion ein Eindringen ins nervöse Parenchym und eine Vermehrung der Parasiten daselbst erfolgen kann und ob die Voraussetzungen einer späteren paralytischen Erkrankung in letzterem Vorgang gegeben sind. Mit anderen Worten, wäre die bisher mehrfach gemachte Annahme zu erhärten, ob gewissermaßen schon im Sekundärstadium von Fall zu Fall wechselnd — es sei mir erlaubt, einen bei dieser Gelegenheit schon öfters herangezogenen Vergleich zu gebrauchen — die Saat gesät wird, die das Individuum zum Paralytiker, Tabiker usw. bestimmt. Diese Eventualität vorausgesetzt, bliebe noch zu erklären, in welcher Weise die Spirochäten lange Jahre ruhend im Zentralnervensystem liegen können, um dann mit einem Male „krankmachend" zu wirken. Die Wichtigkeit dieser Fragestellungen ist von mir deshalb besonders hervorgehoben worden, um zu veranlassen, daß zur Lösung dieser Probleme geeignete Fälle auf das gründlichste untersucht bzw. in sachverständige Hände überwiesen werden.

Einstweilen sind wir jedoch vielfach darauf angewiesen, pathogenetische Rückschlüsse aus dem Verhalten des Liquors zu ziehen, wobei wir uns bewußt bleiben müssen, daß Liquor und Zentralnervensystem keineswegs identisch sind, daß ersterer — um bei dem oben erwähnten PLAUTschen Bilde zu bleiben — nur ein Spiegel ist, der viele, aber nicht alle (besonders nicht die in größerer Tiefe sich abspielenden) Vorgänge aufzuzeigen vermag. Mit Recht haben kürzlich NONNE und PETTE gegen den irreführenden Ausdruck „Liquorlues" Verwahrung eingelegt. Aber wir dürfen auch nicht vergessen, daß wir viele bedeutsame Aufschlüsse über die Syphilis des Zentralnervensystems lediglich der Liquorforschung verdanken. So haben wir durch sie erfahren, daß eine durch positive Liquorbefunde sich dokumentierende spezifische Infektion des Zentralnervensystems nicht unbedingt zu zentralen Späterkrankungen führen muß. Andererseits bedeutet ein negativer (bzw. mit oder ohne Beihilfe einer Therapie negativ gewordener) Liquor keinen Freibrief vor Paralyse und Tabes (PLAUT u. a.). Diese Andeutungen mögen genügen, um zu zeigen, daß wir auf diesem Gebiete noch keinen rechten Boden unter den Füßen haben und daß noch sehr viele wichtige Fragen der Lösung harren.

3. Tertiäre Erkrankungen des Nervensystems, bzw. Lues cerebri et spinalis sensu str.

Unter dieser Bezeichnung verstehen wir herkömmlicherweise alle auf Syphilis beruhenden nervösen Krankheitsbilder, welche nicht zur Paralyse oder Tabes gehören, deren Sonderstellung auch heute noch gerechtfertigt ist und daher deren getrennte Besprechung zweckmäßig erscheinen läßt. Die allgemeine Pathologie der hier umschriebenen syphilitischen Nervenleiden deckt sich in vieler Hinsicht mit der allgemeinen Pathologie der Syphilis anderer Organe. Nur aus der hohen Differenziertheit des Nervensystems ergeben sich zahlreiche symptomatologische Details, deren Schilderung dem klinischen Abschnitt dieses Bandes vorbehalten bleiben muß. Auch bei der Erörterung der Pathogenese der hier in Rede stehenden syphilitischen Nervenkrankheiten, welche zumeist dem Tertiärstadium angehören, erscheint es zweckmäßig, auf die von der pathologischen Anatomie gelieferte Einteilung in Gummen, Meningitis, Gefäßerkrankungen, sowie von Übergangsformen zwischen diesen drei Haupttypen zurückzugreifen. Hervorgehoben sei nur, daß namentlich meningitische Erscheinungen, zuweilen auch Gefäßprozesse, manchmal schon frühzeitig, schon einige Monate, sogar einige Wochen nach der Infektion auftreten können. Der anatomischen Darstellung sei ferner vorweggenommen, daß es auch meningitische Prozesse gibt, die mehr oder weniger ausgebreitete entzündliche Veränderungen, jedoch ohne gummöse Charaktere aufweisen, und hinzugefügt, daß im Einzelfalle in Ermangelung eines autoptischen Befundes die Entscheidung, ob die vorliegende Meningitis gummösen Charakter trägt oder nicht, auf Schwierigkeiten stoßen kann. Wenn man auch über die Berechtigung, die frühluetischen zwar nicht gummösen, aber nicht selten tödlich verlaufenden Meningitiden in das Tertiärstadium einzuweisen, streiten kann, so dürfte sich andererseits ein schematisches, lediglich auf der Basis bestimmter zeitlicher Intervalle ruhendes Einteilungsprinzip nicht immer durchführen lassen. Die seit RICORD eingebürgerte Einteilung der Syphilis in drei Stadien läßt sich eben auf die syphilitischen Nervenkrankheiten nicht immer anwenden.

4. Neurorezidive.

Eine heikle Angelegenheit bilden die sogenannten Neurorezidive. Um diesem Begriffe, der heute als Schlagwort in mehrfacher Bedeutung gebraucht wird, gerecht zu werden, muß man seine historische Entwicklung betrachten. Als bei der Einführung des Salvarsans aller Augen auf das neue Wundermittel gerichtet waren, berichteten einige Autoren über Störungen der zentralen Sinnesapparate, welche im Verlaufe der neuen Therapie aufgetreten waren. Unter dem noch ziemlich frischen Eindrucke der durch das Atoxyl verursachten Nervenstörungen glaubten sie diese Erscheinungen als Giftwirkung der Arsenkomponente des neuen Präparates deuten zu müssen. PAUL EHRLICH prägte dann den Namen der „Neurorezidive“ für die hier in Rede stehenden Erscheinungen und legte damit unwiderleglich fest, daß diese nach Salvarsananwendung bei nichtsyphilitischen Individuen stets vermißten eigenartigen zentralnervösen Symptome einem Syphilisrezidiv, also einer Spirochätenwirkung ihre Entstehung verdanken. Schon WECHSELMANN hatte die Entstehung der Neurorezidive durch die Annahme plausibel zu machen versucht, daß die Spirochäten an manchen Orten infolge einer Art Einkapselung dem Medikamente nicht zugänglich seien und so zu lokalen singulären Rezidiven Veranlassung geben können. Diese Neurorezidive wurden von manchen Autoren auch den aus der Quecksilberära bekannten und unter analogen Bedingungen auftretenden sogenannten Solitärsekundärschankern (THALMANN, FRIBOES) analogisiert. EHRLICH hatte diese Vorstellung von dem Entstehungsmechanismus der Neurorezidive dahin spezifiziert, daß gerade manche Hirnnerven infolge ihrer mangelhaften Blutversorgung, zum Teil auch infolge ihres Verlaufes in engen Knochenkanälen, zu dieser Erkrankung besonders disponiert seien. Der Mitarbeiter EHRLICHS, BENARIO, dem wir eine ausgezeichnete Monographie über die Neurorezidive verdanken, hat unter dem von ihm gesammelten Material nur in 25% eine Erkrankung mehrerer Hirnnerven vorgefunden, während unter den übrigen 75% die Nervenstörung isoliert war. Für diese Hirnnervenerkrankung hat BENARIO folgende *Häufigkeitsskala* aufgestellt:

1. Acusticus 44,5%
2. Opticus 36,2%
3. Oculomotorius 7,4%
4. Facialis 7,4%
5. Abducens 3,3%
6. Trochlearis 1,1%
7. Trigeminus 0,5%

Auch sechs Fälle von *Epilepsie* und elf *Hemiplegien* gehen unter der Flagge der Neurorezidive unter den von BENARIO gesammelten Beobachtungen. Von manchen Autoren ist die Bezeichnung der Neurorezidive auf fast alle in einem zeitlichen Zusammentreffen mit der Behandlung auftretenden Nervensymptome, syphilitische Meningitiden, isolierte Liquorveränderungen ausgedehnt worden. Die Neurorezidive bilden keine Prärogative der Salvarsantherapie, sie sind nach *Quecksilber* und *Wismutbehandlung*, nach *Jodgaben* ebenfalls beobachtet worden. Weder die Gesamtheit der oben erwähnten Störungen, noch einzelne Vertreter derselben sind für eine therapeutische Ätiologie in dem hier erörterten Sinne pathognomisch. Mit anderen Worten: auch bei Syphilisfällen, bei denen vom Anbeginn der Infektion jegliche Behandlung nachweislich unterblieben ist, trifft man gleichartige Symptome und Symptomenkomplexe an. Mir selbst ist ein Fall in Erinnerung, wo ein Krankenpfleger meine Hilfe wegen einer Facialislähmung aufsuchte und ich im Verlaufe der Untersuchung ein papulöses Exanthem und Reste eines Primäraffektes entdeckte. Der Patient war bis dahin über seine Infektion im unklaren geblieben. Auch die Literatur enthält eine beträchtliche Zahl von analogen, alle Typen der Neurorezidive illustrierenden Beobachtungen aus älterer und zum Teil auch aus jüngerer Zeit, welche gänzlich unbehandelt zu Kognition gelangten und man darf wohl voraussetzen, daß vor der Ära des Salvarsans und der Neurorezidive viele solche Fälle als Banalitäten der Publikation entgangen sind. Bei kritischer Besinnung ergibt sich aus diesem Sachverhalt die Folgerung, daß im Einzelfall selbst bei eindrucksvollster zeitlicher Koinzidenz ein stringenter Beweis für die — sit venia verbo — therapeutische Auslösung eines Neurorezidivs sich nicht führen läßt. Man darf nicht vergessen, daß heutzutage bei uns die meisten Luesfälle zur Behandlung gelangen und man muß bedenken, daß, wie überall in der Wissenschaft, Erscheinungen und Zusammenhänge, auf die einmal die Aufmerksamkeit gelenkt ist, häufiger beachtet und publiziert werden. Trotzdem möchte ich mich bis zum Beweise des Gegenteils der herrschenden Auffassung nicht verschließen, daß seit der Einführung des Salvarsans und namentlich nach zaghafter Anwendung dieses Mittels die genannten nervösen Störungen nicht bloß öfters beobachtet, sondern auch de facto häufiger geworden sind. Im übrigen möchte ich mich denjenigen Autoren zugesellen, welche die Verbannung der Bezeichnung Neurorezidiv aus der ärztlichen Terminologie fordern. Doch vermag ich die Deklaration dieser Nervenrückfälle als „durch Salvarsan provozierte meningovasculäre Lues" nicht als glücklich anzusehen, weil diese präjudizierliche und irreführende Benennung ebenfalls Mißverständnisse zu nähren imstande ist.

5. Spirochätenbefunde bei Lues cerebri bzw. spinalis im Zentralnervensystem und Liquor.

Anschließend möchte ich über die bei den syphilitischen Nervenkrankheiten erhobenen Spirochätenbefunde im Zentralnervensystem und Liquor berichten (das Vorkommen der Lueserreger in der Cerebrospinalflüssigkeit bei klinisch nervengesunden Syphilitikern ist bereits oben besprochen worden), ohne eine strenge Rubrizierung dieser Fälle nach dem Syphilisstadium, dem anatomischen Befund und anderen Gesichtspunkten durchgehend durchzuführen zu können und auch zur Frage ihrer therapeutischen Provokation Stellung nehmen zu wollen. Eine klassische Bedeutung hat der eingehend von STRASMANN untersuchte Fall erlangt (1910). Bei diesem Falle (8 Monate nach der Infektion am Nervensystem erkrankt, Krankheitsverlauf durch das Vorhandensein von Fieber bemerkenswert, ohne daß eine komplizierende Organerkrankung dafür eine Erklärung abgab. Anatomisch: Meningomyelitis und Encephalitis syphilitica, HEUBNERsche Endarteriitis) fanden sich zahlreiche Spirochäten in den Wänden der großen Arterien, namentlich in der Adventitia und Muscularis, spärlicher in der nicht infiltrierten Intimawucherung. Ferner lagen die Parasiten frei in den diffus mit Entzündungszellen durchsetzten Meningen und in den bindegewebigen Septen des Rückenmarks, vornehmlich aber in den Lymphscheiden der kleinen Gefäße. Bemerkenswert ist die weitere Feststellung STRASMANNs, daß die Spirochäten stellenweise sich von den Gefäßen auch ins Parenchym ausbreiteten und zwischen Ganglienzellen sowie in der weissen Substanz anzutreffen waren. Auch in der Scheide des Hypoglossus (dem einzigen zur Untersuchung konservierten Hirnnerven) und einem endoneuritischen Bindegewebsbündel hat STRASMANN Spirochäten gefunden. Weitere Beobachtungen von Hirnlues ähnlicher Art mit positivem Spirochätenbefund stammen von FAHR, PIRILAE (drei gründlich untersuchte Fälle), NONNE, PETTE; auch ich verfüge über eine eigene bisher nur kurz erwähnte, aber noch nicht ausführlich publizierte Beobachtung. Bei der syphilitischen Arteriitis des Gehirns sind einige Male Spirochäten gefunden worden, von BENDA, SÉZARY, KRAUSE. Daß nicht nur die häufigere syphilitische Arterienerkrankung, sondern auch die in reiner Form nur gelegentlich zur Beobachtung gelangende syphilitische Phlebitis des Zentralnervensystems in analoger Weise auf die Anwesenheit von Spirochäten zu beziehen ist, hat VERSÉ an der Hand eines gründlich untersuchten Falles gezeigt. Die Spirochäten lagen hier in den Venenwänden, ausnahmsweise auch im Lumen von kleinen Venen. Im Rückenmark waren die Parasiten stellenweise in die weichen Häute eingewandert, an einem Ort auch in die LISSAUERsche Randzone gelangt und bis in die weiße Substanz vorgedrungen. Auch in den hinteren Wurzeln wurden sie angetroffen. Die amerikanische Fachliteratur enthält noch die Veröffentlichungen von HENDERSON (basale Meningitis mit miliaren Gummen und einer leichten Endarteriitis, Erweichung im Schwanzkern mit Spirochätenbefund in dem Granulationsgewebe über der Fossa Sylvii) und die von DUNLAP (Hirnerkrankung 5 Monate nach der Infektion, Spirochäten in dem gummösen Gewebe der einen Fossa Sylvii).

Bekanntlich gibt es außer der syphilitischen Erkrankung der großen Hirngefäße noch einen eigenartigen, an den kleinen Gefäßen sich abspielenden endarteriitischen Prozeß, dessen Kenntnis wir NISSL verdanken und der in dem der pathologischen Anatomie gewidmeten Abschnitte eine ausführliche Darstellung finden wird. Bei diesem eigenartigen Gefäßprozeß wurden bei früheren Untersuchungen Spirochäten stets vermißt, so daß einzelne Autoren die Vermutung aussprachen, daß keine unmittelbare Spirochätenwirkung, sondern Toxine diese Gefäßerkrankung verursachten. Offenbar hatte der Gedanke an ähnliche pathologische Wirkungen gewisser Gifte (Blei) bei dieser Annahme

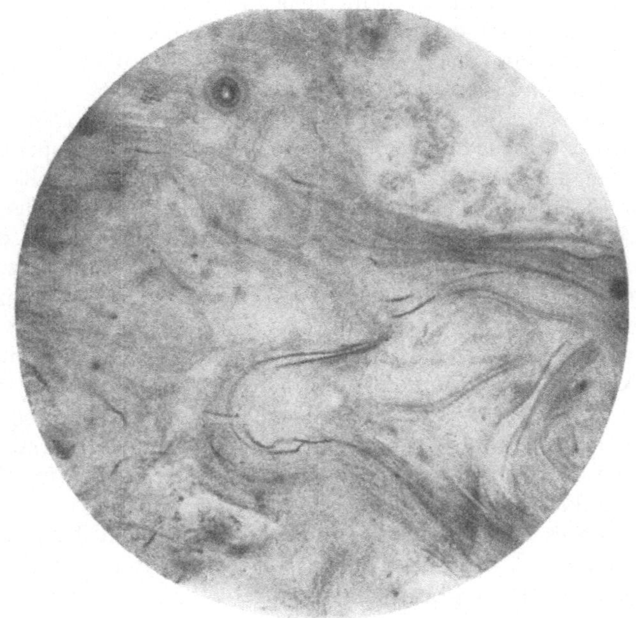

Abb. 1. Spirochäten bei frühsyphilitischer Meningitis. LEVADITI-Färbung. (Nach einem Präparat von PIRILAE.)

mitgewirkt. Indes ist es neuerdings SIOLI gelungen, auch bei einem Falle von *Endarteriitis syphilitica der kleinen Gefäße* Spirochäten nachzuweisen. Er fand Spirochäten in der Gefäßwand kleiner Gefäße, zum Teil auch in nachbarlichen Beziehungen zu Rindengefäßen im Parenchym, einige Parasiten jedoch auch regellos im Hirngewebe verstreut. Daß außerdem Spirochäten in den Wandungen größerer Hirngefäße, in den Meningen angetroffen wurden, ist nicht weiter verwunderlich, zumal die Endarteriitis der kleinen Hirngefäße sehr häufig von einer Erkrankung der großen Arterien im Sinne des HEUBNERschen Prozesses begleitet wird.

Die Anzahl der Fälle von Lues cerebri mit positivem Spirochätenbefund, von denen ich die wichtigsten aus der Literatur angeführt habe, ist nicht groß. Ein positiver Spirochätenbefund bei Lues cerebri ist so selten, daß ein derartiger Fall auch heute noch eine Publikation rechtfertigt. Zum Teil mögen unsere unzureichenden Kenntnisse auf diesem Gebiete darauf beruhen, daß viele Fälle dieser Art nicht zur Autopsie gelangen oder wenigstens nicht im akuten Stadium, zum Teil mag die Behandlung die Spirochäten vernichtet oder in ihrer Vermehrung so sehr behindert haben, daß sich ihre geringe Zahl dem histoparasitologischen Nachweise entzieht. Viele Autoren mögen ihre negativen Spirochätenbefunde keiner besonderen Veröffentlichung wert gehalten haben und so läßt sich auch nicht annähernd angeben, in welchem Prozentsatz positive Spirochätenbefunde in der Gesamtzahl der untersuchten Fälle vertreten sind. Ich selbst habe Gelegenheit gehabt, fünf Fälle aus dem von SPATZ studierten Material von Lues cerebri eingehend zu untersuchen und habe unter diesen bei keinem einzigen einen positiven Spirochätenbefund erheben können; indes verfüge ich, wie bereits erwähnt, aus meiner Frankfurter Zeit über ein positives Ergebnis bei einem derartigen Fall. Die einst aufgestellte Behauptung, daß im Gegensatz zur Paralyse die Lues cerebri durch die Anwesenheit von Spirochäten ausgezeichnet sei, läßt sich heute nicht mehr aufrecht erhalten. Bei Lues cerebri fällt der Spirochätennachweis zum mindesten ebenso häufig negativ aus als im Paralytikerhirn, und das gilt auch heute, wo wir über bessere Methoden des Spirochätennachweises verfügen als in früherer Zeit.

Einige Autoren (MC INTOSH und FILDES u. a.) haben die *Unterschiede zwischen Lues cerebri und Paralyse* durch die Annahme zu erklären versucht, daß es sich bei der ersteren um eine Spirochätose der bindegewebigen Teile des Zentralnervensystems handele, um eine interstitielle, mesodermale Syphilis, bei letzterer hingegen (und bei der Tabes) um eine Spirochätenerkrankung des nervösen Parenchyms, um eine Lues parenchymatosa. SPIELMEYER hat dieser Auffassung gegenüber geltend gemacht, daß man sie höchstens vortragen könne, um einem Anfänger die wesentlichsten Unterschiede zwischen beiden Gruppen syphilogener Prozesse anschaulich zu machen, daß sie aber nicht genügen könne, das Wesen dieser Krankheiten und vor allem die Sonderstellung der Paralyse und Tabes grundsätzlich zu kennzeichnen. Abgesehen von den auf pathologisch-anatomischem Gebiet liegenden an dieser Stelle nicht näher zu erörternden Befunden, welche mit der hier zur Erörterung stehenden Anschauung im Widerspruche stehen, ist die Paralyse keineswegs eine isolierte Spirochätose des nervösen Parenchyms, wie es nach den ersten Spirochätenbefunden den Anschein haben konnte. Es finden sich auch bei der Paralyse Spirochäten in den mesodermalen Hüllen des Zentralorgans (JAHNEL), und daß umgekehrt Spirochäten im nervösen Parenchym bei Lues cerebri relativ selten beschrieben wurden, dürfte vor allem auf Unzulänglichkeiten älterer Methoden des Spirochätennachweises im Gewebe zurückzuführen sein. So fand SPIELMEYER in Präparaten PETTES — es handelte sich um eine frühsyphilitische Meningitis — Spirochäten im nervösen Parenchym des Rückenmarks; auch in der Molekularzone des Kleinhirns waren sie vorhanden.

SPATZ, welcher gründliche Untersuchungen über die Verteilung des pathologisch-anatomischen Prozesses, namentlich seiner entzündlichen Komponente, bei der Lues cerebri angestellt hat, gelangte zu der Feststellung, daß bei der Lues cerebri der Prozeß sich an der äußeren, an den Subarachnoidealraum grenzenden, und der inneren, den Ventrikeln zugekehrten Oberfläche des Gehirns abspiele. Die irrtümliche Deklaration der Lues cerebri als mesodermale Syphilis ist nach SPATZ dadurch zustande gekommen, daß an der äußeren Oberfläche eben mehr Bindegewebe vorhanden ist. SPATZ hat zur Erklärung der eigentümlichen Lokalisation des Prozesses bei der Lues cerebri die Ausbreitung der Spirochäten vom Liquor aus angenommen. Es wird eine wichtige Aufgabe weiterer Spirochätenforschungen sein, den Beziehungen der Erreger zur Lokalisation des Prozesses bei günstig gelagerten Fällen von Lues cerebri — sc. solchen mit positivem Spirochätenbefund — nachzugehen.

Eine Analogie zur syphilitischen Meningitis bildet die *Recurrensmeningitis*. Da die künstliche Recurrensinfektion (mit der durch die Spirochaeta Duttoni hervorgerufenen afrikanischen Varietät) Eingang in die Therapie der syphilogenen Nervenkrankheiten gefunden hat, dürfte ein kurzer Hinweis auf diese Befunde an dieser Stelle nicht unerwünscht sein. Ich habe bei. während der akuten Phase der Recurrensinfektion interkurrent verstorbenen Paralytikern die Recurrenserreger in den Meningen und vor allem mit ausgesprochener Prädilektion in dem obersten Rindensaum gefunden, welche Erscheinung wohl nicht anders als ein Eindringen der Erreger von der Oberfläche aus gedeutet werden kann, ein Verhalten, das nach den von PLAUT und STEINER erhobenen Feststellungen des häufigen Vorkommens von Recurrensspirochäten im Liquor, zu erwarten war.

Auch bei organischer Erkrankung des Zentralnervensystems auf dem Boden der Lues sind einige Male *Spirochäten im Liquor* nachgewiesen worden. So haben SÉZARY und PAILLARD im zentrifugierten Liquor einer Hemiplegie eine einzige Spirochäte gefunden. Da außerdem ein papulo-ulceröses Syphilid der Haut bestanden hatte, muß man, wie überhaupt bei gleichzeitigen Eruptionen auf der Körperoberfläche daran denken, daß eine Kontamination durch Hautpartikelchen, wie sie nicht selten dem Liquor beigemengt sind, vorliegen könnte. Ferner haben GAUCHER und MERLE post mortem in der *Ventrikelflüssigkeit* und im Liquor mit Hilfe der Dunkelfelduntersuchung Spirochäten nachweisen können. Im Jahre 1913 haben NICHOLS und HOUGH berichtet, daß es ihnen gelungen sei, mit dem Liquor eines Falles von Neurorezidiv nach Salvarsanbehandlung Kaninchen zu infizieren. NICHOLS hat sich das Verdienst erworben, diesen Syphilisstamm in Kaninchenhodenpassagen bis auf den heutigen Tag weiter zu führen. Dieser Stamm hat bereits zahlreichen experimentellen Untersuchungen über die allgemeine Pathologie der Syphilis gedient und zeichnet sich durch eine hohe Virulenz für das Kaninchen aus. Ferner hat REASONER bei einem ähnlichen Fall den gleichen Impferfolg beim Kaninchen erzielt und weitere positive Befunde mit Liquorüberimpfung hatten bei syphilitischen Nervenkrankheiten WILE, KEMP und CHESNEY. Auch ich verfüge über eine eigene Beobachtung dieser Art. Nur mikroskopisch im unzentrifugierten Liquor konnte JOERS bei seinem Fall die Spirochäten nachweisen; die Möglichkeit, auf Tiere zu verimpfen, bestand für diesen Autor nicht.

6. Kongenitale Syphilis und Nervensystem.

Anhangsweise sei kurz der allgemeinen Pathologie der kongenital-luetischen Nervenkrankheiten gedacht. Der heutige Stand unserer Kenntnisse und technischen Hilfsmittel fordert Anlegung eines strengen Maßstabes an die syphilitische Ätiologie vieler Krankheiten, welche diesen aus mangelnder Kritik und sanguinischer Verallgemeinerung von manchen Autoren zugeschrieben wurde. *Der Prozeßcharakter der kongenital-luetischen Nervenkrankheiten ist der gleiche wie bei Erwachsenen.* Es gibt syphilitische Meningitiden, Gefäßerkrankungen und Gummen mit der bekannten Symptomatologie. Auffallend selten sind tödliche Hirnblutungen bei Kindern auf dieser Basis (NONNE), doch hat HÜBNER eine solche Beobachtung mitgeteilt. Der Hydrocephalus läßt sich nicht restlos auf kongenitale Lues zurückführen, doch steht es fest, daß die Lues hydrocephalische Bilder zu erzeugen vermag. RANKE hat in seinen Spirochätenbefunden im Plexus chorioideus bei kongenital-luetischen Kindern eine pathogenetische Stütze zugunsten der Auffassung, daß die Lues Hydrocephalus zu verursachen vermöge, erblickt. Pathogenetisch ist für die in der frühesten Kindheit auftretenden Störungen insofern gegenüber dem Infektionsprozeß bei Erwachsenen ein grundlegender Unterschied gegeben, als die Spirochätendurchseuchung hier als Blutinfektion im Vordergrund steht. Man trifft hier mikroskopische Bilder an, denen man bei der Lues der Erwachsenen niemals begegnet, Spirochäten im Lumen der Blutgefäße, was an die Blutsepsis des

Rückfallfiebers erinnert. RAVAUT und PONCELLE, ferner RANKE u. a. haben auf diese Erscheinung aufmerksam gemacht. Auch in den Meningen hat man Spirochäten angetroffen. (RAVAUT und PONCELLE, RANKE u. a.). RANKE hat ferner auf das Vorkommen von Spirochäten im nervösen Parenchym hingewiesen. Weitere Spirochätenbefunde im Zentralnervensystem bei kongenitalluetischen Kindern und Feten stammen von SIMMONDS, HEDRÉN, DÜRCK, RACH, ELIASSOW, SCHMEISSER u. a. BAB fand Spirochäten im Nervus opticus und GRÜNBERG sowie ZANNI im Nervus cochlearis. Auf die genauere Lokalisation der Spirochäten, welche häufig in großer Zahl im Zentralnervensystem von kongenital-luetischen Früchten angetroffen werden, möchte ich, soweit die diesbezüglichen Präparate von totgeborenen Kindern oder Feten stammen,

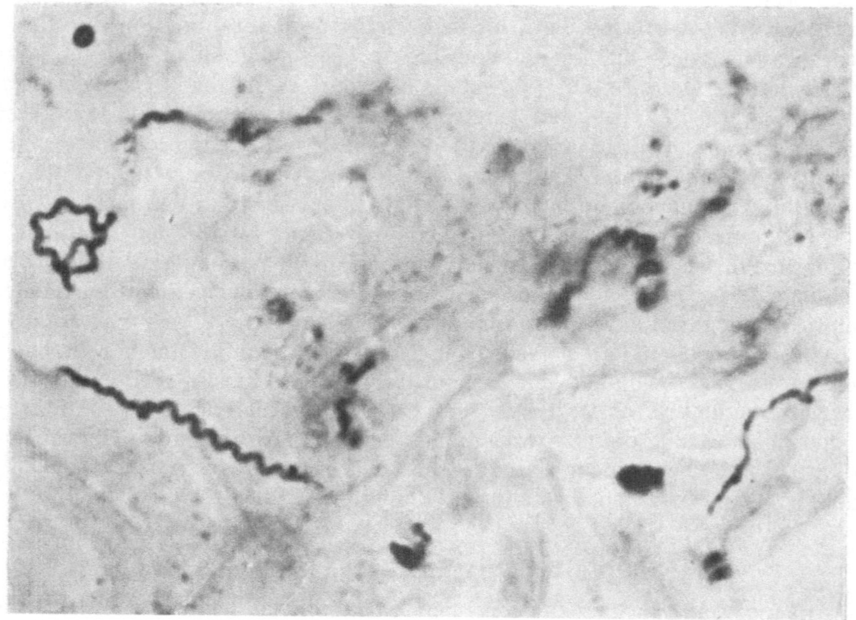

Abb. 2. Spirochäten in der Hirnrinde bei kongenitaler Syphilis. LEVADITI-Färbung. (Nach einem Präparat von ALZHEIMER[1].)

mit Rücksicht auf die Möglichkeit, ja Wahrscheinlichkeit postmortaler Vermehrung und Lageveränderungen hier nicht eingehen. SEIKEL hat bei einem fünf Tage alten Kinde Ulcerationen des Ependyms der Seitenventrikel mit gleichzeitiger Spirochätenanwesenheit beschrieben. In der Arachnoidealflüssigkeit haben BABES und PANEA Spirochäten gefunden, im Liquor sind sie von SCHRIDDE, DUPERIÉ, RACH u. a. nachgewiesen worden.

Es bedarf wohl ferner nur eines kurzen Hinweises, daß entsprechend der Häufigkeit endokriner Störungen im klinischen Bilde der kongenitalen Lues des Nervensystems auch in den innersekretorischen Organen häufig Spirochäten nachgewiesen worden sind, u. a. auch in der dem Nervensystem benachbarten Hypophyse.

[1] Das Abbildungsmaterial entstammt im wesentlichen meinen eigenen Präparaten aus der Zeit meiner Frankfurter Tätigkeit, zum Teil auch den Sammlungen der Deutschen Forschungsanstalt für Psychiatrie und der Psychiatrischen Klinik in München. Herrn Professor KLEIST, sowie Herrn Professor SPIELMEYER und Herrn Professor SPATZ bin ich für die gütige Überlassung des Materials sehr zu Dank verpflichtet.

III. Allgemeine Pathologie der Paralyse und Tabes.

1. Definition dieser Krankheitsformen und Nomenklatur.

Wir kommen nun zu dem wichtigsten Kapitel syphilitischer Nervenkrankheiten, der Paralyse und Tabes, welche, weil sie in vielen Belangen von der Pathologie der Syphilis der übrigen Organe abweichen, einer eingehenderen Besprechung bedürfen. Nachdem im Jahre 1857 ESMARCH und JESSEN die ursächliche Bedeutung der Lues für die Entstehung geistiger Störungen — bis dahin hatte sich lediglich die syphilitische Hypochondrie unangefochtene Geltung verschafft — zur Diskussion gestellt hatten, wurde bald durch emsige statistische und klinische Arbeit sehr zahlreicher Forscher das Fundament für unsere heutigen Anschauungen über die syphilitische Bedingtheit der Paralyse und Tabes gelegt. Die Entdeckung der Wassermannschen Reaktion und der Nachweis des regelmäßigen Vorkommens der syphilitischen Reagine im Paralytikerliquor durch PLAUT beseitigte völlig die Bedenken, welche jene Fälle übrig gelassen hatten, bei denen die früher lediglich auf dem Wege anamnestischer Erhebungen zu ermittelnde Luesinfektion nicht aufgedeckt werden konnte. Auch auf das Wesen der Paralyse und Tabes ließen die Entdeckung der Wa.R. und die Untersuchungen PLAUTS einen Lichtstrahl fallen; sie riefen die ersten begründeten Zweifel an der Richtigkeit der STRÜMPELLschen Theorie wach, welche nach dem Vorbild der postdiphtherischen Lähmungen auch bei den postsyphilitischen Erkrankungen nur die Auswirkungen einer abgelaufenen, erloschenen syphilitischen Infektion erblickte. PLAUT hatte auf Grund seiner serologischen Befunde — wie auch SPIELMEYER aus histopathologischen Indizien — das Postulat des Vorhandenseins von lebenden Spirochäten im Paralytikerorganismus aufgestellt, das schließlich durch NOGUCHI und MOORE erfüllt wurde. Die bedeutungsvolle Entdeckung des im Rockefeller-Institut arbeitenden Spirochätenforschers, daß bei Paralyse und Tabes im Zentralnervensystem Syphiliserreger vorhanden sind, wurde anfangs des Jahres 1913 bekannt gegeben.

Es erscheint demnach heute *nicht mehr berechtigt, von meta-, post- oder parasyphilitischen Erkrankungen zu sprechen, weil allen diesen Benennungen der frühere Sinn von Nachkrankheiten einer erloschenen parasitären Infektion anklebt.* Das gleiche gilt von den wegen des bekannten Antagonismus zwischen tertiärer Syphilis und Paralyse bzw. Tabes wenig glücklichen Bezeichnungen einer quartären oder nachtertiären Syphilis. Daß die auf Grund der Spirochätenverteilung von einigen Autoren vorgeschlagene Einteilung in interstitielle oder mesodermale (Lues cerebri und spinalis) und parenchymatöse Syphilis (Paralyse und Tabes) wohl elementar didaktischen Bedürfnissen zu genügen, nicht aber den tatsächlichen Verhältnissen gerecht zu werden vermag, hat SPIELMEYER kürzlich dargelegt. Die „Neurosyphilis" hingegen läßt den Trennungsstrich zwischen eigentlicher Nervensyphilis und Paralyse bzw. Tabes nicht genügend hervortreten. Die Paralyse als maligne Syphilis des Gehirns zu bezeichnen, ist schon deshalb nicht angängig, weil der Ausdruck „Lues maligna" für eine Syphilisform von ganz anderer Pathogenese bereits reserviert ist; die Substitution des Prädikats maligen durch das Wort perniziös würde zwar die gerügte Kollision beseitigen, aber mit Rücksicht auf den Wandel unserer Anschauungen über die Heilbarkeit der Paralyse nicht das Herz der Sache treffen. Ein Autor (MARGULIS) hat den gordischen Knoten der Systematik der Nervensyphilis durch die Aufstellung einer Art Einheitsnervensyphilis zu zerschlagen versucht, welche Zusammenfassung zwar die Selbstverständlichkeit ihres gemeinsamen Erregers zum Ausdruck zu bringen, nicht aber die verschiedenen pathogenetischen Gesetze, denen die einzelnen syphilitischen Nervenkrankheiten folgen, einzuschließen vermag. Und die Aufspaltung der Nervensyphilis in früh- und spätsyphilitische Krankheitsformen würde z. B. die sowohl einige Wochen als 30 Jahre nach der Infektion vorkommenden Gefäßerkrankungen gewaltsam auseinanderreißen. Ich möchte für die völlige Ausmerzung aller dieser mißverständlichen Termini aus der medizinischen Nomenklatur eintreten und — wenn man sich schon scheuen sollte, das Geschwisterpaar Paralyse und Tabes jedesmal namentlich anzuführen — *an Stelle der Metasyphilis* den in keiner Hinsicht präjudizierlichen und den großen Anteil des um ihre ursächliche Erforschung verdienten Gelehrten zum Ausdruck bringenden *Sammelnamen* „NOGUCHIsche *Syphilis*" proponieren. Dem Einwand, daß diese Namengebung nicht die übrigen metasyphilitischen Erkrankungen, z. B. die Aortitis zu umfassen vermag, sei mit dem Hinweis begegnet, daß die letzteren Krankheiten doch in vielen Belangen tiefgreifende Unterschiede gegenüber Paralyse und Tabes aufweisen, so daß die Beibehaltung der früher lediglich unter dem Gesichtspunkt des nicht gelungenen Spirochätennachweises erfolgten Zusammenfassung zu einem Krankheitsstadium heute nurmehr als Anachronismus erscheinen müßte[1]. Hinzu kommt, daß bei den sogenannten metasyphilitischen Erkrankungen anderer Organe nicht wie bei der Nervensyphilis das dringliche Bedürfnis nach einer scharfen Trennung von anderen syphilitischen Krankheitsprozessen besteht, wie zwischen Paralyse, Tabes einerseits und Lues cerebri bzw. spinalis s. str. andererseits.

Die Bestätigung der NOGUCHIschen Befunde blieb nicht aus (MARINESCO und MINEA, LEVADITI, MARIE und BANKOWSKI u. a.). Nachdem es mir gelungen war, die äußerst diffizile Methodik des Spirochätennachweises im Zentralnervensystem so zu verbessern, daß der Auffindung nicht gar zu minimaler Spirochätenmengen wenigstens keine ernstlichen technischen Schwierigkeiten entgegenstehen, konnten ich und andere Untersucher daran gehen, systematisch die Lokalisation der Spirochäten in den erkrankten nervösen Zentren, ihre Lebensbedingungen im Paralytikerorganismus und ihre Beziehungen zum paralytischen Krankheitsvorgange zu studieren.

2. Technik des Spirochätennachweises im Nervengewebe.

An dieser Stelle mögen einige Winke über die Technik der Spirochätenuntersuchung im Zentralnervensystem Platz finden.

Am wichtigsten erscheint die Untersuchung des frischen Gehirns, wie sie von LEVADITI, A. MARIE und BANKOWSKI ausgebildet worden ist. Man entnimmt aus der Hirnrinde ein kleines Stückchen und verreibt dieses mit physiologischer Kochsalzlösung zu einem feinen Brei. Von diesem stellt man die Präparate für das Dunkelfeld her. Im allgemeinen genügt es, die Hirnemulsion durch Verreiben mit einem Glasstab auf einem Objektträger herzustellen; den zum Verreiben benutzten Objektträger verwendet man am besten nicht zur Untersuchung, sondern bringt von diesem einen Tropfen, der keine gröberen Partikelchen enthält, auf einen frischen Dunkelfeldobjektträger und bedeckt diesen mit einem sauberen Deckglase. Natürlich eignen sich zum Nachweis der Spirochäten der Paralyse alle Dunkelfeldsysteme. Als Lichtquelle empfehle ich eine Osram- oder Punktlichtlampe, weil diese bei längerer Untersuchung nicht so sehr die Augen anstrengen wie das Arbeiten mit Bogenlicht. Im Präparate treten häufig Strömungen auf, derart, daß die Flüssigkeit nach einer bestimmten Richtung hinfließt. Es empfiehlt sich dann, namentlich den Rand des Deckglases abzusuchen, da sich hier häufig einzelne Spirochäten anstauen. Bei der Untersuchung gehe man in der Weise vor, daß man einzelne Präparate gründlich durchsieht. Wichtiger aber ist es, möglichst viele Präparate aus den verschiedensten Stellen zu durchmustern. Dann ist es natürlich unmöglich, auf die Untersuchung aller einzelnen Präparate viel Zeit zu verwenden. Die Aussicht, Spirochäten in einem paralytischen Gehirn aufzufinden, ist größer, wenn man möglichst viele Stellen rasch durchsieht, als bei sehr gründlicher Untersuchung weniger Örtlichkeiten. Die Dunkelfelduntersuchung des frischen Gehirns erscheint mir von großer Wichtigkeit, da sie nach meiner Überzeugung allen anderen

[1] Man könnte höchstens an Stelle der „metasyphilitischen" von „etisyphilitischen" (ἔτι [griech.] = noch) Erkrankungen reden.

Methoden der Spirochätenuntersuchung weit überlegen ist und ohne zu große Mühe viele Stellen der Hirnoberfläche rasch nacheinander zu untersuchen gestattet. Außerdem bietet sich der Vorteil, daß man unter günstigen Umständen die Spirochäten in lebendem Zustande beobachten kann. Allerdings liegen im paralytischen Gehirn die Verhältnisse anders als bei den Krankheitsprodukten der primären und sekundären Syphilis; die Spirochäten aus dem Gehirn der Paralytiker sind häufig unbeweglich. Aber auch die unbeweglichen und toten Spirochäten zeigen eine so charakteristische Gestalt, daß sie unmöglich mit anderen Gebilden verwechselt werden können. Wer glaubt, auf das Dunkelfeld verzichten zu können und zu dem gleichen Ergebnis durch Färbung von Trockenausstrichen zu gelangen, wird keine Freude erleben. Man findet nämlich Spirochäten in gefärbten Präparaten nur dann, wenn die Parasiten im Dunkelfeld in größerer Zahl zu sehen waren. Außerdem hat jede Färbetechnik der Syphilisspirochäten ihre Tücken und versagt gelegentlich auch dem Geübteren aus unbekannten Gründen. Immerhin wird es manchmal wünschenswert erscheinen, das im Dunkelfeld Gesehene in einem Dauerpräparat festzuhalten, um es anderen demonstrieren zu können. Dann bediene man sich namentlich der technisch einfachen Methoden. LEVADITI, MARIE und BANKOWSKI empfehlen zu diesem Zweck das Tuscheverfahren, die LÖFFLERsche Geißelfärbung und die Färbung nach FONTANA-TRIBONDEAU. Mir hat sich besonders die einfache Kollargolfärbung NITZSCHEs bewährt. Auch die Giemsafärbung gibt sehr hübsche Bilder.

Am wichtigsten ist der Spirochätennachweis in Schnittpräparaten, da uns diese allein über die Lagerung der Spirochäten im Gewebe Auskunft zu geben vermögen. Zum Nachweis der Spirochäten im Gewebe haben sich lediglich die Silberimprägnationsmethoden als brauchbar erwiesen. Die Technik der (alten) Levaditimethode muß hier als bekannt vorausgesetzt werden. Sie färbt aber, wie die Noguchimethode, häufig Bestandteile des Zentralnervensystems mit, die das Suchen nach Spirochäten außerordentlich erschweren bzw. zu Verwechslung Anlaß geben können. Nach meinen Erfahrungen kann man bis zu einem gewissen Grade diesen Übelstand vermeiden, wenn man die Formalinfixierung länger ausdehnt (NOGUCHI hat zuerst auf die Wichtigkeit dieses Punktes aufmerksam gemacht) und vor allem, wenn man zwischen Versilberung und Entwicklung die Blöcke einige Stunden in destilliertem Wasser auswäscht. Aber auch bei Anwendung dieser Kniffe gelingt es keineswegs stets, die Mitfärbung von faserigen Bestandteilen des Nervensystems zu verhindern. Die Technik der NOGUCHIschen Methode, welche von dem Entdecker der Paralysespirochäten für deren Nachweis empfohlen worden ist, ist folgende:

1. Ein 5—7 mm dickes Stück aus formalinfixiertem Material wird in ein Gemisch von folgenden Flüssigkeiten:

Formalin	10 ccm	Alcohol. abs.	25 ccm
Pyridin	10 „	Aqu. dest.	30 „
Aceton	25 „		

5 Tage lang bei Zimmertemperatur eingelegt.

2. Hierauf folgt gründliches Auswaschen in häufig gewechseltem destilliertem Wasser 24 Stunden lang.

3. Dann kommen die Stücke 3 Tage lang in 96%igen Alkohol (sehr wichtig).

4. Gründliches 24 stündiges Auswaschen in mehrmals zu wechselndem destilliertem Wasser.

5. Einlegen in 1,5%ige Silbernitratlösung in dunkler Flasche entweder 5 Tage bei Zimmertemperatur oder 3 Tage bei 37°.

6. Zweistündiges Auswaschen in destilliertem Wasser.

7. Reduktion in 4%iger Pyrogallussäurelösung, der man 5% Formalin zugesetzt hat, 24—48 Stunden bei Zimmertemperatur.

8. Gründliches Auswaschen in destilliertem Wasser.

9. Übertragen in 80%igen Alkohol auf 24 Stunden.

10. Einlegen in mehrmals zu wechselndem Alkohol von 96% auf 3 Tage.

11. Absoluter Alkohol 2 Tage.

12. Einbetten in Paraffin mittels Xylol.

NOGUCHI rät, die Schnitte aus verschiedenen Tiefen der Blöcke zu entnehmen, um zu der Zone zu gelangen, wo die Spirochäten am besten imprägniert sind. Man kann auch so vorgehen, daß man den Block nach Abschluß der Imprägnation halbiert und diesen von der Mitte aus aufzuschneiden beginnt. NOGUCHI empfiehlt Schnitte in einer Dicke von 3—5 μ anzufertigen. NOGUCHI hat nachträglich noch folgende Abänderung der Methode angegeben, die den meisten Autoren anscheinend entgangen ist. Er schlägt vor, falls die einfache Silberlösung nur unvollkommen imprägniert, dieser mit Vorteil 10% Pyridin hinzusetzen. Auch könne man zur Pyrogallussäure statt des Formalins nach LEVADITI-MANOUÉLIAN 15% Pyridin und 10% Aceton hinzusetzen. Diese Modifikationen sind meines Erachtens nur unwesentlich und vermögen die Methode hinsichtlich der elektiven Darstellung der Spirochäten im Nervengewebe nicht zu verbessern. Eine elektive Färbung der Spirochäten und Verhinderung der Mitimprägnation von Gewebsbestandteilen gestattet meine Pyridinuranmethode.

Die Vorschrift für die JAHNELsche *Pyridinuranmethode* lautet folgendermaßen:

1. Die formalinfixierten kleinen Stücke kommen auf 1—3 Tage in reines Pyridin, werden gründlich in Wasser ausgewaschen und kommen nochmals einige Tage in Formalin zur gründlichen Entfernung des Pyridins, dann wieder in Wasser.

2. Man stellt sich eine 1%ige Lösung von Urannitrat (Merck) in destilliertem Wasser her. Diese Lösung ist jedesmal frisch zu bereiten. In diese Lösung kommen kleine 2—4 mm dicke Stücke ½—1 Stunde lang im Brutofen bei 37°. Damit die Uranlösung von allen Seiten gleichmäßig eindringen kann, empfiehlt es sich, auf den Boden des Gefäßes bleifreie Glaswolle zu bringen. Die Behandlung mit Urannitrat verfolgt den Zweck, die Mitimprägnation des nervösen Gewebes zu verhindern. Sie darf nicht zu lange ausgedehnt werden, damit die Färbbarkeit der Treponemen nicht leidet. In einzelnen besonderen Fällen, in denen die geschilderte Vorbehandlung nicht genügt, um die Mitfärbung der Achsencylinder usw. auszuschalten, kann man den Versuch machen, dies mit einer 2%igen Urannitratlösung zu erzielen. Doch gibt die 1%ige Uranbehandlung mehr Aussicht auf eine gute Treponemenimprägnation.

3. Die Stücke werden hierauf in destilliertem Wasser gewaschen.

4. Übertragen der Stücke in 96%igen Alkohol 3—8 Tage.

5. Auswaschen der Stücke in destilliertem Wasser, bis die Stücke untersinken.

6. Die Blöcke kommen hierauf in eine 1½%ige Silbernitratlösung in dunkler Flasche im Brutofen. Hierin verweilen sie 5—8 Tage. Es ist wichtig, immer reichlich Silberlösung zu verwenden und nicht zu viele Blöcke in eine Flasche zu bringen. Man verwendet stets Argentum nitric. cryst. Merck, nie das in Stangen käufliche unreine Silber der Scheideanstalten. Nach Abgießen der Silberlösung und Abspülen in Aqu. dest. kommen die Stücke in ein

7. Reduktionsbad von 4%iger Pyrogalluslösung, der man 5% Formalin zugesetzt hat (1—2 Tage bei Zimmertemperatur in dunkler Flasche). Ich setze die Lösung mit Acid. pyrogall. Merck stets frisch an. Die Stücke bleiben dabei in der gleichen Flasche, in der sie mit Silber behandelt worden sind und sollen beim Wechseln der Flüssigkeiten nicht dem Licht ausgesetzt werden.

8. Auswaschen in Aqu. dest., steigender Alkohol, Xylol, Paraffineinbettung. Der Alkohol muß vollkommen säurefrei sein. Man schneidet 5—10 μ dicke Schnitte. Dünnere oder dickere Schnitte sind nicht vorteilhaft.

Auch alkoholfixiertes Gewebe eignet sich zur Darstellung der Spirochäten nach dieser Vorschrift. Zum Nachweis der Spirochäten in anderen Organen ist die Pyridinuranmethode weniger geeignet. Will man sie trotzdem an Stelle der Levaditimethode anwenden, so empfiehlt es sich hier, namentlich in bindegewebsreichen Geweben, den Urangehalt niedriger, z. B. 0,2% zu wählen. COPPOLA hat zur Erhöhung der positiven Ausbeute meiner Methode eine primäre Fixierung des Hirngewebes in Pyridin vorgeschlagen. Dieses Vorgehen wurde auch von PACHECO E SILVA empfohlen. Den Nachteil schlechter Formalinfixierung — während des Krieges war das heutige Formalin nicht immer von einwandfreier Beschaffenheit — kann man dadurch ausgleichen, daß man die Blöcke vor der Färbung längere Zeit, 8—14 Tage lang, in reichlichen Wassermengen auswäscht, wie dies AGDUHR zur Imprägnation nervöser Strukturen vorgeschlagen hat. Doch dürften diese Maßregeln bei Verwendung des jetzt in guter Beschaffenheit erhältlichen Scheringschen Formalins sich erübrigen. Eine primäre Pyridinfixierung des Gewebes birgt den Nachteil in sich, daß man die Stücke nicht wie Formalinmaterial später bei allen anderen histologischen Färbungen benutzen, ferner auch nicht größere Gewebsblöcke oder gar ganze menschliche Gehirne darin fixieren kann.

Auch andere Varianten der Silberimprägnation können gelegentlich zur Darstellung der Spirochäten im zentralen Nervengewebe mit Vorteil verwendet werden, wie die *Pyridinwaschmethode* von JAHNEL:

1. Das Gewebe muß längere Zeit in Formalin fixiert sein.
2. Dünne Gewebsscheiben kommen auf 12—24 Stunden in 96%igen Alkohol.
3. Übertragen der Stücke in destilliertes Wasser, bis sie darin untersinken.
4. Imprägnation in einer 1,5%igen Lösung von Argent. nitric. (3 Tage im Brutofen in dunkler Flasche).
5. Auswaschen in unverdünntem Pyridin ¼ bis eine Stunde lang.
6. Entwickeln — 1 Tag — in 4%iger Pyrogallussäure, der auf 100 ccm 5 ccm Formalin hinzugefügt sind oder in dem Entwickler von LEVADITI-MANOUÉLIAN. Dieser besteht aus 90 ccm einer 4%igen wässerigen Pyrogallussäurelösung und 10 ccm Aceton; von dieser Mischung werden 15 ccm abgegossen und durch Pyridin ersetzt.

Mit dieser Technik haben BUSCHKE und KROÓ die Recurrensspirochäten im Mäusehirn demonstrieren können. Im Prinzip und im Erfolge ähnlich, jedoch häufig versagend, ist die SAPHIERsche Methode der Ammoniakauswaschung an Stelle des Pyridins.

Recht brauchbar ist oft auch eine von mir erprobte Kombination aus der alten und neuen Levaditimethode:

1. Formalinfixiertes Hirngewebe kommt auf 12—24 Stunden in 96%igen Alkohol.
2. Übertragen der Blöcke in destilliertes Wasser, bis sie untersinken.
3. Versilberung in einer 1,5%igen Lösung von Argent. nitric. in dunkler Flasche bei 37° drei Tage lang.
4. Auswaschen in destilliertem Wasser 2 Stunden lang.
5. Entwickeln in dem Pyrogallol-Aceton-Pyridinentwickler (4%ige wässerige Pyrogallussäure 90 + 10 ccm Aceton. Von dieser Mischung werden 15 ccm durch unverdünntes Pyridin ersetzt) 1 Tag lang.
6. Gründliches Wässern und Paraffineinbettung in der üblichen Weise.

Letzteres Verfahren hat sich mir besonders zum Nachweis von Syphilis- und Recurrensspirochäten in den Hirnhäuten, sowie bei Tabes bewährt.

Zur Darstellung der Spirochäten in einzelnen Schnitten des Zentralnervensystems habe ich ein Verfahren angegeben, das auf dem LIESEGANGschen Prinzip beruht. Doch ist die Darstellung der Spirochäten in einzelnen Schnitten schwieriger, erfordert große Übung und Sorgfalt, reine Chemikalien und Instrumente. Auch mißlingt diese Methode leichter. Ich habe dieses Verfahren nicht zum Suchen nach Spirochäten empfohlen, seine Anwendung ist vor allem für diejenigen Fälle gegeben, wo Gewebsstrukturen und Spirochätenbilder in aufeinanderfolgenden Schnitten verglichen werden sollen, von welchem Prinzip SPIELMEYER in der Histopathologie des Nervensystems ausgiebigen Gebrauch gemacht hat. Die Technik der JAHNELschen Spirochätenfärbung in einzelnen Schnitten ist folgende:

1. Gefrier- (oder Celloidin-) schnitte kommen auf 1—12 Stunden in unverdünntes Pyridin.
2. Gründliches Auswaschen der Schnitte in mehrfach gewechseltem destilliertem Wasser.
3. Übertragen in 96%igen Alkohol 1 Stunde lang.
4. Kurzes Waschen in destilliertem Wasser.
5. Verbringen der Schnitte in eine 5%ige Uransulfat- (Uranylsulfat natronfrei) oder Urannitratlösung (Merck) bei 37° auf 2 Stunden.
6. Kurzes Waschen in destilliertem Wasser (zwei Schalen).
7. Bekeimung der Schnitte in einer 1%igen Silbernitratlösung 3—6 Stunden bei 37°.
8. Entwicklung nach dem LIESEGANGschen Prinzip. Die Schnitte kommen am besten einzeln in ein Schälchen mit 5 ccm $^1/_4$%iger Silbernitratlösung; hierzu fügt man 20 ccm 70%iger wässeriger Gummi arabicum-Lösung hinzu. Durch Umherschwenken der Schale sucht man eine gründliche Mischung der Flüssigkeiten herbeizuführen. Dann setzt man zu diesem Gebrauch noch 5 ccm 5%iges Hydrochinon (wässerige Lösung, nicht über 8 Tage alt) hinzu. Von diesem Augenblick an beginnt der Entwicklungsprozeß, der sorgfältig überwacht werden muß. Man schwenke zunächst das Schälchen um, damit die Flüssigkeiten sich nach Möglichkeit vermischen. Der Schnitt muß vollkommen ausgebreitet in der Flüssigkeit schweben. In etwa 10 Minuten ist der Schnitt genügend entwickelt — er sieht dann braunrot aus — und muß dann in eine große Schale mit Wasser übertragen werden. Die Entwicklungszeit muß ausprobiert werden. Bei Celloidinschnitten empfiehlt es sich, das Silber bei der Entwicklung etwas stärker (0,5%ig) zu nehmen.
9. Dann schließt man die Schnitte, nachdem man sie gründlich gewässert hat, in der üblichen Weise durch steigenden Alkohol, Xylol und Canadabalsam ein. Für das Gelingen der Methode sind reine Reagenzien (am besten von Merck), doppelt destilliertes Wasser, sauberes Arbeiten (reine Glasschalen und Glashäkchen) erforderlich.

Bei Gefrierschnitten treten bei genauer Einhaltung aller Vorschriften kaum, bei Celloidinschnitten leichter feine Niederschläge auf, die dann übrigens auch in einer anderen Ebene liegen und dadurch die Beurteilung des Spirochätenbildes kaum stören.

Weitere Methoden stammen von WARTHIN und STARRY, welche besonders im Auslande öfter Verwendung findet, bezüglich deren Ausführung auf das Kapitel von E. HOFFMANN und E. HOFMANN in diesem Handbuch, Bd. XV/1, S. 75 verwiesen sei; auch STEINER hat ein Verfahren angegeben, dessen neueste Modifikation hier angeführt sei:

Ansilberungsmethode am Gefrierschnitt: A. Sorgfältige Neutralisierung des Gewebsblockes und der Schnitte durch mehrfache Behandlung mit heißem, bidestilliertem Wasser. B. Uranisierung 0,1%iger Lösung von Uran. sulfur., vermischt mit Carbolsäure zu gleichen Teilen. Anwendung in der Wärme 1—$1^1/_2$ Minuten. Die Uranisierung dient zur Ausschaltung der Reduzierung von Argent. nitric. zu grobdispersem schwarzem oder feindispersem gelbbraunen Silber an den faserigen Gewebsbestandteilen. C. Schützung des Gewebes vor zu starker Reduktion durch Behandlung mit einem Schutzkolloid in der Wärme: Alkoholische Mastixlösung. Die kolloidale Schutzfunktion entsteht erst beim Verbringen der Schnitte in destilliertes Wasser. D. Behandlung mit Argent. nitric., 0,1%ige Lösung, in der Wärme zwecks Beladung mit Silberverbindungen. E. Entfernung der angesilberten Mastixteilchen und gleichzeitig erneute Schützung des Gewebes vor zu starker Reduktion beim nachfolgenden Prozeß durch Behandlung wie bei C (Mastixkolloidschutz). F. Reduktion mit

Hydrochinon (2%ig) in der Wärme, Beigabe von 3–4 Tropfen alkoholischer Mastixlösung zur Verlangsamung der Reduktion. Anwendung in der Wärme.

Die Ausführung der DIETERLEschen Methode gestaltet sich folgendermaßen:

1. Die Schnitte kommen in eine 1%ige Lösung von Urannitrat in 70%igem Alkohol (bei 55° 1½ Stunden lang). — Gefrierschnitte können ohne weiteres verwendet werden; bei Celloidinschnitten muß das Celloidin durch Aceton vorher gelöst werden, Paraffinschnitte werden am besten mit Eiweißglycerin auf Deckgläser oder Objektträger aufgeklebt, und dann durch Xylol und die absteigende Alkoholreihe geführt. Auch Ausstriche aus frischem Material können nach Fixation in Formaldehydalkohol (10 : 90 96% Alkohol) dieser Färbung unterworfen werden. — 2. Kurzes Waschen in Aqu. dest. 3. Durchtränkung mit 96%igem Alkohol. 4. Die Schnitte werden jetzt in eine 10%ige Lösung von Mastix in absolutem Alkohol gebracht, bis sie durchtränkt sind (etwa 30 Sekunden); dann Durchziehen in 96%igem Alkohol (die Herstellung der alkoholischen Mastixlösung beansprucht 3 Tage; dann wird durch ein dreifaches Faltenfilter filtriert). 5. Verbringen in destilliertes Wasser. 6. Silbernitrat in 1%iger wässeriger Lösung bei 55° 1—6 Stunden lang im Dunkeln. 7. Kurzes Waschen in destilliertem Wasser. 8. Entwickeln 5—15 Minuten in folgender Lösung:

Hydrochinon	1,5 g
Natriumsulfit	0,25 g
Neutrales Formaldehyd 40% Merck	10 ccm
Aceton	10 „
Pyridin	10 „
Wasser	90 „

Dann werden 10 ccm der 10%igen alkoholischen Mastixlösung hinzugetan, um die Lösung milchig zu machen. 9. Abspülen in Aqua dest. 10. 96%iger Alkohol zur Auflösung des Mastix, dann Überführung in Aceton, Xylol und Canadabalsam. Das destillierte Wasser muß chloridfrei, die Gefäße sauber sein. Zum Transport der Schnitte verwende man Glashäkchen.

3. Häufigkeit der Spirochätenbefunde im Zentralnervensystem bei Paralyse sowie der zeitlichen und örtlichen Schwankungen der Parasitenzahl.

Die folgende Darstellung über die Spirochäten bei der Paralyse und Tabes fußt im wesentlichen auf eigenen, in verschiedenen Einzelarbeiten niedergelegten Untersuchungen, welche durch Nachprüfungen Bestätigung erfahren haben. Jedoch haben auch abweichende Anschauungen und die bis in die jüngste Zeit erschienenen einschlägigen Arbeiten gebührende Berücksichtigung erfahren.

Es ist bisher noch niemandem gelungen, die Spirochäten in allen Fällen von Paralyse nachzuweisen. NOGUCHI wies sie in einem Viertel des von ihm untersuchten Materials in Schnittpräparaten nach. FORSTER und TOMASCZEWSKI fanden die Spirochäten in 44% bei *Dunkelfelduntersuchung* von Hirncylindern, welche sie durch Hirnpunktion von lebenden Paralytikern gewonnen hatten. VALENTE hatte mit der gleichen Methode 70% positive Resultate. LEVADITI, A. MARIE und BANKOWSKI fanden, indem sie das frische Gehirn einer systematischen Dunkelfelduntersuchung unterwarfen, die Syphiliserreger fast regelmäßig bei Patienten, welche *während paralytischer Anfälle* verstorben waren. Dieser hohe Prozentsatz der letztgenannten Autorengruppe ist mit den Angaben anderer Untersucher nicht ohne weiteres vergleichbar, da Todesfälle im paralytischen Anfall ein ausgewähltes Material darstellen, bei dem erfahrungsgemäß die Parasiten besonders konstant vorhanden sind. Ich und manche andere Autoren, (HERMEL, BIELETZKY u. a.) haben diese Angaben der Pariser Autoren bestätigt. Es soll jedoch nicht verschwiegen werden, daß ein Zusammenhang von Spirochäten und paralytischen Anfällen von anderer Seite (FORSTER und TOMASCZEWSKI, GRANT und KIRKLAND) bezweifelt worden ist. Ich selbst habe Spirochäten in Schnittpräparaten in ungefähr einem Viertel aller Fälle (dem gleichen Prozentsatz wie NOGUCHI) gefunden, bei Untersuchung des frischen

Gehirns im Dunkelfeld in über 50% aller Paralytikerhirne. F. SIOLI konnte bei der Untersuchung von nach meiner Methode des Spirochätennachweises hergestellten Schnittpräparaten in 50% Spirochäten nachweisen, ein recht beträchtlicher Prozentsatz bei Berücksichtigung des Umstandes, daß in der Regel von jedem Gehirn nur zwei Stellen untersucht worden waren. Auch hatte eine Auswahl der Fälle nach klinischen Gesichtspunkten oder Ergebnissen einer vorher durchgeführten histopathologischen Untersuchung nicht stattgefunden. Ich darf wohl darauf verzichten, die positiven Prozentzahlen, welche von den vielen Autoren angegeben worden sind, die sich mit dem Spirochätennachweis im Paralytikergehirn beschäftigt haben, hier in extenso mitzuteilen und begnüge mich, die jüngst erschienene Arbeit von GRANT und KIRKLAND zu erwähnen, welche Untersucher in 62,5% ihrer Fälle ein positives Ergebnis erzielt hatten. Die ziffernmäßige Ausbeute dieser Autoren weicht ohnehin nicht wesentlich von den hier mitgeteilten Zahlen ab. Eine ausführliche Diskussion der Differenzen der Untersuchungsergebnisse scheint mir zwecklos, da die genannten Werte nicht ohne weiteres untereinander vergleichbar sind. Zur Aufstellung genauer Prozentzahlen ist es unbedingt erforderlich, jedesmal streng in der gleichen Weise vorzugehen, stets die gleiche Zahl von Stellen und die nämlichen Örtlichkeiten des Zentralnervensystems zu untersuchen und jedem Präparat die gleiche Zeit zu widmen. Zufällige Einbeziehung oder Vernachlässigung einzelner Windungen oder anderer Hirnteile, z. B. des Gyrus rectus, in welchem GRANT und KIRKLAND und auch andere Autoren besonders häufig Spirochäten fanden, kann die zahlenmäßige Ausbeute einer Untersuchungsreihe wesentlich beeinflussen.

Ich meine, daß die auf diesem Gebiete von den einzelnen Untersuchern gefundenen Ziffern stets differieren werden. Es ist auch nicht von jedem Untersucher die gleiche Geduld und Übung zu erwarten. *Mutatis mutandis* gilt dies auch vom einzelnen Untersucher: auch das von mir durchforschte Material ist in dieser Hinsicht nicht einheitlich verarbeitet, oft mußte ich bei Dunkelfelduntersuchung aus äußeren Gründen die Nachschau abbrechen, wenn ich erst wenige Präparate durchmustert hatte.

In einer nicht unbeträchtlichen Zahl von Paralytikerhirnen besteht die positive Ausbeute in dem Nachweis einzelner oder auch nur einer einzigen Spirochäte bei gründlicher, stundenlanger, harter Arbeit am Dunkelfeld. Ein derartiger Befund läßt sich natürlich nicht festhalten. Färbt man Präparate von solchen Fällen, sei es im Ausstrich nach einer der üblichen Methoden der Spirochätendarstellung, sei es im Block nach meinem Verfahren, so gelingt der Spirochätennachweis in solchen Fällen so gut wie niemals und doch muß der Befund einer einzigen Spirochäte im Dunkelfeld als positiv bezeichnet werden, wenn die Sachkenntnis und Zuverlässigkeit des Untersuchers die Richtigkeit der Beobachtung verbürgt. Ich zweifle nicht daran, daß geübte und ausdauernde Untersucher, die sich ganz dieser Aufgabe widmen können, zu noch höheren Prozentzahlen gelangen würden, oder daß durch Zusammenarbeit von mehreren Forschern die Zahl der positiven Befunde erheblich gesteigert werden könnte. Wenn jemand behauptet, daß er die Spirochäten bei allen Paralysefällen gesehen habe, so könnte er eine derartige Behauptung nicht beweisen, wäre aber auch nicht zu widerlegen. Ich halte die *Forderung, einen Spirochätennachweis in allen Paralysefällen zu erstreben, nicht einmal für notwendig, ja sogar für bedenklich. Eine derartige Forderung könnte unkritische Untersucher leicht dazu verführen, ihre Hauptaufgabe in einem solchen Nachweise zu erblicken und dann auch fragliche bzw. sicher nicht parasitäre, spirochätenähnliche Gebilde als Syphiliserreger anzusehen* und da, wie eben auseinandergesetzt wurde, solche Befunde der Dunkelfelduntersuchung nicht festgehalten und von anderen auf ihre Richtigkeit geprüft werden können, so erscheinen mir derartige zahlenmäßige Feststellungen nur von geringem Werte.

Fälle von Paralyse, in deren Gehirn man zahlreiche Spirochäten nachweisen kann, sind relativ selten. Eines der interessantesten Schauspiele ist die Betrachtung eines Präparates von spirochätenhaltiger, frischer paralytischer Hirnsubstanz im Dunkelfeldmikroskop, wo man die Spirochäten lebend beobachten kann; jeder, der einmal Gelegenheit hatte, dieses reizvolle Schauspiel zu sehen, der wird sich einen Begriff machen können, wie es im Gehirn der Paralytiker zu deren Lebzeiten aussieht, das jahrelang der Tummelplatz dieser Lebewesen ist, die bald nur in einzelnen Exemplaren, bald in großen Scharen, bald nur an wenigen Plätzen, bald an vielen Orten zugleich auftreten können und ihre verheerende Wirkung entfalten.

Bei der *Untersuchung im Dunkelfeld* zeigt die Spirochaeta pallida alle charakteristischen Eigenschaften, so daß man sie ebenso wie die aus den Krankheitsprodukten früher Perioden der Syphilis stammenden Exemplare mit

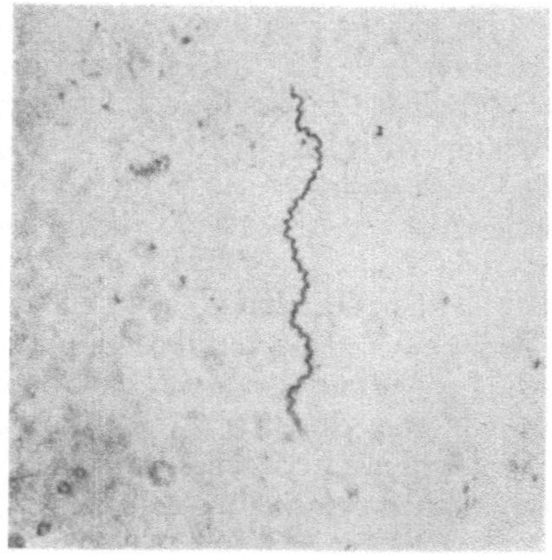

Abb. 3.
Riesenspirochäte aus dem Paralytikerhirn. Ausstrich. Giemsafärbung.

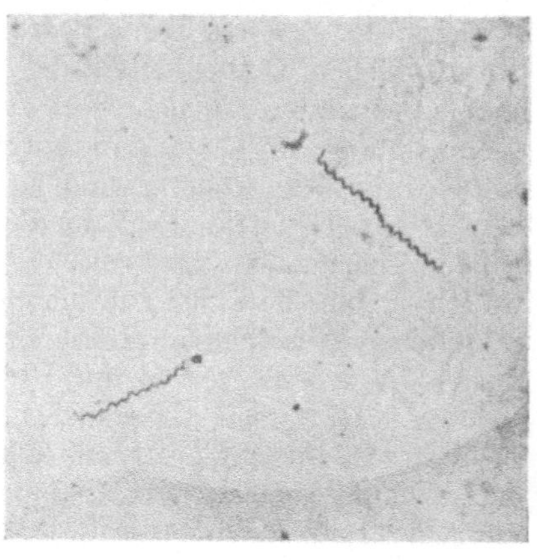

Abb. 4.
Spirochäten aus der Paralytikerhirnrinde. Ausstrich. LÖFFLERsche Geißelfärbung.

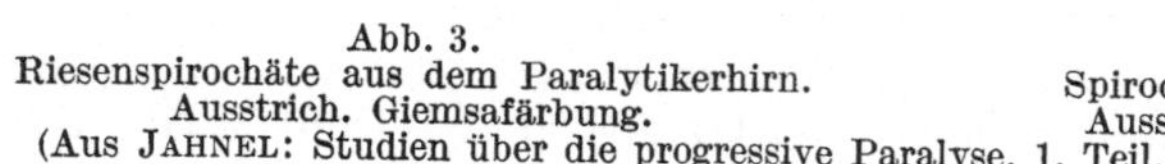

(Aus JAHNEL: Studien über die progressive Paralyse. 1. Teil. Arch. f. Psychiatr. Bd. 56, H. 3.)

Sicherheit identifizieren kann. In *Ausstrichpräparaten* des Paralytikerhirns trifft man die verschiedensten Formen an. An sich kann man aus den Verschiedenheiten der Morphologie keine weitergehenden Schlüsse ziehen, weil die Möglichkeit von künstlichen Zerrungen infolge der Fixierung und Färbemethodik sich niemals mit Sicherheit ausschließen läßt. Man begegnet außer den typischen Spiralformen von verschiedener Länge auch mehr oder weniger gestreckten Exemplaren (formes rectilignes von FOUQUET), Spirochäten, deren Enden Schleifen oder Ringe zeigen und schließlich auch solchen, die einen vollkommen geschlossenen Ring bilden (auch im Dunkelfeld habe ich diese Form des öfteren gesehen). Auf diese Einrollungsformen, welche in keiner Weise für Spirochäten paralytischer Provenienz charakteristisch sind, hat E. HOFFMANN gelegentlich der Demonstration eines Originalpräparates von NOGUCHI aufmerksam gemacht. Auch LEVADITI, A. MARIE und BANKOWSKI erwähnen diese Gebilde als „formes en boucles“ in Schnitten des Paralytikerhirns. Zuweilen trifft man auch aneinander gelagerte Spirochäten an, ohne die Entscheidung treffen zu können, ob es sich hier um eine Zufälligkeit oder um ein Teilungsstadium handelt. FORSTER und TOMASCZEWSKI hatten angegeben, daß ihnen die Giemsafärbung der Paralysespirochäten niemals gelungen sei. Nach meiner Ansicht handelt es sich hier jedoch nicht um eine besondere Eigenschaft der Paralysespirochäten, sondern um ein Versagen der Färbung, wie es bekanntlich gelegentlich vorkommt. Ich selbst habe mit Giemsalösung sehr schöne Bilder von Paralysespirochäten erhalten, ebenso SIOLI, und dem Titel der Arbeit von BROCK, die mir im Original leider nicht zugänglich war, entnehme ich, daß auch diesem Autor die Giemsafärbung der Paralysespirochäten geglückt ist.

In *Schnitten* zeigen die Spirochäten eine ähnliche Morphologie wie in Ausstrichen und weisen keine Verschiedenheiten gegenüber den Spirochäten aus anderen Organen und anderen Phasen der syphilitischen Infektion auf. Solche lange Fäden, wie sie RANKE im Zentralnervensystem kongenital-luetischer Kinder gefunden hat, habe ich niemals gesehen. Schon bei meinen ersten Untersuchungen ist es mir aufgefallen, daß bei einzelnen Spirochäten der Periplast an einer Stelle des Spirochätenleibes schwindet und einen ganz dünnen regelmäßig gewundenen Faden von brauner Farbe zurückläßt. Diese dünnen braunen Fäden habe ich als Spiralskelete bezeichnet. Häufig geht dem Austritt des Periplasts aus dem Spirochätenleibe die Erscheinung voraus, daß die Spirochäte sich verkürzt, dick wird und die Regelmäßigkeit der spiraligen Windungen einbüßt. Für diesen Formenkreis habe ich die Bezeichnung Verkürzungsformen vorgeschlagen. HAUPTMANN hat später als Verklumpungsformen die gleichen Gebilde benannt. Zum Unterschiede von Nervenfasern rufen die im Hirngewebe liegenden Spirochäten den eigenartigen Eindruck hervor, daß sie wie ein Fremdkörper im Nervengewebe eingebettet erscheinen, als „gewebsfremd", wie ich diesen Eindruck bezeichnet habe; nicht uninteressant ist, daß GRÜTZ die nämliche Lagerung der Spirochäten in künstlichen Nährböden festgestellt hat.

In manchen Paralytikerhirnen sind mir vorwiegend Verkürzungsformen begegnet. Es scheint mir nicht zweifelhaft, daß diese übrigens nicht für die Paralyse kennzeichnenden Gebilde kein Fortpflanzungsstadium der Spirochäten repräsentieren, sondern mit dem Untergang von Spirochäten in Zusammenhang stehen. Dieses Phänomen weist, wie man auch aus anderen Umständen erschließen muß, darauf hin, daß einer raschen plötzlichen Vermehrung der Spirochäten ein ebenso schneller Untergang der Parasiten unmittelbar folgt. Möglicherweise geht diese Rückbildung unter dem Einfluß von Antikörpern (Lysinen) vor sich, welche die Spirochäten auflösen. Ich habe derartige Beobachtungen namentlich bei einzelnen Fällen von plötzlichem Tod im paralytischen Anfall gemacht; andere Fälle wieder, welche ebenfalls während des paralytischen Anfalls zugrunde gegangen waren, zeigten hauptsächlich „normale" Spirochäten. In diesem Befunde ist bereits ein wichtiges biologisches Geschehen im Paralytikerhirn angedeutet. Wir haben gute Gründe zu der Annahme, daß die Parasitenzahl im Gehirn bei Paralyse wie auch bei anderen Spirochätenkrankheiten und in den früheren Perioden der Syphilis eine außerordentlich verschiedene sein kann. Schon EHRLICH hatte gelegentlich der Demonstration eines NOGUCHIschen Originalpräparates im ärztlichen Verein zu Frankfurt a. M. auf die Analogie mit den Trypanosomen hingewiesen und in einer späteren Arbeit die Annahme näher begründet, daß unter der Einwirkung von Antikörpern die Spirochäten einerseits zeitweise verschwinden, andererseits wieder auftreten können, wenn sie sich den Antikörpern angepaßt haben und daß dieser Cyclus sich immer wieder wiederhole. EHRLICH weist namentlich auf die klinischen Schwankungen des Paralyseverlaufs hin, die sich mit der Annahme eines aktiven Infektionsprozesses unschwer erklären lassen. Erfolgt der Tod zufällig während einer Phase der Spirochätenvermehrung, so findet man reichlich Spirochäten, tritt er aber im Intervall ein, so trifft man nur äußerst spärliche oder überhaupt keine Parasiten an. Nur unter dieser Annahme lassen sich die exorbitanten Differenzen der Parasitenzahlen erklären, die man in einzelnen Paralytikerhirnen antrifft. Ohne jegliche Übertreibung kann ich behaupten, daß es Fälle gibt, wo eine gründliche Untersuchung des ganzen Gehirns als kärgliches Resultat stundenlanger Arbeit nur eine einzige Spirochäte zutage fördert, und andere, deren Parasitenzahl so groß ist, daß sie im ganzen Gehirn auf mehrere Milliarden beziffert werden muß.

Außer diesen *zeitlichen Schwankungen* gibt es auch sehr große *örtliche Verschiedenheiten* im Vorhandensein der Parasiten. Diese Tatsache hatten schon LEVADITI, A. MARIE und BANKOWSKI hervorgehoben und an einer Reihe von Fällen in instruktiver Weise erörtert. Ich selbst habe mich seit Anbeginn meiner Paralysestudien mit der Lokalisation der Spirochäten im Zentralnervensystem

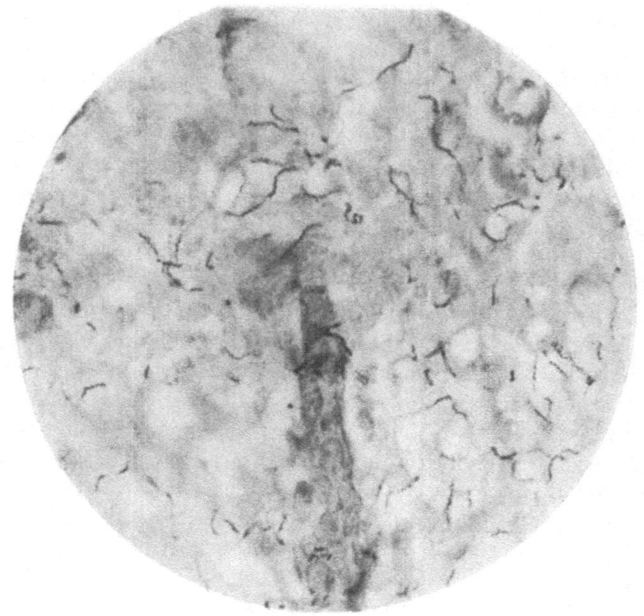

Abb. 5. Diffuse Spirochätenverteilung im Paralytikerhirn. (Pyridin-Uranmethode nach JAHNEL.)

beschäftigt. Auf Grund meiner Untersuchungen hatte ich zunächst zwei Haupttypen der *Spirochätenverteilung* unterschieden: 1. *die diffuse* oder (weil dieser Typus der Spirochäten niemals gleichmäßig diffus die Hirnrinde befällt, sondern die Parasiten regellos zerstreut im Hirngewebe liegen) *disseminierte* Spirochätenverteilung, 2. die Lokalisation der Krankheitserreger in scharf umschriebenen *Herden* bei gleichzeitigem Freisein der übrigen Hirnrinde von den Parasiten. Ein dritter Typus *„der vasculären Spirochätenverteilung“*, der eigentlich eine Unterart der herdförmigen Spirochätenanordnung darstellt, wird unten ausführlicher besprochen werden.

Zwischen diesen beiden Typen finden sich alle möglichen Übergänge und Kombinationen. Bei der disseminierten Spirochätenverteilung können die Spirochäten auf der einen Seite eines Schnittes sehr zahlreich sein, auf der gegenüberliegenden fehlen oder aber sie können weite Strecken mehr oder weniger gleichmäßig durchsetzen. VALENTE hat angegeben, daß die Spirochäten in den Windungstälern häufiger und in größerer Zahl anzutreffen seien als auf der Windungskuppe. Ich habe bei einem Fall mit schon bei unbewaffnetem Auge sichtbaren Herden die gleichen Prädilektionsstellen feststellen können. DIETERLE hat kürzlich auf die sehr interessante Tatsache aufmerksam gemacht — die ebenfalls mit meinem Beobachtungsmaterial in Einklang steht —, daß die Herde in manchen Fällen stets in gleicher Tiefe, in demselben Abstand von der Hirnoberfläche angeordnet sind. Der von mir zuerst beschriebene Typus der herdförmigen Spirochätenverteilung besitzt einen sehr großen Formenreichtum, von kleinen Spirochätenkolonien, gruppenförmigen Zusammenlagerungen angefangen bis zu riesigen Herdbildungen, welche aus einer Unzahl von Einzelindividuen bestehen und die man schon mit freiem Auge als schwarze Flecken in dem Präparate wahrnehmen kann. Diese dichten Spirochätenherde habe ich mit Bienenschwärmen verglichen; auch zopfförmige

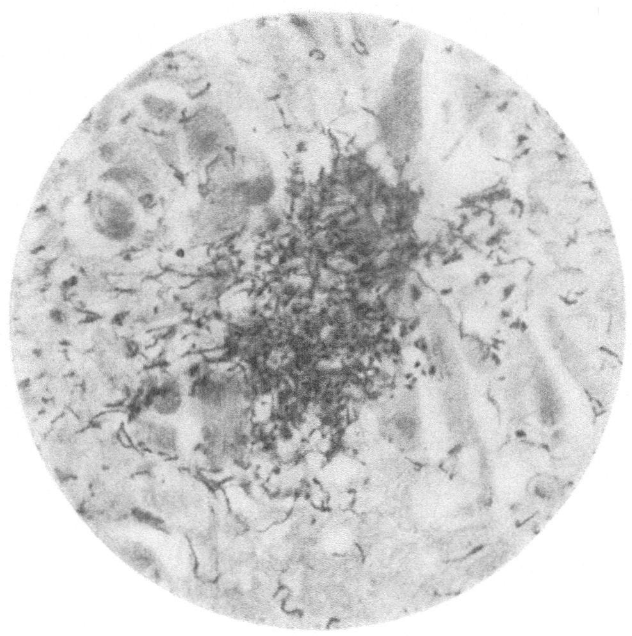

Abb. 6. Herdförmige Spirochätenverteilung im Paralytikerhirn. (Pyridin-Uranmethode nach JAHNEL.)

Herdbildungen — COPPOLA hat sie plexiform benannt — gelangen zur Beobachtung. Interesse beanspruchen auch jene eigentümlichen Herdbildungen, die ein braunes Zentrum besitzen, wie sie BENDA zuerst bei der kongenitalen Syphilis in inneren Organen beschrieben und auf deren Vorkommen im Paralytikerhirn HAUPTMANN aufmerksam gemacht hat. HAUPTMANN nennt das braune Zentrum den „Kern“ dieser Gebilde, der von einem äußeren „Kranz“ wohlerhaltener Spirochäten umgeben wird. Auch hier trifft man mannigfaltige Formen an, deren detaillierte Schilderung zu weit führen würde. Die Braunfärbung hat man als Nekrose gedeutet. HERRSCHMANN spricht sogar von einer direkt nekrotisierenden Form der Hirnsyphilis, während ich der Auffassung zuneige, daß es sich hier um ein zwar für die Paralyse nicht pathognomisches, aber doch auch den Paralysespirochäten zukommendes Phänomen handelt. Man darf aus der Braunfärbung allein, namentlich wenn sie im Zentrum eines sonst aus wohlausgebildeten Exemplaren bestehenden Herdes auftritt, nicht auf ein Abgestorbensein der Spirochäten schließen. Es könnte sein, daß in der Mitte dieser Herde eine Substanz vorhanden ist, welche den Spirochäten nicht gestattet, das Silber so intensiv anzunehmen wie sonst. Warum diese Erscheinung nicht in allen Herden auftritt, ist nicht aufgeklärt. Liegt der Typus der disseminierten Spirochätenverteilung vor und ist die Gesamtzahl der Spirochäten keine allzu geringe, dann können die Parasiten bei einer nur einigermaßen gründlichen Untersuchung nicht übersehen werden. Anders liegen die Verhältnisse beim herdförmigen Verteilungstypus der Spirochäten. Wenn nämlich an irgendeiner Stelle des Zentralnervensystems sich eine derartige scharf begrenzte Spirochätenwucherung vorfindet, so dürfte sich diese in den meisten Fällen dem Nachweis entziehen, wenn der Untersucher nicht gerade vom Zufall begünstigt wird und eine solche bienenschwarmartige Spirochätenwucherung enthaltende Stelle zur Untersuchung auswählt. Und doch

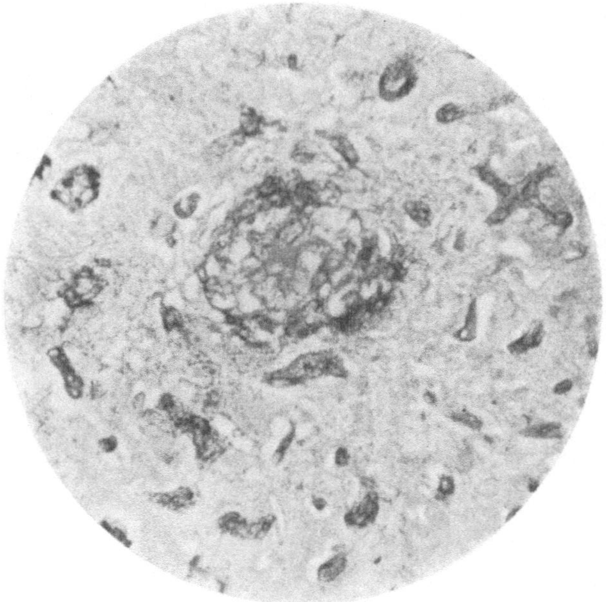

Abb. 7. Spirochätenherd mit braunem Zentrum in der paralytischen Hirnrinde. (Pyridin-Uranmethode nach JAHNEL.)

pflegt gerade die große Parasitenzahl in derartigen Herden, die in ihrer Menge an die in kongenital-luetischen Organen anzutreffenden Spirochätenmassen heranreicht, ja sogar diese häufig übertrifft, am meisten den Beobachter in Staunen zu versetzen. Da es ganz unmöglich ist, das Zentralnervensystem in erschöpfender Weise zu untersuchen und wir immer auf einzelne Stichproben angewiesen sind, so erscheint es durchaus begreiflich, daß sich tatsächlich vorhandene kleinere oder größere fleckweise Spirochätenansammlungen häufig der Aufdeckung entziehen. Wir müssen uns nämlich vor allem die Tatsache vor Augen halten, daß wir auch bei gründlicher Untersuchung nur einen winzig kleinen Bruchteil des Zentralnervensystems durchmustern und daß wir mit unseren heutigen Untersuchungsmethoden bestenfalls den Spirochätengehalt von etwa einem Millionstel der Gesamtmasse des Zentralnervensystems feststellen können. In diesem Zusammenhang hat PULCHER, der diesen meinen Standpunkt sich zu eigen gemacht hat, darauf hingewiesen, daß die Hirnoberfläche allein 2200 qcm betrage.

Daß das Mißlingen des Spirochätennachweises bei einem nicht unbeträchtlichen Teil der Paralysefälle Mängeln der Technik der Spirochätenuntersuchung zuzuschreiben sei, ist ebenfalls behauptet worden. Allerdings besteht bei Anwendung der älteren Methoden (z. B. des Levaditischen oder Noguchischen Verfahrens) die große Schwierigkeit, daß sich Bestandteile des Nervengewebes mitfärben und etwa vorhandene Spirochäten verdecken können. Bei der von mir angegebenen Methode ist es möglich, diese Fehlerquelle zu beseitigen. Es mag sein, daß nicht alle im Gewebe vorhandenen Spirochäten sich bei dieser Färbetechnik imprägnieren, aber wir dürfen wohl annehmen, daß — das Gelingen der Färbung vorausgesetzt — die Mehrzahl aller in einem Block vorhandenen Spirochäten wirklich zur Darstellung gelangen. So wertvoll die Imprägnierung der Spirochäten im Gewebe ist, so versagt doch dieses Verfahren, wenn es sich darum handelt, sehr viele Stellen des Gehirns zu untersuchen. Die Dunkelfelduntersuchung vermag in diese Lücke einzuspringen. Allerdings entgehen auch hier Spirochäten, die während der Durchmusterung nicht ins mikroskopische Sehfeld gelangen, der Entdeckung. Auch werden bei einer Verreibung der Hirnmasse nicht alle im Gewebe liegenden Spirochäten frei und sichtbar (Bériel und Durand). Trotzdem hat sich eine bedeutsame Übereinstimmung zwischen den Ergebnissen der Dunkelfelduntersuchung und des Spirochätennachweises vermittels elektiver Färbung herausgestellt. Man findet in der Regel Spirochäten in Schnittpräparaten nur dann, wenn sie auch im Dunkelfeld in größerer Anzahl vorhanden gewesen waren und umgekehrt, wenn sie in Schnitten fehlen, so waren sie auch bei Dunkelfelduntersuchung gewöhnlich nicht zu finden gewesen. Gewiß gibt es Fälle, bei denen die Dunkelfelduntersuchung eine einzige Spirochäte zutage fördert, die Schnittfärbung hingegen versagt und andere, wo sich in einem Schnitt eine Spirochäte findet, während die Dunkelfelduntersuchung bei diesem Fall ergebnislos verlaufen war. Berücksichtigt man alle diese Momente, welche den Spirochätennachweis erschweren, ferner die zeitlichen und örtlichen Verschiedenheiten der Parasitenzahlen, dann wird *die Forderung, die Spirochäten bei allen Fällen von Paralyse nachzuweisen, als unberechtigt und unerfüllbar erscheinen, weil der menschlichen Arbeiskraft recht enge Grenzen gesteckt* sind. Auf der anderen Seite dürfen wir annehmen, *daß die Spirochäten in jedem Paralytikerhirn* — mitunter allerdings in recht geringer Zahl — *vorhanden sind,* auch wenn wir sie nur in einem Teil der Fälle nachweisen können.

Wie bereits erwähnt, wurden beim Tod im paralytischen Anfall besonders regelmäßig Spirochäten gefunden. Allerdings besteht bezüglich dieses Faktums, wie bereits erwähnt, keine völlige Übereinstimmung unter den Autoren, wenn auch zugegeben werden muß, daß es auch paralytische Anfälle gibt, denen andere Ursachen und Hirnveränderungen zugrunde liegen — es sei nur an Fälle von juveniler Paralyse erinnert, die tagtäglich mehrere epileptiforme Anfälle bekommen und andererseits kommen akute Krankheitsschübe ohne Anfälle im gebräuchlichen Sinn des Wortes vor. Freilich wird man nur wenige oder gar keine Spirochäten erwarten dürfen, wenn der Tod nicht im paralytischen Anfall, sondern einige Tage später erfolgt war. Der lebende Makroorganismus besitzt zweifellos die Fähigkeit, die Spirochäten wenigstens in ihrer Hauptmasse in kurzer Zeit zu vernichten. Darauf deuten auch die bereits erwähnten häufigen Beobachtungen von Spirochätenuntergangsformen beim Tod im paralytischen Anfall hin; vielleicht erklären sich aus den erwähnten Umständen auch die Widersprüche zwischen den einzelnen Untersuchern.

Man hat auch öfters die Behauptung aufgestellt, daß die Spirochäten nach dem Tod des Wirtsorganismus schnell zugrunde gehen und daß sie, wenn keine Möglichkeit besteht, sofort nach dem Tode die Autopsie und daran anschließend die Spirochätenuntersuchung vorzunehmen, bereits verschwunden sein können. Eine derartige Annahme ist jedoch nicht zutreffend. Ich habe in meinen früheren Arbeiten darauf aufmerksam gemacht, daß Spirochäten auch in Fällen nachweisbar sind, wo man aus äußeren Gründen eine Frist von 24 Stunden oder noch längere Zeit bis zur Sektion verstreichen lassen mußte, und auch auf das Gegenstück hingewiesen, daß man gelegentlich eine halbe Stunde nach dem Tode keine einzige Spirochäte antrifft. Auch Erfahrungen an spirochätenhaltigem Material anderer Provenienz weisen darauf hin, daß die Spirochäten keineswegs nach dem Tode des sie enthaltenden Gewebes so rasch zugrunde gehen, als man vielfach anzunehmen geneigt ist. Ich habe als Probe aufs Exempel vor einigen Jahren einen Versuch angestellt, welcher die lange Persistenz der Paralysespirochäten in wohl erhaltener Form im Leichengewebe demonstriert. Ich überließ spirochätenhaltiges Hirnmaterial bei einer Temperatur von + 10° 4 Wochen lang der Fäulnis und konnte in diesem ebenso reichliche Spirochäten nachweisen wie in Kontrollpräparaten aus unmittelbar nach der Sektion fixiertem Gewebe. Die Spirochätenleichen bleiben also im toten Makroorganismus im Gegensatz zu den Trypanosomen recht lange Zeit formerhalten.

4. Paralysebehandlung und Spirochätenbefunde.

a) Spezifische Therapie und Spirochäten.

Zweifellos wird die Anzahl der — nachweisbaren — Spirochäten im Paralytikerhirn durch eine Reihe von Faktoren beeinflußt. Was zunächst den Einfluß der vorausgegangenen Behandlung anbetrifft — hier soll zunächst von der spezifischen Therapie die Rede sein —, so habe ich allerdings bei Fällen, die einer gründlichen *Salvarsanbehandlung* unterworfen worden waren, Spirochäten in der Regel vermißt. Zwar habe ich auch Ausnahmen beobachtet. So bei einem Falle, der 5 Tage nach einer Salvarsaninjektion an einer Nephritis verstorben war, einen positiven Spirochätenbefund. Bei einem anderen Patienten, der ambulant gründlich mit Salvarsan behandelt worden und dessen Paralyse ziemlich stationär geworden war, traten plötzlich paralytische Anfälle auf, denen der Kranke erlag. Auch hier habe ich Spirochäten angetroffen. Ferner habe ich in der Literatur ähnliche Beobachtungen vorgefunden: So einen Fall von SCHMORL — eine Paralyse, die an „Salvarsanvergiftung“ 10 Wochen nach der letzten Einspritzung verstorben war. Bei diesem langen Intervall — dies sei vorweggenommen — scheint mir allerdings die Annahme eines von der Therapie unabhängigen „Paralysetodes“ näher zu liegen. Auch bei diesem Falle wurden Spirochäten im Gehirn vorgefunden. Im großen ganzen habe ich den Eindruck gewonnen, daß auch unter den mit Salvarsan behandelten Paralytikern die Zahl der Fälle mit zahlreichen Spirochäten eine geringere ist als bei einem unbehandelten Paralytikermaterial. Die beschränkte Wirksamkeit der antisyphilitischen Heilmittel bei der Paralyse beruht nicht auf ihrer Unfähigkeit, die meningeale Grenzsperre zu passieren, denn WEICHBRODT konnte bei salvarsanbehandelten Paralysefällen Arsen im Gehirn nachweisen und LEMAY und JALOUSTRE Wismut nach dieser Behandlung.

Dem Salvarsan ähnlich verhält sich offenbar das im Auslande bei der Paralyse öfters verwendete Tryparsamid, dessen spirochätentötende Kraft zwar gering zu veranschlagen ist, dessen allerdings zweischneidiger Vorzug in seiner starken Affinität zum zentralen Gewebe besteht (Gefahr von Opticusschädigungen). GRANT und KIRKLAND fanden unter 5 derartig vorbehandelten Fällen dreimal keine Spirochäten, zweimal solche, aber erst nach angestrengtem Suchen. Auch nach Wismutkuren, nach Jodanwendung und bei Paralysefällen, die von WEICHBRODT mit Germanin [BAYER (205)] behandelt worden waren, habe ich Spirochäten gefunden.

b) Einwirkung der Leukozyten auf Spirochäten.

Auch schon in der Zeit vor der Malariaära, wo ich die Technik des Spirochätennachweises völlig beherrschte und bereits über größere Erfahrungen und Übung verfügte, ist es mir aufgefallen, daß an interkurrenten Infektionen zugrunde gegangene Paralytiker in der Regel keine oder äußerst spärliche Spirochäten im Gehirn aufwiesen. An die Spitze der folgenden Erörterungen über diese neuerdings zu großer Bedeutung gelangten Frage möchte ich eine Beobachtung stellen. Eine Paralyse war an einer eitrigen Meningitis gestorben, welche erst bei der Sektion entdeckt worden war. Die Pia der Hirnbasis war von zahlreichen Leukocyten durchsetzt. In dem Meningealleiter hatte Herr Prof. BRAUN (Frankfurt a. M.), den ich um die mikrobiologische Untersuchung gebeten hatte, den Streptococcus longus gezüchtet. Ich selbst habe die Kokken in Schnittpräparaten darstellen können. Bei diesem Falle fanden sich reichlich Spirochäten von besonders lebhafter Beweglichkeit. Hier hatte die Meningitis eine mächtige Leukocytose, und zwar im Gehirn selbst erzeugt und diese konnte den Spirochäten nicht das geringste anhaben. Wenn also selbst eine so starke Eiterung im Gehirn wie bei dieser Meningitis keinen Einfluß auf die Spirochäten hat, dann müssen wir wohl jede Hoffnung aufgeben, durch künstliche Erzeugung einer Leukocytose der Paralyse therapeutisch beizukommen. Auch spricht dieser Fall gegen eine Wirkung von Bakterientoxinen auf die Spirochäten, denn das von den ungeheuer zahlreichen Streptokokken in den Meningen erzeugte Toxin hätte in weit energischerer Weise die Spirochäten beeinflussen müssen, als jene Toxine, die in einem entfernteren Körperteil erzeugt oder künstlich einverleibt werden. Streng genommen kann diese Folgerung nur für den Streptococcus longus gezogen werden. Aber es scheint mir sehr wahrscheinlich, daß auch andere Bakterien und deren Toxine kaum einen stärkeren Einfluß auf die Spirochäten auszuüben imstande sind. Indes stellt uns dieser Fall vor ein neues Rätsel. Er war nämlich mit nur ganz geringen Temperatursteigerungen verlaufen, wie dies bei marantischen Individuen gelegentlich vorkommt.

c) Fieberwirkung.

Der erwähnte Fall beweist also nichts gegen die Möglichkeit einer Einwirkung des Fiebers auf die Spirochäten. Im Sinne einer derartigen Wirkung könnte ein Fall gedeutet werden, bei dem ich vermittels einer Hirnpunktion Spirochäten fand, aber nach dem 14 Tage später an einer eitrigen fieberhaften Pleuritis erfolgten Tode des Patienten bei genauester Untersuchung keine mehr entdecken konnte. Ferner könnte zugunsten einer derartigen Annahme die Tatsache sprechen, daß ich Spirochäten bei Paralysefällen, die an interkurrenten fieberhaften Krankheiten verstorben waren, fast stets vermißt habe. Ich verfüge über eine größere Anzahl von derartigen Beobachtungen bei septischen Prozessen, Pneumonien, Erysipel, eitriger und tuberkulöser Meningitis mit hohem Fieber u. dgl.

Doch habe ich auch einen Fall von Paralyse gesehen, die einen starken Erregungszustand mit Größenideen zeigte, und die an einer Pneumonie mit hohem Fieber (bis über 40°) zugrunde gegangen war. Auch bei diesem Falle fanden sich Spirochäten.

d) Malaria- und Rekurrenstherapie und die Paralysespirochäten, Verhalten der Rekurrensspirochäten zum Nervensystem und zu den Syphiliserregern.

KIRSCHBAUM hat bei malariabehandelten Paralytikern keine Spirochäten gefunden. Damit decken sich meine eigenen Erfahrungen; ich habe bei Fällen, bei denen eine Malaria- oder Recurrenstherapie vorausgegangen war, Spirochäten zwar nicht ständig vermißt, aber nur bei wenigen Fällen vereinzelte Exemplare angetroffen. Neuerdings hat FORSTER bei zwei malariabehandelten Paralytikern Spirochäten vermittels einer Hirnpunktion nachgewiesen. Dieser Befund vermag in keinem Belange die Malariabehandlung zu entwerten. Abgesehen davon, daß das viel zu kleine Material FORSTERs eine Verallgemeinerung nicht zuläßt, wissen wir noch gar nicht, wie die Malariabehandlung wirkt, ob die Spirochäten allmählich abgetötet oder in Latenzphasen zurückgeführt werden und das gleiche gilt von weiteren positiven Spirochätenbefunden, welche PACHECO E SILVA, ŠPRINGLOVÁ, GRANT und KIRKLAND, SIERRA bei einzelnen malariabehandelten Paralytikern erhoben haben. Auch nach Phlogetananwendung haben GRANT und KIRKLAND einmal noch Spirochäten gefunden. Schließlich kommt es in erster Linie darauf an, ob eine Behandlungsmethode deutliche klinische Erfolge aufzuweisen hat; weder positive noch negative Spirochätenbefunde können bei der Beurteilung der klinischen Erfolge von ausschlaggebender Bedeutung sein.

WEICHBRODT und ich haben durch Erzeugung sehr hoher Temperaturen (42—44°, zuweilen selbst 45° beim Kaninchen vermittels Überhitzung) eine Beeinflussung der Spirochäten und einen Rückgang des Schankers erzielen können. Wenn auch diese Versuche vollkommen eindeutig ausfielen — sie sind in jüngster Zeit von SCHAMBERG und RULE in ähnlicher Versuchsanordnung (heiße Bäder bei syphilitischen Kaninchen) vollinhaltlich bestätigt worden —, war es natürlich nicht möglich, durch die von uns gewählte Versuchsanordnung alle Einwände zu entkräften, welche die Beeinflussung der Spirochäten nicht in einer Temperaturwirkung, sondern in der durch die Überhitzung zweifellos erzeugten Umstellung des Stoffwechsels und einer dadurch bedingten Steigerung der Abwehrmaßnahmen sahen. Weitere Bemühungen zur Aufklärung dieses Sachverhaltes scheiterten eben daran, daß es nicht gelang, mit anderen Methoden regelmäßige und hohe Steigerungen der Körpertemperatur beim Kaninchen hervorzurufen. Wie dem auch sei, ist doch durch diese Versuche auf experimentellem Wege der Nachweis geliefert worden, daß auch eine unspezifische Therapie ohne Zuhilfenahme von antiluetischen Arzneien eine Beeinflussung der Spirochäten und der Syphilome erreicht werden kann. Eine weitere jederzeit experimentell reproduzierbare Stütze der Infektionstherapie bilden die Versuche von UHLENHUTH, HÜBENER und WOITHE, TRAUTMANN und DAELS, KUDICKE, FELDT und COLLIER u. a., bei welchen trypanosomenkranke Mäuse durch eine Recurrensinfektion länger am Leben erhalten werden konnten. R. WAGNER und BREINL konnten zeigen, daß das Rocky mountain spotted fever — eine dem Fleckfieber nahestehende Erkrankung — syphilitische Kaninchenschanker in der Regel schnell zum Verschwinden bringt und auch SCHMIDT-OTT hat gefunden, daß eine Trypanosomeninfektion die experimentelle Kaninchensyphilis deutlich zu beeinflussen vermag.

Eine sehr interessante, auch hierher gehörige Beobachtung hat DELGADO mitgeteilt. In Peru gibt es eine Leishmaniose der Haut, „*Utah*“ genannt. Die davon Befallenen pflegen an einen malariaverseuchten Ort „Trembladora“ zu pilgern, wo nach einer Reihe von Malariafällen die Hautkrankheit schnell abheilt. Diese Angabe ist auch dadurch interessant, weil die Leishmaniosen in ähnlicher Weise wie die Syphilis einer chemotherapeutischen Beeinflussung zugänglich sind; bekanntlich reagieren sie am besten auf Antimon (Brechweinstein).

Zum Thema der Beeinflussung einer Infektion durch eine andere gehören auch die von WEICHBRODT und E. METZGER angestellten Versuche: daß bei Paralytikern, welche gleichzeitig mit einer Malariaübertragung oder nach Auftreten des Malariafiebers mit Recurrens infiziert worden waren, die Recurrens in Depression gehalten wird; desgleichen, daß, wenn die Malariainfektion nach dem Recurrensanfalle gesetzt wurde, die Recurrenserreger mit dem Malariafieber aus dem Blut verschwanden und erst nach Coupierung der Malaria sich wieder nachweisen ließen. Daß SCHLOSSBERGER und PRIGGE bei Syphilis und frambösiekranken Kaninchen durch Recurrensinfektion keine auffallende antagonistische Wirkung erzielen konnten, beweist, wie diese Autoren selbst betonten, nichts gegen die klinisch anerkannte Wirksamkeit der Recurrenstherapie beim Menschen, bei welchem letztere Erkrankung anders als beim Kaninchen sich in mehrfachen mit Fieber einhergehenden Infektionscyclen auswirkt.

R. WAGNER hat den Mechanismus der Fiebertherapie beim Kaninchen eingehend studiert und konnte zeigen, daß im Serum gefieberter Tiere (es wurde das amerikanische Felsenfieber, eine dem Fleckfieber verwandte Erkrankung zu diesem Zwecke benutzt) zwar keine Schutzstoffe auftreten, daß aber die Empfänglichkeit von syphilisgeheilten Kaninchen für eine Reinfektion durch die Fieberung stark herabgesetzt, d. h. der bereits erreichte Immunitätsgrad erhöht wird.

Neuerdings hat man auch das angebliche Fehlen bzw. das seltene Auftreten von Paralyse und Tabes in syphilisdurchseuchten tropischen Ländern auf die von der Natur geübte Therapie bzw. Prophylaxe durch die endemische Malaria zurückführen wollen. Aber die Erfahrung lehrt, daß diese Annahme nicht allgemeine oder wenigstens nicht ausnahmslose Gültigkeit besitzt. So hat KIRSCHBAUM in Hamburg nicht weniger als 10 derartige Fälle sammeln können, wo eine frühere, und zwar zwischen der Luesinfektion und dem Beginn der Paralyse erworbene Malaria den späteren Ausbruch der Paralyse nicht zu verhüten vermocht hatte und auch andere Autoren haben vereinzelte Beobachtungen dieser Art mitgeteilt. Sehr merkwürdig ist die Angabe KIRSCHBAUMs, daß die gleichen Fälle, die trotz einer früheren natürlichen Malariainfektion an Paralyse erkrankt waren, sich der Impfmalaria gegenüber als gut beeinflußbar erwiesen. Es wäre daran zu denken, daß die Impfmalaria, welche bekanntlich auch in anderer Hinsicht Unterschiede gegenüber der auf natürlichem Wege akquirierten Krankheit aufweist, zu einer therapeutischen Einwirkung auf die Paralyse eher befähigt wäre. Und so bleibt nur noch die Frage übrig: tritt die Paralyse überhaupt nicht mehr oder erheblich seltener bei Fällen auf, die im Zeitpunkt der frischen Lues einer Behandlung mit der Impfmalaria unterworfen worden sind? Eine Frage, zu der wir vor Ablauf von 20 Jahren kaum werden Stellung nehmen können. Daß die Fieberkomponente der Abwehrmechanismen nicht allein die Spirochäten zu besiegen vermag, lehrt der in einem früheren Kapitel bereits erwähnte Fall von STRASMANN (Lues cerebri), bei welchem wochenlang ein intermittierendes Fieber in der Höhe von 38—38.5° bestanden hatte; trotzdem fanden sich im Zentralnervensystem reichlich Spirochäten. WEICHBRODT bemerkt allerdings zu dieser Beobachtung, daß das Fieber wohl nicht hoch genug gewesen sei, um die Spirochäten in Schach zu halten. So lange wir nicht wissen, welche Körpertemperaturen des menschlichen Organismus die Spirochäten zu töten oder in ihrer Vermehrung zu hindern vermögen, ist natürlich eine sichere Aussage über diesen Punkt nicht möglich.

Anschließend sei noch eine Bemerkung gestattet, was die Verwertung positiver bzw. negativer Spirochätenbefunde betrifft: es läßt sich nicht ohne Einschränkung behaupten, daß Spirochäten bei allen Fällen fehlen, die eine fieberhafte Erkrankung soeben durchgemacht haben, hingegen bei solchen Fällen regelmäßig anwesend sind, bei denen die genannte Voraussetzung nicht vorliegt. Bei plötzlich verstorbenen Paralysen, z. B. infolge einer Hirnblutung, habe ich ebenfalls zuweilen Spirochäten vermißt. Offenbar spielt auch, wie bereits auseinandergesetzt, der cyclische Vermehrungsvorgang der Syphiliserreger in diesem Belang eine große Rolle, und wir sind heute noch nicht in der Lage, im Einzelfall alle Bedingungen des Vorhandenseins bzw. des Fehlens von Spirochäten im Paralytikergehirn zu einem gegebenen Zeitpunkte klar zu erkennen.

Bei der von PLAUT und STEINER eingeführten Recurrensbehandlung gingen diese Autoren nicht nur von dem Plane aus, die Malariaerkrankung durch ein ähnliches mit Fieberanfällen einhergehendes Leiden zu substituieren, sondern sie hofften durch Einverleibung eines verwandten Erregers, also durch eine zweite Spirochäteninfektion, eine Beeinflussung der Paralyse zu erreichen. Außerdem verursachen Erkrankungen an dem afrikanischen Zeckenfieber, wie schon PLAUT und STEINER festgestellt haben, häufig eine Entzündung der Hirn- und Rückenmarkshäute und dadurch eine Erhöhung der meningealen Permeabilität, welche möglicherweise Antikörpern (wie Arzneimitteln) den Übertritt aus dem Blute in den Liquor bzw. das Nervengewebe zu erleichtern vermag. Von Wichtigkeit erscheint die Tatsache, daß die Recurrensspirochäte auch im Liquor zu finden ist, ein ebenfalls von PLAUT und STEINER zuerst erhobener Befund, und es war daher mit der Möglichkeit zu rechnen, daß das von BUSCHKE und KROÓ bei der weißen Maus festgestellte Eindringen und lange Persistieren der Recurrensspirochäten im Hirngewebe auch beim Menschen vorkommen könnte. Es ist dann mir gelungen, bei während der Recurrenstherapie an Komplikationen verstorbenen Paralytikern Spirochäten vom Recurrenstypus in den Hirnhäuten und im Parenchym der Hirnrinde nachzuweisen. Auch erwies sich Hirnsubstanz von während der akuten Phase der Recurrensinfektion verstorbenen Kranken regelmäßig imstande, auch weiße

Mäuse mit Recurrens zu infizieren. So wäre es denkbar, daß die Recurrensspirochäten die Syphiliserreger aus dem zentralen Nervengewebe verdrängen oder deren Lebensbedingungen verschlechtern könnten. Aus vorstehenden Erwägungen ergibt sich, daß es auch bei der Recurrenstherapie hinlänglich Möglichkeiten gibt, welche uns ihre Einwirkung auf den paralytischen bzw. tabischen Krankheitsvorgang verständlich machen können. Aber auch hier kommt es zunächst weniger auf die Entscheidung der Frage an, auf welche Weise, sondern auf die Feststellung, in welchem Ausmaße diese Behandlungsmethode von Erfolg begleitet ist.

5. Verteilung der Spirochäten im Zentralnervensystem bei der Paralyse.

Schon NOGUCHI und MOORE hatten festgestellt, daß bei der progressiven Paralyse die Spirochäten in ihrer Hauptmasse in der *Rinde des Großhirns* anzutreffen sind. Meine früheren Angaben über das regelmäßige Fehlen der Parasiten in der weißen Substanz sind zwar von vielen Seiten bestätigt worden, haben sich aber in dieser apodiktischen Form nicht als richtig erwiesen. Ich selbst habe sie später in der weißen Hirnsubstanz, und zwar des Groß- und Kleinhirns, allerdings nur in vereinzelten Exemplaren angetroffen. Weitere Feststellungen über das gelegentliche Vorkommen von Spirochäten in der weißen Hirnsubstanz haben NOGUCHI und MOORE, VALENTE, A. JAKOB, HERMEL, PACHECO E SILVA erhoben. Bei einem Falle begegnete ich einem eigenartigen Befunde von Spirochäten in der weißen Substanz. Sie lagen nämlich in den perivasculären Räumen. Ich habe diese Befunde so gedeutet, daß die Spirochäten schon intra vitam aus den Gefäßen bzw. Gefäßwänden ausgetreten und bei der Fixierung des Nervengewebes in die perivasculären Räume geraten seien.

Die Verteilung der Spirochäten in der Hirnrinde stimmt im großen ganzen mit der Ausbreitung der paralytischen Hirnveränderungen überein. Man findet die Spirochäten am häufigsten und zahlreichsten im Stirnhirn, besonders im Stirnpol, aber auch in den basalen Teilen des Stirnlappens, in den Gyri recti und orbitales. Man begegnet den Parasiten aber auch in den Zentralwindungen, in den Schläfen- und Scheitellappen, am seltensten im Hinterhauptslappen in einer von Fall zu Fall wechselnden Lokalisation (JAHNEL, F. SIOLI u. a.). Im Bulbus olfactorius wurden Spirochäten von LEVADITI, MARIE und BANKOWSKI gefunden. Ich konnte zeigen, daß Spirochäten in den Zentralganglien vorkommen können (im Corpus striatum), ein Befund, der später auch bezüglich der von mir hervorgehobenen Einzelheit bestätigt worden ist, daß die Spirochäten außerdem in den kleinen Markbündeln im Corpus striatum anzutreffen sind (A. JAKOB). Auch im Thalamus opticus wurden Spirochäten gefunden (JAHNEL, GRANT und KIRKLAND, AARS). BRAVETTA hat die Parasiten in den Hirnstielen, AARS in der Substantia nigra gefunden. BRAVETTA ist ihnen ferner im Hirnstamm caudalwärts bis in die Gegend der Oliven begegnet, im Rückenmark hat er sie jedoch nicht angetroffen. Spirochäten kommen aber auch in der Brücke vor, in der Gegend des Aquädukts und der Augenmuskelkerne (JAHNEL, COPPOLA, GRANT und KIRKLAND, PACHECO E SILVA). Dieser Befund ist nicht uninteressant wegen der Frage der Entstehung der bei der Paralyse so häufig vorkommenden Pupillenstarre. Ich habe schon früher die Ansicht geäußert, daß uns Spirochätenuntersuchungen hier kaum weiterführen dürften. BUMKE hatte mit Recht das Suchen nach dem Entstehungsort der reflektorischen Starre bei so ausgebreiteten Erkrankungen wie der Paralyse und Tabes als ein Arbeiten mit zwei Unbekannten bezeichnet und ich habe dazu bemerkt, daß ein Versuch, diese Fragen durch Spirochätenuntersuchungen zu lösen, mindestens noch eine Unbekannte dieser Aufgabe hinzufügen würde. Auch ist die Verteilung der Spirochäten in diesen Gegenden eine so diffuse, sich auf weite Gebiete erstreckende; eine Bevorzugung einer bestimmten Stelle ist nicht erkennbar. Außerdem ist die Anwesenheit der Spirochäten viel zu selten in dieser Gegend festzustellen, um ein Studium dieser Frage, die, wie BUMKE mit Recht betont, nur an einem großen Material in Angriff genommen werden könnte, aussichtsvoll erscheinen zu lassen.

Ferner kommen, wie ich zeigen konnte, Spirochäten im *Kleinhirn* vor und dieser Befund ist seither mehrfach (KREBSBACH u. a.) bestätigt worden. Die Spirochäten liegen im Kleinhirn in allen Schichten sowohl in der Molekularzone, als auch in der Gegend der Purkinjezellen und zwischen den Körnern. Zuweilen sind die Spirochäten in der Molekularschicht in einer bestimmten Richtung angeordnet, so daß man, wenn die Schnittebene zu diesen einen rechten Winkel bildet, nur Spirochätenquerschnitte zu Gesicht bekommt, welche naturgemäß nur schwer als solche zu identifizieren sind (KREBSBACH, JAHNEL). KREBSBACH fand auch Spirochätenherde in der Molekularschicht. HERMEL hat Spirochäten bei einer lobulären Kleinhirnatrophie in den schwer erkrankten Bezirken angetroffen.

Was die Ausbreitung der Spirochäten in der Tiefenrichtung angeht, so begegnet man der Hauptmasse der Parasiten in den Ganglienzellschichten der Großhirnrinde (NOGUCHI, LEVADITI, MARIE und BANKOWSKI, JAHNEL, SIOLI, BRAVETTA a. u.). Doch trifft man zuweilen auch Spirochäten in der obersten ganglienzellfreien Zone der Hirnrinde an, sowohl in einzelnen Exemplaren, wie auch gelegentlich in Herden (JAHNEL, SIOLI, HAUPTMANN).

6a. Beziehungen der Spirochäten zu den Gewebselementen der paralytischen Hirnrinde.

Regelmäßige Beziehungen der Spirochäten zu bestimmten Gewebselementen lassen sich nicht nachweisen. Gelegentlich findet man Ganglienzellen von Spirochäten umlagert, sowohl von einzelnen Exemplaren wie ziemlich erheblichen Massen. Ein Eindringen der Spirochäten in den Ganglienzelleib wurde von manchen Autoren behauptet (NOGUCHI, BERTOLUCCI, MANOUÉLIAN u. a.), es sind jedoch hier Täuschungsmöglichkeiten verschiedener Art gegeben und die Kriterien, auf die sich die Annahme einer intracellulären Lagerung stützt, recht subjektiver Natur. Zum mindesten muß das Eindringen von Spirochäten in die Ganglienzellen als ein recht seltenes Vorkommnis bezeichnet werden. Das gleiche gilt von den Gliazellen; HAUPTMANN hat Bilder beschrieben, wo „Spirochäten im Innern der Gliazellen zu liegen scheinen“. Auffallenderweise erwiesen sich die in Gliazellen inmitten eines Herdes von braunen Spirochäten liegenden Parasiten viel länger silberempfänglich als die Parasiten der Umgebung. HAUPTMANN denkt daher eher an die Möglichkeit eines aktiven Eindringens der Spirochäten in die Zellen als an eine Phagocytose. Als Regel spricht auch HAUPTMANN die extragliacelluläre Lagerung der Spirochäten an.

Schon in meinen ersten Arbeiten über die Spirochäten der Paralyse habe ich Bilder beschrieben, wo Spirochäten die Gefäßwände durchwachsen hatten und habe auch darauf aufmerksam gemacht, daß nicht selten Gefäße, welche von Spirochäten umlagert sind, angetroffen werden. Die gleiche Erscheinung wurde auch von F. SIOLI, ferner VALENTE beobachtet. Ich habe schließlich, als ich einige ausgesprochene Fälle dieser Art gesammelt hatte, einen *vasculären Typus der Spirochätenverteilung* aufstellen können. Dann hat HAUPTMANN den Beziehungen der Spirochäten zu den Gefäßen eine eingehende Studie gewidmet und, nachdem einmal die Aufmerksamkeit auf diese Erscheinung gelenkt worden war, sind zahlreiche weitere Beobachtungen dieser Art mitgeteilt worden. Im Gefäßlumen hat SIOLI die ersten Spirochäten gesehen, ein

Befund, den ich — und auch DIETERLE — später bestätigen konnten. Ich habe seinerzeit die Vermutung ausgesprochen, daß die vasculären Spirochätenanordnungen nur eine Phase der Spirochätenausbreitung darstellen und andere Autoren haben sich dieser Meinung angeschlossen. HAUPTMANN hat einige Möglichkeiten, die Lagerungsbilder der Spirochäten den Gefäßen aus mechanischen Bedingungen verständlich zu machen, erörtert (Eventualität der Einwanderung aus dem Hirngewebe oder der umgekehrte Vorgang, Saugwirkung eines Gefäßes, Anstauung der Spirochäten an der ein Hindernis bildenden Gefäßwand), ohne sich für eine derselben zu entscheiden. PACHECO E SILVA legt auf die Beobachtung Wert, daß gerade an den Bifurkationsstellen oft eine große Anzahl von Spirochäten angetroffen wird und glaubt, daß die Parasiten an

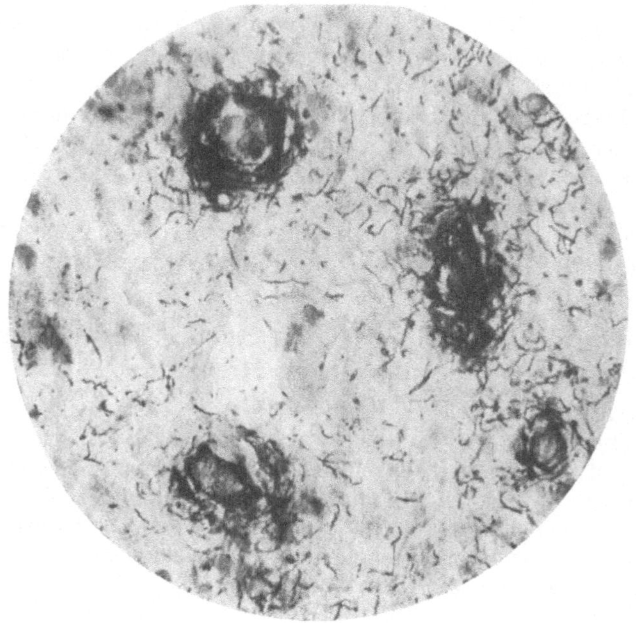

Abb. 8. Vasculäre Spirochätenverteilung in der paralytischen Hirnrinde. (Pyridin-Uranmethode nach JAHNEL.)

solchen Stellen mit größerer Leichtigkeit die Gefäßwand zu durchbrechen vermögen. Das Wesentlichste scheint mir zu sein, daß sich die meisten vasculären Spirochätenanordnungen auf kugelige oder eiförmige Herde zurückführen lassen, innerhalb welcher die Spirochäten die geschilderte vasculäre Anordnung zeigen. *Das Auftreten der vasculären Spirochätenanordnungen in scharf umschriebenen Herdformen,* die meist multipel, oft in sehr großer Zahl in der Hirnrinde vorkommen, läßt sich sehr schwer erklären. Besonders auffallend ist, daß die Spirochäten nicht den Verzweigungen der Gefäße folgen, sondern vielfach an den Gefäßen dort scharf abschneiden, wo die sphärische Begrenzungsfläche der Herde die Gefäßwand trifft. In meinen früheren Veröffentlichungen habe ich ausführlich die Wege geschildert, auf denen eine Verbreitung der Spirochäten im Hirn stattfinden kann, die Aussaat auf dem Blutwege, die Propagation in den Lymphbahnen und schließlich die Wanderung in dem grauen, die Gehirnoberfläche als ein Kontinuum überziehenden Hirngewebe. Leider besitzen wir kein Mittel, die Wanderungen der Spirochäten kontinuierlich zu verfolgen, sondern wir sind auf Interpretation von histologischen Bildern angewiesen, welche uns bestenfalls gewisse Ausbreitungsphasen und Querschnitte vorführen, uns aber auch irreleiten können. Ob regelmäßig die Spirochäten aus dem Gehirn in die Blutbahn gelangen und durch diese wieder anderen Teilen des Zentralnervensystems zugeführt werden, wie ich früher angenommen hatte, läßt sich natürlich nur sehr schwer erweisen. Insbesondere sind unsere Kenntnisse über den Spirochätengehalt des Paralytikerblutes noch zu unsicher, um sie als Stütze dieser Anschauung in Anspruch nehmen zu können.

Der vasculäre Spirochätentypus der Spirochätenanordnung kann sowohl mit sehr starken, als auch sehr geringfügigen infiltrativen Veränderungen an den Hirngefäßen vergesellschaftet vorkommen. Besonders eindrucksvoll hat mir dies ein Fall bewiesen, der so geringfügige Infiltrate zeigte, daß mir fast

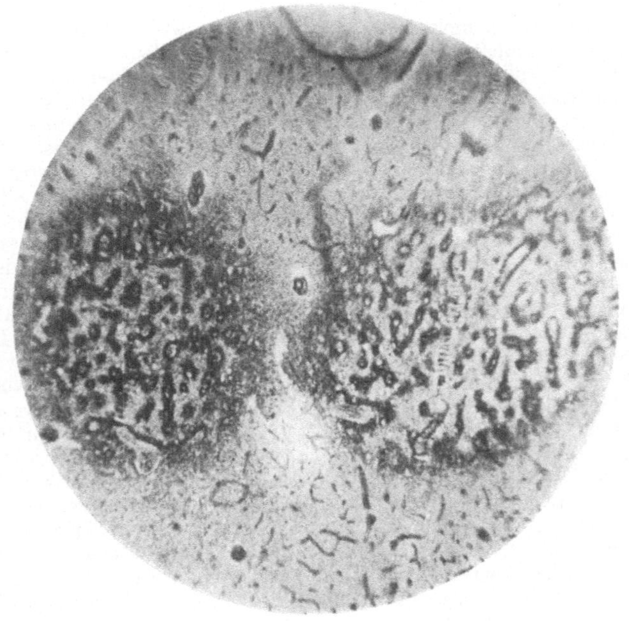

Abb. 9. Vasculärer Herd in der paralytischen Hirnrinde. (Pyridin-Uranmethode nach JAHNEL.)

Zweifel an der Paralysediagnose aufstiegen. NISSL hat damals die Richtigkeit meiner histologischen Diagnose bestätigt, aber auch seinem Erstaunen über die Diskrepanz zwischen den zahlreichen Spirochäten und der äußerst geringen Gewebsreaktion Ausdruck verliehen. Andererseits gibt es Paralysefälle mit hochgradigen entzündlichen Erscheinungen an den Gefäßen, welche nicht von der Anwesenheit der Spirochäten begleitet sind. Daß auch recht spärliche Infiltrate ohne Spirochäten vorkommen, braucht nicht weiter begründet zu werden. Natürlich kann man unter dem Eindruck weniger Fälle leicht zu einer anderen Schlußfolgerung gelangen, aber bei dem Überblick über ein großes Material ergibt sich die Richtigkeit der von mir aufgestellten Behauptungen, welche übrigens auch von anderen Autoren bestätigt worden sind.

6b. Beziehungen der Spirochäten zum Krankheitsmechanismus; Toxinwirkung.

Manchmal lassen sich Spirochätenherde, bzw. die durch sie an Ort und Stelle verursachten Gewebsalterationen schon bei gewöhnlichen histologischen Färbungen, z. B. im

Nisslbilde, erkennen (A. HAUPTMANN). Manche Autoren haben von durch die Spirochäten verursachten lokalen miliaren Nekrosen gesprochen. Doch bedarf die Pathogenese dieser seltenen Erscheinung meines Erachtens noch eines weiteren Studiums.

Über die Art, wie die Spirochäten bei der Entstehung des paralytischen Gewebsprozesses im allgemeinen, sowie hinsichtlich seiner einzelnen Komponenten in Wirksamkeit treten, sind wir so gut wie gar nicht unterrichtet. Im allgemeinen kommen bei der Infektion durch Protozoen — die Spirochäten werden vielfach diesen zugezählt, anderen Autoren zufolge bilden sie ein Zwischenglied zwischen diesen und den Bakterien, stehen ersteren zum mindesten biologisch sehr nahe — nach DOFLEIN folgende Möglichkeiten von Schädigungen des Wirtsorganismus in Betracht: Mechanische Schädigungen, Entziehung von Nährstoffen, Auflösung von Gewebsbestandteilen in der Nachbarschaft und schließlich Giftwirkung auf die nähere Umgebung des Parasiten und evtl. auf ausgebreitete Gebiete des gesamten Wirtsorganismus oder bestimmte Zentren desselben. Indes hebt DOFLEIN ausdrücklich hervor, daß bei den Protozoen — mit einer einzigen Ausnahme, den Sarkosporidien — weder lösliche, durch die Körperwand des Mikroorganismus diffundierende Ektotoxine, noch an die Körpersubstanz des Parasiten gebundene, erst nach dessen Zerstörung frei werdende Endotoxine durch chemische oder biologische Methoden nachgewiesen worden sind. Es läßt sich daher nicht begründen, von Toxinen des Syphiliserregers in dem Sinne zu reden, wie solche beim Tetanus oder Botulismus zweifellos existieren. Nach meiner wiederholt geäußerten Ansicht kommen toxische Fernwirkungen von Spirochäten über das von ihnen befallene Organ hinaus kaum in Frage. Es kommt höchstens eine — in weiterem Sinne — lokale, d. h. auf das Zentralnervensystem beschränkte Giftwirkung der daselbst vorhandenen Parasiten in Betracht, die aber nicht auf ihre unmittelbare Nachbarschaft beschränkt sein muß, sondern einen kleineren oder größeren Aktionsradius innerhalb des Zentralnervensystems haben könnte. Indes sind, wie bereits erwähnt, auch lokal wirkende Spirochätentoxine noch keineswegs nachgewiesen. Wenn heute in der Pathogenese der Paralyse und Tabes von Toxinen gesprochen wird, so wird dadurch gewöhnlich der unbekannte Mechanismus der durch die Parasiten verursachten Gewebsschädigungen umschrieben und dabei vorausgesetzt, daß dieser letzten Endes biochemischer Natur ist. Die Konzeption der Toxine stammt aus der Zeit, in der man von der Anwesenheit der Erreger in den erkrankten Geweben noch nichts wußte, ja sich nicht vorzustellen vermochte, wie die Parasiten in einem 15jährigen oder noch längeren Abstand von der Infektion noch vorhanden, noch tätig sein könnten. Heute ist es kaum mehr bekannt, daß damals, als ganz allgemein postsyphilitische Toxine, Überbleibsel einer längst erloschenen Infektion, für die Entstehung von Paralyse und Tabes verantwortlich gemacht wurden, auch aus identischen Erwägungen heraus die toxische Bedingtheit der tertiären Erscheinungen der Syphilis von einigen Autoren mit Nachdruck vertreten worden ist. Ohne die Möglichkeit von toxischen Komponenten in der Wirkung der Spirochäten auf das zentrale Gewebe strikte in Abrede stellen zu wollen, möchte ich doch nicht unterlassen, an dieser Stelle darauf hinzuweisen, daß der Begriff der toxischen Spirochätenwirkung auch heute noch manchmal, allerdings oft mehr oder weniger unbewußt, in jener anachronistischen, höchstens etwas modifizierten Bedeutung verstanden wird. Hoffentlich gelingt es einmal, die Frage, ob und wie Spirochäten zur Giftproduktion befähigt sind, in einwandfreien Experimenten zu beantworten und der Annahme von Toxinen eine tatsächliche Stütze zu verleihen oder sie endgültig zu erledigen. Es muß uns stutzig machen, daß während der Sekundärperiode, in welcher die Organe und das Blut von Spirochäten durchsetzt sind, mit Sicherheit als toxisch zu bezeichnende Wirkungen vermißt werden und andererseits bei der Paralyse und gar der Tabes der Spirochätengehalt des Organismus den während der sekundären Aussaat gewiß nicht übersteigt; man müßte also der Toxinhypothese noch durch eine weitere Unbekannte eine Stütze verleihen. Es ist daher bis auf weiteres wohl müssig, Überlegungen über die Natur solcher als toxisch wirkender Substanzen anzustellen, als welche z. B. WITEBSKY die der Wa.R. zugrundeliegenden Reaktionskörper anzusehen geneigt ist.

7. Über das Vorkommen von Spirochäten in den Hirnhäuten bei der Paralyse.

Trotzdem die die Gehirnrinde überziehenden weichen Häute regelmäßig mehr oder weniger hochgradige entzündliche Veränderungen aufweisen, hatte NOGUCHI zu seinem Erstaunen Spirochäten an dieser Stelle vermißt. MARINESCO und MINEA haben dann bei einem Falle Spirochäten in den Meningen angetroffen, allerdings handelt es sich hier um eine Kombination von Paralyse mit einer gummösen Meningitis, so daß die Anwesenheit der Spirochäten wohl der letzteren zugeschrieben werden muß. Bei unkomplizierter Paralyse haben MC. INTOSH und FILDES Spirochäten in geringer Zahl angetroffen. Auch ich habe, trotzdem ich regelmäßig die weichen Hirnhäute bei meinen Spirochätenuntersuchungen berücksichtigt habe, nur ganz ausnahmsweise spärliche Exemplare der Parasiten in der Pia des Großhirns angetroffen. Auch HERMEL betont die Seltenheit solcher Befunde auf Grund seiner eigenen Untersuchungen. PACHECO E SILVA hat neuerdings einige Male Spirochäten in der paralytischen Pia angetroffen.

Es sei mir erlaubt, diese Darstellung kurz zu unterbrechen und auf ein anderes Phänomen aufmerksam zu machen, das geeignet ist, Licht auf die folgenden Ausführungen zu werfen. Ich hatte im Verlauf dieser Darlegungen bereits mehrfach Gelegenheit, darauf hinzuweisen, daß einem jeden Untersucher paralytischer Gehirne vor allem die ungeheuere Verschiedenheit der Parasitenzahl

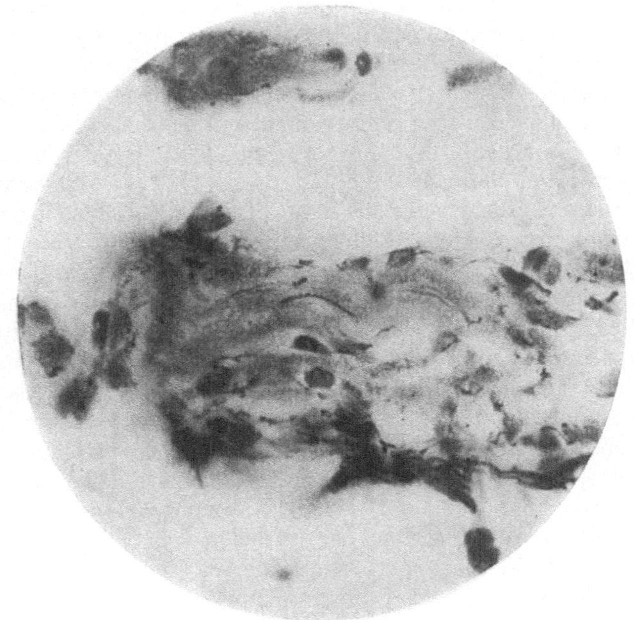

Abb. 10. Meningealspirochätose in der Brücke. (Kombinierte alte und neue LEVADITI-Methode.)

auffallen muß, welche sich in so krassen Gegensätzen bewegt, so daß ich sagen konnte, daß die Zahl der (nachweisbaren) Spirochäten im Gehirn im Verhältnis von eins zu vielen Milliarden schwanken kann. Mit dieser Tatsache läßt sich die in der Regel vorhandene Konstanz der Liquorbefunde nicht in Einklang bringen. Es drängte sich mir daher der Gedanke auf, daß es noch andere Aufenthaltsorte der Spirochäten im Zentralnervensystem geben müsse als die bisher bekannten.

Meine Hoffnung, eine Stelle zu finden, an der sich die Spirochäten in allen paralytischen Gehirnen nachweisen ließen, hat sich zwar nicht erfüllt, aber ich entdeckte im Verlauf meiner in dieser Richtung gehenden Untersuchungen einen bisher nicht bekannten Aufenthaltsort der Spirochäten bei der Paralyse.

Ich fand Spirochäten in den *Meningen des Kleinhirns, der Brücke,* in den *Wandungen der Arteria basilaris* und verschiedener *Kleinhirnvenen*, zum Teil in ganz seltenen Exemplaren, zum Teil in Herden mit ungeheuer zahlreichen Parasiten. Meist sind die Spirochäten nur an ganz wenigen Stellen und anscheinend in wechselnder Lokalisation in diesen Gegenden nachweisbar. Und dieser Umstand macht den Spirochätennachweis an diesen Stellen zu einer der schwierigsten Aufgaben der Spirochätenforschung.

Ich hatte nur Fälle mit positivem Spirochätenbefund in der Hirnrinde zu diesen Untersuchungen herangezogen und hier die *Meningealspirochätose,* wie ich diese Erscheinung benannt habe, nur in einem kleinen Teil der Fälle gefunden, was aber angesichts der geschilderten methodischen Schwierigkeiten nicht verwunderlich erscheint.

Die unmittelbar unter einem meningealen Spirochätenherd liegende Hirnsubstanz kann Spirochäten enthalten oder parasitenfrei sein und umgekehrt kann sich z. B. in der Brücke eine ausgedehnte Spirochätenaussaat vorfinden, ohne daß eine Meningealspirochätose nachweisbar ist.

Besonders interessante und, wie mir auch scheint, wichtige Befunde konnte ich am Kleinhirn erheben: ich fand in allen Fällen, bei denen Spirochäten in der Kleinhirnrinde vorhanden waren, auch solche in den Meningen. Mag man nun diese Erscheinung als ein Eindringen der Spirochäten aus der Pia in das Kleinhirn oder umgekehrt deuten, oder auf eine Erklärung verzichten, so scheint mir doch aus dem gleichzeitigen Vorkommen von Spirochäten in den Häuten und der Substanz des Kleinhirns eines hervorzugehen: daß der Meningealspirochätose im Rahmen der Spirochätenbefunde bei der Paralyse eine größere, wenn auch noch unerkannte, Bedeutung zukommt als einer Zufälligkeit oder Rarität.

Es wird eine wesentliche Aufgabe zukünftiger Spirochätenforschungen sein, diesen Beziehungen, die sich vielleicht auch an anderen Hirnteilen auffinden lassen, nachzugehen, und die Prädilektionsstellen der Meningealspirochätose, die Bedingungen und Häufigkeit ihres Vorkommens festzustellen.

Gegenüber dem Einwande, daß die Fälle mit Meningealspirochätose keine echten Paralysen, sondern Fälle von Lues cerebri oder paralytisch-luetische Mischprozesse sein könnten — auch letzteres wäre übrigens für unsere Auffassung von der Paralyse nicht unwichtig —, möchte ich betonen, daß ich, soweit die mikroskopische Untersuchung hier Klarheit zu schaffen vermag, nichts dergleichen gefunden habe und daß ich diese Meningealspirochätose bei allen Typen der Spirochätenverteilung im paralytischen Gehirn, der disseminierten, herdförmigen und vasculären angetroffen habe.

Hält man sich die in einem früheren Kapitel dargestellten Spirochätenbefunde bei syphilitischen Meningitiden, insbesondere die Fälle von Pirilae vor Augen, so schrumpfen durch den Nachweis von Meningealspirochätose bei der Paralyse die bisher vermuteten Unterschiede in der Spirochätenverteilung zwischen Hirnlues und Paralyse sehr zusammen — man könnte höchstens sagen, daß bei den wenigen bisher untersuchten Lues cerebri-Fällen Spirochäten relativ häufig und zahlreich in der Pia des Großhirns gefunden worden sind, während man sie daselbst bei dem immerhin schon recht großen in dieser Richtung durchgearbeitetem Paralysematerial fast stets vermißt hat, aber es ist noch fraglich, ob hierin ein wesentliches Unterscheidungsmerkmal zum Ausdruck kommt. Wir werden daher zu dem Bekenntnis gedrängt, daß uns die Spirochätenbefunde allein die Sonderstellung der Paralyse und, wie unten noch näher begründet werden wird, auch der Tabes nicht zu erklären vermögen.

Daß auch bei der Lues cerebri Spirochäten im nervösen Parenchym keineswegs völlig vermißt werden, ist ebenfalls bereits auseinandergesetzt worden. Aber immerhin sind solche Befunde erst an einem sehr kleinen Material erhoben worden, so daß die Forderung nach weiteren zur Aufstellung von Gesetzmäßigkeiten berechtigenden Befunden dieser Art immer noch recht dringlich ist.

Andererseits vermag vielleicht die Meningealspirochätose — und dies wäre für die Kliniker, den Parasitologen, Histopathologen und Serologen von gleichem

Interesse — eine Brücke zu schlagen zwischen der Paralyse einerseits und gewissen Formen der Hirnsyphilis andererseits und sie hilft uns vielleicht auch die Frage der Präparalyse enträtseln.

Und für die Paralysetherapie ergibt sich daraus die Folgerung, daß unser Kampf nicht allein gegen die Spirochäten in der Hirnsubstanz, sondern auch gegen die in den Hirnhäuten gerichtet werden muß.

Anhangsweise sei noch erwähnt, daß in den Plexus choriodiei Spirochäten stets vermißt werden (JAHNEL, DIETERLE, GRANT und KIRKLAND).

8. Spirochätenbefunde bei galoppierender und stationärer Paralyse, in Remissionen, bei LISSAUERscher, juveniler und seniler Paralyse. Paralysespirochäten bei verschiedenen Menschenrassen.

Daß man bei *galoppierenden Paralysen* häufig Spirochäten antrifft, dürfte nicht wundernehmen, eher die Tatsache, daß sie manchmal trotz stark progredienten Krankheitsverlaufs vermißt worden sind (HERMEL).

Bei *stationären Paralysen* findet man Spirochäten selten, am ehesten, wenn kurz vor dem Tode ein Aufflackern des paralytischen Prozesses eingetreten war (JAHNEL, HERMEL).

Bei interkurrenten Todesfällen bei ausgesprochenen *Remissionen* — selbstverständlich vorausgesetzt, daß kein neuer Schub im Anzug war — sind bisher meines Wissens Spirochätenbefunde noch nicht erhoben worden, wobei allerdings berücksichtigt werden muß, daß das in dieser Richtung untersuchte Material noch viel zu klein ist. Freilich sind bei derartigen Fällen ausgesprochene Spirochätenbefunde von vornherein nicht wahrscheinlich.

Bei *LISSAUERschen Paralysen* sind Spirochäten von F. SIOLI, BRAVETTA und BATTISTERA, sowie von HERMEL gefunden worden. Bei den Fällen von SIOLI war ihre Zahl in den stark atrophischen Partien keine besonders große, geringer als in anderen Rindenbezirken. Mit Recht schließt SIOLI, daß die Spirochäten, welche die vorhandenen Zerstörungen verursacht hatten, früher dort in größerer Menge vorhanden gewesen sein dürften. Die Beobachtung von BRAVETTA und BATTISTERA ist wiederum dadurch interessant, daß bei ihrem Falle die eine Hemisphäre in besonderem Grade von dem Krankheitsprozesse heimgesucht worden war, und daß nur in dieser Spirochäten gefunden werden konnten. An dieser Stelle möge ein Ergebnis der Untersuchungen von PACHECO E SILVA erwähnt werden, obzwar es nicht die LISSAUERsche Paralyse betrifft. PACHECO E SILVA hatte den Eindruck, daß unter seinem Material Spirochäten besonders reichlich bei den Fällen gefunden wurden, welche sich durch eine starke Atrophie auszeichneten. Hingegen waren die spirochätenfreien Gehirne ziemlich voluminös und vor allem stark ödematös.

Auch bei den *senilen* und *juvenilen* Formen der progressiven Paralyse habe ich, wie nicht anders zu erwarten, Spirochäten gefunden und auch diese Angaben haben eine Bestätigung erfahren.

Zum Überfluß sei erwähnt, daß Spirochäten in Gehirnen *verschiedener Völker* — PACHECO E SILVA konnte Neger, einen Syrier, mehrere Brasilianer, Franzosen usw. in diesem Belange untersuchen — weder in Form noch Ausbreitung Verschiedenheiten zeigten.

9. Spirochätenbefunde bei Kombinationen von Paralyse und tertiär-syphilitischen Prozessen.

Bei einem Falle von *Paralyse mit miliaren Gummen* (von NISSL bestätigt) fand ich Spirochäten in der gleichen Ausbreitung in der Hirnrinde vor, wie man sie bei der Paralyse anzutreffen pflegt. Hingegen habe ich trotz eifrigen Suchens Spirochäten in den Gummen niemals entdecken können. Auch andere Autoren haben identische Spirochätenbefunde bei miliar-gummöser Komplikation des paralytischen Prozesses beschrieben. Da jedoch der Begriff Gumma vielfach überspannt und zu Unrecht auch stärkere Infiltrate darunter subsummiert worden sind, kann in eine ausführliche Erörterung dieser Angaben hier nicht eingetreten werden.

Bei einer mit *Endarteriitis der kleinen Hirngefäße kombinierten Paralyse* hat F. Sioli als erster Spirochäten gefunden, ein weiterer derartiger Befund ist von Hermel erhoben worden.

Der positive Spirochätenbefund in den Meningen bei einer *Paralyse, neben welcher eine gummöse Meningitis* bestand, der von Marinesco und Minea veröffentlicht wurde, ist bereits bei einer früheren Gelegenheit erwähnt worden.

In einem Falle von Kufs (*Paralyse + disseminierte Meningoencephalitis* fanden sich Spirochäten in der Hirnrinde, in der gewöhnlichen Verteilung wie bei der Paralyse; außerdem lagen in der obersten Rindenschicht Spirochäten sehr dicht, welche unmittelbar unter der erkrankten Pia scharf abschnitten. Nur an wenigen Stellen griffen die Spirochäten auch auf die Pia über. Im Kleinhirn zeigten die Spirochäten die nämliche Lagerung.

10. Spirochätenbefunde bei Tabes.

Im Gegensatz zu unseren ziemlich gut fundierten Kenntnissen über das Verhalten der Spirochäten im Paralytikerhirn sind unsere Erfahrungen über das Vorkommen von Spirochäten bei der Tabes recht dürftig.

Noguchi untersuchte zuerst das Rückenmark in Querschnitten, doch erschwerte das strukturelle Gefüge des Organs — eine Unzahl feinster Nervenquerschnitte und Neurogliafasern — die Übersicht außerordentlich. Zum Teil konnte Noguchi nach seiner Angabe diese Schwierigkeit dadurch überwinden, daß er Längsschnitte vom Rückenmark anfertigte. In einem der 12 Fälle ist es dann Noguchi geglückt, im Hinterstrang des Dorsalmarkes die Gegenwart der Spirochäten festzustellen. „Sie waren an Zahl sehr gering und ihre Auffindung eine harte Geduldsprobe.“

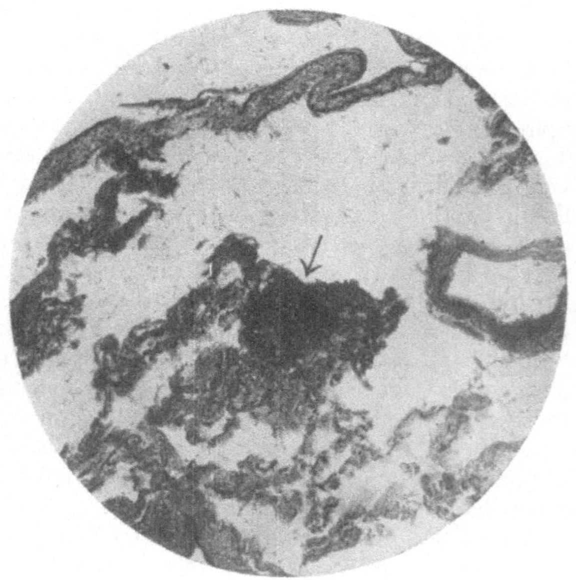

Abb. 11. Spirochätenherd (↙) in der Arachnoidea bei Tabes. Kombinierte alte und neue Levaditi-Methode. (Aus Jahnel: Die Spirochäten im Zentralnervensystem bei der Paralyse. Z. Neur. Bd. 73, H. 1/3.)

Bald nach Noguchi berichtete Versé, daß er bei zwei Tabesfällen, einmal in den Hinterwurzeln, einmal in den Spinalganglien, spirochätenverdächtige Gebilde gefunden habe, von deren Parasitennatur der Autor selbst nicht völlig überzeugt war. Mithin kann diesem Befunde keine volle Beweiskraft zuerkannt werden.

Ferner hat H. RICHTER in Budapest die Histogenese der Tabes zum Gegenstand eines eingehenden Studiums gemacht — und wie im Kapitel der pathologischen Anatomie der Tabes noch eingehend erörtert werden wird — den Ausgangspunkt des tabischen Prozesses an die sog. NAGEOTTEsche Stelle verlegt. RICHTER hat im Granulationsgewebe der Hinterwurzeln Spirochäten gefunden, und zwar in drei Fällen von reiner Tabes und in einem Fall mit Lues spinalis kombinierter Tabes unter 15 untersuchten Fällen. Ich selbst hatte im Laufe der Jahre immer wieder das Rückenmark von Tabikern und Paralytikern teils in Quer-, teils in Längsschnitten mit den verschiedensten Methoden untersucht, ebenso Spinalganglien, Hinterwurzeln und die NAGEOTTEsche Stelle, alles bisher mit negativem Ergebnis.

Erst als ich im Verlaufe meiner Untersuchungen über die Meningealspirochätose bei der Paralyse auch bei der Tabes Blöcke aus dem Rückenmark mit

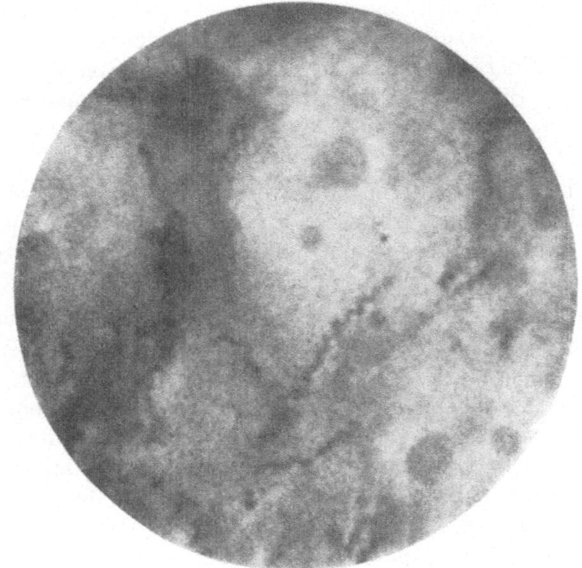

Abb. 12. Spirochäten bei Tabes (sehr starke Vergrößerung). Kombinierte alte und neue LEVADITI-Methode. (Aus JAHNEL: Die Spirochäten im Zentralnervensystem bei der Paralyse. Z. Neur. Bd. 73, H. 1/3.)

der umgebenden Durahülle herausschnitt — ich dachte, die Spirochäten könnten womöglich in der Dura sein —, entdeckte ich sie im arachnoidealen Gewebe an verschiedenen Orten, zum Teil in Herdform, zum Teil in einzelnen Exemplaren. Auch in den Hüllen der hinteren Wurzeln fand ich sie. Ich brauche hier nicht näher auseinanderzusetzen, daß beim Aufschneiden der Dura und Herauspräparieren des Rückenmarkes ein großer Teil des arachnoidealen Gewebes abreißt. Hieraus ergibt sich die Notwendigkeit, außer dem nervösen Apparat des Rückenmarks auch sämtliche Hüllen bei Spirochätenuntersuchungen zu berücksichtigen. Kürzlich hat PACHECO E SILVA mitgeteilt, daß er, indem er sich der Methode der Längsschnitte bediente, im Rückenmark von Tabikern und Taboparalytikern, und zwar in den Hinter- und Seitensträngen, einwandfreie Spirochäten gefunden habe. Ganz kurz sei noch erwähnt, weil im Kapitel Syphilis und Auge ausführlich zu Worte kommend, daß IGERSHEIMER bei Paralyse und Taboparalyse Spirochäten nachgewiesen hat, zunächst an der Sehbahn, dann aber auch in der Pia des Opticus. Kürzlich haben PACHECO E SILVA und CANDIDO DA SILVA Spirochäten im Innern des Opticus gefunden.

Versuchen wir die vorliegenden Spirochätenbefunde mit dem tabischen Prozeß in Beziehung zu setzen, so müssen wir ebenso wie bei der Paralyse uns vor Augen halten, daß nicht die zufällig an einer bestimmten Stelle liegenden Spirochäten mit den gleichzeitig nachweisbaren anatomischen Veränderungen ohne weiteres in Zusammenhang gebracht werden dürfen. Denn der Satz, den ich schon vor längerer Zeit für die Beurteilung der *paralytischen Gewebsveränderungen* aufgestellt habe, *gilt wohl auch ohne Einschränkung für die Tabes: das, was wir im mikroskopischen Präparat als anatomisches Substrat der Erkrankung sehen, ist nichts anderes als das Endresultat eines jahrelangen Krankheitsvorganges, der Summe aller Schädigungen, welche während der ganzen Krankheitsdauer eingewirkt haben, während das Spirochätenbild nur ein Momentbild darstellt im Augenblick des Todes des Patienten bzw. des Absterbens der Spirochäten, da dieselben nach dem Tode des ersteren noch eine Zeitlang sich vermehren und ihre Lage im Gewebe ändern können.*

Daß die Spirochäten nicht allein das Ausschlaggebende für die Tabesentstehung sind, sondern dazu wohl noch andere Bedingungen gehören, lehrt der Fall von VERSÉ (Phlebitis syphilitica mit positivem Spirochätenbefund), bei welchem zahlreiche Spirochäten in den Hinterwurzeln vorhanden waren, ohne daß klinisch Tabes, ja überhaupt Wurzelsymptome, sich bemerkbar gemacht hatten.

So möchte ich es auch heute noch dringend notwendig erachten, eine größere Anzahl von Tabesfällen auf Anwesenheit und Lokalisation von Spirochäten zu untersuchen, ehe wir daran gehen dürfen, die Rolle der Spirochäten beim tabischen Prozesse zu diskutieren.

RICHTER glaubte allerdings, die Spirochäten im Nervus radicularis bei der Tabes auf den Spirochätengehalt des subarachnoidealen Raumes zurückführen zu können und meinte, daß die Parasiten durch die Liquorströmung in die Wurzelnervgebiete getrieben würden und sich dort ansiedelten. Nach seiner Ansicht hält der Spirochätengehalt des Liquors die Kontinuität des tabischen Prozesses aufrecht. Es soll nicht bestritten werden, daß der tabische Liquor Spirochäten enthalten kann. Doch wissen wir darüber fast gar nichts. Nur GERŠKOVIČ hat mitgeteilt, daß er durch Verimpfung des Liquors eines Tabesfalles bei zwei Kaninchen syphilitische Veränderungen zu erzeugen vermocht habe; indes bedürfen diese Angaben der Nachprüfung an einem größeren Material, ebenso wie die Mitteilungen des gleichen Autors über Spirochätenbefunde in den Lymphknoten bei dieser Krankheit und in dem Gelenkserguß eines Tabesfalles. Es wäre eine dankbare Aufgabe, durch umfassende Untersuchungen (vor allem vermittels Überimpfungen auf Versuchstiere) diese Verhältnisse klarzulegen. Andererseits sind bei der Frühsyphilis ohne Nervensymptome, ferner bei syphilitischen Meningitiden Spirochäten schon öfters im Liquor angetroffen worden, ohne daß tabische Symptome vorhanden waren, oder folgten, und nach den Liquorbefunden bei der Frühsyphilis müssen wir annehmen, daß eine Infektion der Meningen bzw. des sie umspülenden Liquors bereits frühzeitig stattfinden kann und in einem solchen Umfang eintritt, daß wir hieraus die geringe Zahl von späteren Tabesfällen nicht erklären können. Demnach kann die Liquorspirochätose nicht das ausschlaggebende Moment der Tabesentstehung bilden, denn sonst müßten tabische Erscheinungen unter den geschilderten Bedingungen regelmäßig auftreten. Die parasitären Verhältnisse bei der Tabes sind für uns zur Zeit noch so wenig durchsichtig, daß es, wie bereits betont, verfrüht erscheinen muß, schon jetzt deren Erörterung in Angriff zu nehmen.

11. Spirochätenbefunde in anderen Organen von Paralytikern.

Vor und nach NOGUCHI hat man oft in den verschiedensten inneren Organen von Paralytikern nach Spirochäten gesucht. All diesen Bemühungen war jedoch kein Erfolg beschieden. An dieser Stelle sei mir eine Bemerkung gestattet. In manchen Arbeiten über die Spirochäten der Paralyse habe ich die Behauptung vorgefunden, daß bei der Lues in nahezu allen Organen Spirochäten angetroffen worden sind. Dazu ist zu sagen, daß es sich bei all diesen Literaturangaben um Fälle von kongenitaler Syphilis handelt, bei welchen erfahrungsgemäß der Parasitengehalt ein recht großer ist und welche durch das Befallensein aller Organe eine Sonderstellung einnehmen. In den inneren Organen erwachsener Syphilitiker hat man früher Spirochäten nur in sehr seltenen Fällen gefunden, bezüglich derer auf ein anderes Kapitel des Handbuches verwiesen werden muß. In diesem Zusammenhange sind die Veröffentlichungen des amerikanischen Pathologen WARTHIN zu erwähnen. Dieser forschte regelmäßig bei den von ihm sezierten Leichen nach Zeichen syphilitischer Infektion und legte das Hauptgewicht auf mikroskopische Untersuchungen der inneren Organe. Er fand bald in diesem, bald in jenem Organ, namentlich im Herzmuskel, der Aorta, den Nebennieren, dem Pankreas, den Hoden gewisse entzündliche und degenerative Veränderungen vor, welche er als Zeichen einer aktiven Syphilis anspricht. Diese histopathologischen Befunde will er bei Syphilitikern niemals vermißt haben. Dieser Autor hat ferner berichtet, daß er bei einem Viertel seiner Fälle an den genannten Stellen, amhäufig sten im Herzmuskel, Spirochäten, meist allerdings erst nach langem und mühevollem Suchen, gefunden habe.

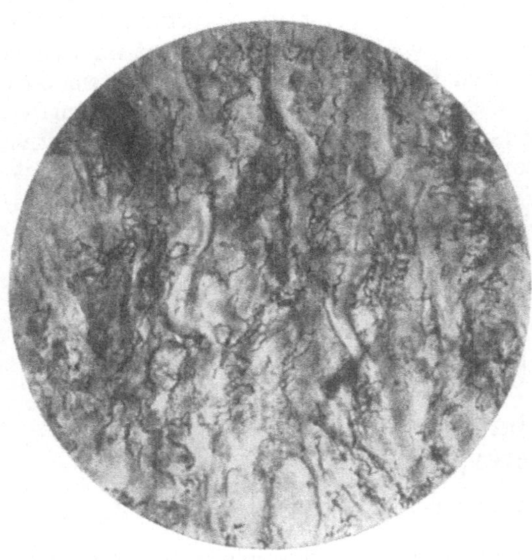

Abb. 13. Spirochäten in der Aorta bei Paralyse. Kombinierte alte und neue LEVADITI-Methode. (Aus JAHNEL: Die Spirochäten im Zentralnervensystem bei der Paralyse. Z. Neur. Bd. 73, H. 1/3.)

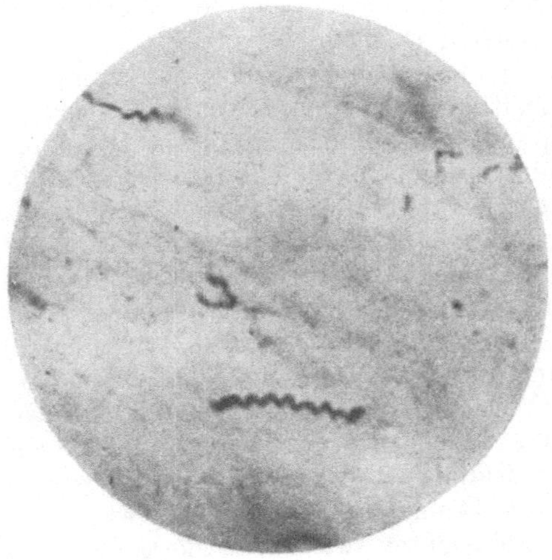

Abb. 14. Spirochäten in der Aorta bei Paralyse (starke Vergrößerung). Kombinierte alte und neue LEVADITI-Methode. (Aus JAHNEL: Die Spirochäten im Zentralnervensystem bei der Paralyse. Z. Neur. Bd.73, H.1/3.)

Bei Paralytikern habe ich im Laufe der Jahre alle möglichen Organe auf Spirochäten untersucht, ohne rechtes Ergebnis. Einmal sah ich eine Spirochäte in der Lunge, die aber auch aus dem Gehirn ausgeschwemmt sein konnte. Dann fand ich Spirochäten in der *Aorta,* bei einem Fall in beträchtlichen Mengen, bei weiteren in spärlicher Anzahl. Auch COPPOLA, sowie GRANT und KIRKLAND haben Fälle mitgeteilt, bei welchen Spirochäten in der Aorta vorhanden waren. Während bei meinen Fällen die Spirochäten in der Media der großen Körperschlagader lagen, hat sie COPPOLA in der Adventitia vorgefunden. Spirochäten können in der Aorta gleichzeitig mit einer Parasitenaussaat im Gehirn nachweisbar sein, oder aber sie können isoliert im Zentralnervensystem oder in der Aorta vorgefunden werden. GRANT und KIRKLAND fanden Spirochäten in den Nebennieren eines Paralytikers, BIELETZKY einmal in der Niere. Positive Befunde in einem Gelenkerguß, sowie in Lymphdrüsen bei Tabes hat GERŠKOVIČ mitgeteilt. WORMS, H. v. FISCHER, sowie JAHNEL und LANGE ist es bisher noch nicht gelungen, durch Verimpfung von Paralytikerdrüsen auf Kaninchen Spirochäten nachzuweisen.

Durch diese Befunde wird auch der Annahme, die sich früher größerer Beliebtheit erfreute, daß die Paralyse erst dann entstehen könne, wenn die syphilitische Infektion im übrigen Körper erloschen sei, die Basis entzogen.

12. Virulenz von Hirn, Blut und Liquor von Paralytikern im Tierexperiment.

a) Verimpfung von Nervengewebe auf Versuchstiere.

Die ersten Autoren, welchen offenbar die Übertragung von Spirochäten aus dem Paralytikerhirn auf das Versuchstier geglückt war, sind LANDSTEINER und PÖTZL. Diese sahen nach Verimpfung von Paralytikerhirn auf Affen wohl „ein verdachterweckendes, aber kein eindeutiges Resultat". Diese in der vornoguchischen Ära erhobenen Befunde wurden, weil sie nicht zweifelsfrei, d. h. durch parasitologische Befunde belegt, waren und daher gegen die herrschenden Lehren vom Wesen der Metasyphilis nicht auftreten konnten, zunächst kaum beachtet. Sie gaben daher keine Veranlassung, das Problem der Ätiologie der Metasyphilis nach dieser Richtung in Angriff zu nehmen.

Bald nachdem NOGUCHI und MOORE der histoparasitologische Nachweis der Spirochäten im Paralytikerhirn geglückt war, konnte NOGUCHI über gelungene Übertragungen von Paralysespirochäten auf das *Kaninchen* berichten. NOGUCHI hatte 36 Kaninchen mit Gehirnemulsionen von Paralytikern geimpft. Bei zwei von sechs Tieren, welche mit dem Material eines dieser Paralysefälle inokuliert worden waren, traten nach 97 bzw. 102 Tagen kleine, aber typische Verhärtungen im Hodenparenchym, sowie in der Scrotalhaut auf. Beim ersteren Tier fanden sich nur wenig Spirochäten, beim zweiten waren sie in außerordentlicher Menge vorhanden. Bei einem Vergleich der hier ermittelten Inkubation mit der gewöhnlichen bei Überimpfung von primären oder sekundären Produkten zu beobachtenden Frist (4—6 Wochen) ist die lange Verzögerung derselben recht auffallend. Auch als NOGUCHI von diesem Stamm eine Passage anlegte, erkrankte von vier geimpften Kaninchen nur eines und dieses wies auch erst nach 3 Monaten eine indurierte Läsion auf. NOGUCHI zog aus diesen Beobachtungen den Schluß, daß die Spirochäten des Paralytikergehirns für das Kaninchen zwar noch infektiös seien, daß aber die Virulenz für diese Tierspezies eine erhebliche Abschwächung erfahren habe. Dann berichteten NICHOLS und HOUGH, daß sie nach Überimpfung von Paralytikerhirnen bei einem Kaninchen eine Keratitis beobachtet hätten. Allerdings ist diesen Autoren der Nachweis der Pallida in der erkrankten Hornhaut nicht gelungen. Weitere positive Übertragungen den Paralytikergehirnen wurden mitgeteilt von BERGER

(Hirnpunktionsmaterial), UHLENHUTH und MULZER (Leichenhirn), WILE (Hirnpunktionsmaterial), JAHNEL, I. A. F. PFEIFFER, PLAUT, MULZER und NEUBÜRGER, PERACCHIA (von den letztgenannten Autoren wurde Hirngewebe von verstorbenen Paralytikern als Impfsubstrat verwendet). Während bei meinem Falle die Inkubationszeit 7 Monate betrug, konnte WILE bereits 2 Wochen nach der Impfung in beiden Hoden harte Knoten fühlen; diese kurze Inkubation trat auch bei weiteren Passagen in Erscheinung, sie betrug in der zweiten 21 und in der dritten 15 Tage. WILE gelangt auf Grund dieser Untersuchungen zur entgegengesetzten Folgerung wie NOGUCHI, daß die Paralysespirochäten für das Kaninchen sehr virulent seien und durch sie vermittelte Ansteckungen mit einer kürzeren Inkubationszeit einhergingen, als man dies bei anderen Syphilisstämmen zu beobachten pflegt.

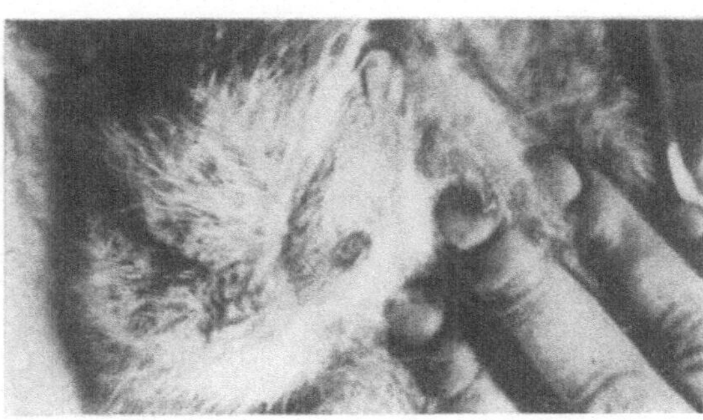

Abb. 15. Geschwür an der Hodenhaut bei dem mit Paralytikerhirn geimpften Kaninchen. (Aus JAHNEL: Das Problem der progressiven Paralyse. Z. Neur. Bd. 76, H. 1/2.)

Es lag nahe, daß auch diejenigen Autoren, deren Übertragungsversuche von Paralytikermaterial auf Kaninchen negativ ausfielen, eine geringe oder fehlende Virulenz bei diesen Erregern voraussetzten (FORSTER und TOMASCZEWSKI, welche Hirnpunktionszylinder von 53 Fällen auf 60 Kaninchen und 13 Affen verimpft hatten, ohne ein einziges positives Ergebnis zu erzielen,

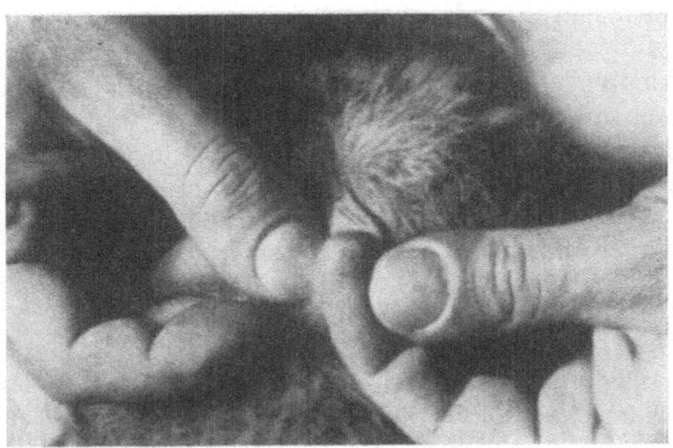

Abb. 16. Subcutanes spirochätenhaltiges Knötchen unter der Hodenhaut bei dem mit Paralytikerhirn geimpften Kaninchen. (Aus JAHNEL: Das Problem der progressiven Paralyse. Z. Neur. Bd. 76, H. 1/2.)

sowie VALENTE, bei welchem Übertragungsversuche von Paralysespirochäten im nämlichen und auf gleiche Weise gewonnenen Vehikel auf 103 Kaninchen erfolglos geblieben waren). Es ist damit zu rechnen, daß zahlreiche ebenfalls negativ verlaufene Impfversuche dieser Art von den Untersuchern nicht publiziert worden sind. FORSTER machte übrigens geltend, daß die vereinzelt berichteten positiven Impfergebnisse auf eine Komplikation des paralytischen Prozesses durch Lues cerebri zurückgeführt werden könnten, mithin, daß nicht Spirochäten der progressiven Paralyse, sondern die Erreger der echt syphilitischen

Gewebsveränderungen bei den Versuchstieren gehaftet hätten. PLAUT, MULZER und NEUBÜRGER hatten bei einem Falle von Paralyse ein positives Impfergebnis, bei welchem die histologische Untersuchung die gleichzeitige Anwesenheit von tertiär-syphilitischen Gewebsveränderungen ergab. Mit Recht fordern daher diese Autoren, wie auch FORSTER, daß nur diejenigen Fälle als positive Übertragungen von Paralysespirochäten auf Versuchstiere bewertet werden dürften, bei welchen die Koexistenz syphilitischer Veränderungen in dem als Ausgangsmaterial dienenden Zentralnervensystem mit Sicherheit ausgeschlossen werden könne. Bei den meisten der zur Verimpfung verwendeten Paralytikergehirne scheint die genaue histopathologische Untersuchung des Impfsubstrates und histopathologische Verifizierung der Diagnose einer unkomplizierten Paralyse aus äußeren Gründen unterblieben zu sein, wenigstens haben die meisten Autoren über diesen Punkt keine Angaben gemacht. An dieser Stelle möchte ich hervorheben, daß bei meiner Beobachtung im Gehirn des Spirochätenspenders keine echt syphilitischen Prozesse nachgewiesen werden konnten. Ich hatte, wie bereits erwähnt, bei einem eine Stunde post mortem geimpften Kaninchen nach 7 Monaten ein oberflächliches Geschwür an der Hodenhaut entdeckt, in welchem ich allerdings keine Spirochäten auffinden konnte. Doch gab dieser Befund Veranlassung, das Tier gründlichst zu untersuchen und ich habe schließlich unter der Hodenhaut ein kleines Knötchen bemerkt, aus welchem sich bei der Punktion ein fadenziehendes Sekret entleerte, das zahlreiche gut bewegliche Spirochäten vom Aussehen der Spirochaeta pallida enthielt. Weitere Übertragungen auf andere Kaninchen sind mir nicht gelungen — allerdings war das zur Verfügung stehende Impfmaterial auch recht klein — auch als nach einem weiteren halben Jahr das Knötchen noch einmal rezidivierte. Das Tier ist nach 2 Jahren an Marasmus eingegangen. Im Zentralnervensystem desselben konnte ich weder syphilitische Veränderungen noch Spirochäten nachweisen.

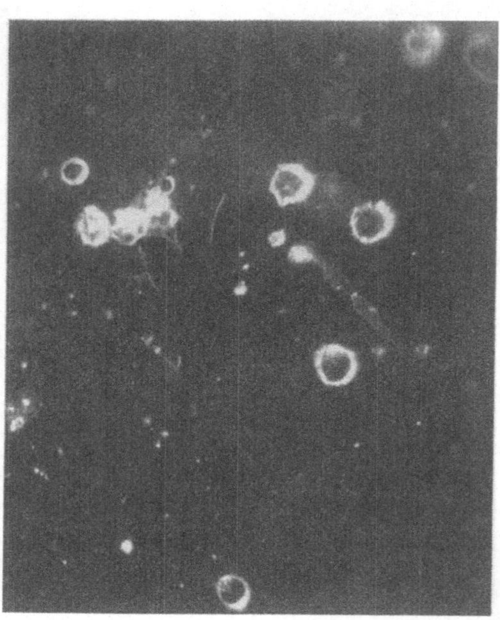

Abb. 17. Spirochäten aus dem Knötchen dieses Tieres. (Vgl. Abb. 16.) (Dunkelfeldaufnahme.) (Aus JAHNEL: Das Problem der progressiven Paralyse. Z. Neur. Bd. 76, H. 1/2.)

b) Spirochätengehalt des Paralytikerblutes. Virus neurotrope von LEVADITI und A. MARIE.

Bereits am 19. April 1913, also wenige Monate nach der Bekanntgabe der NOGUCHIschen Entdeckung, berichtete GRAVES, daß es ihm gelungen sei, Paralytikerblut erfolgreich auf Kaninchen zu überimpfen. (Die auf Grund eines falschen Zitates in die Literatur übergegangene Meinung, es habe sich um Tabiker gehandelt, ist, wie sich aus der Quelle ergibt, nicht zutreffend.) Das eine Kaninchen zeigte 66 Tage nach der Einspritzung von Paralytikerblut in die

Hoden am rechten Hoden eine Induration, mit Krusten bedeckte Läsionen an den Augenlidern und ähnliche Läsionen am Peronaeum und Anus, in welchem Spirochäten nachgewiesen wurden. Bei zwei von diesem Ausgangstier geimpften Passagekaninchen entstanden spirochätenhaltige testikuläre Läsionen. Ein von einem anderen Falle geimpftes Kaninchen wies nach 48 Tagen eine spirochätenhaltige Läsion am Praeputium auf. Die Krankheit wurde auf weibliche Kaninchen bei der Begattung übertragen; bei einem Tier war vorher die Vaginalmündung scarifiziert worden, bei dem anderen war eine derartige Vorbehandlung unterblieben. Auch an der scarifizierten Oberfläche des Oberlids haftete das Virus ebenso wie nach Inokulationen im Hoden. Bei dem mit Paralytikerblut geimpften Originaltier traten nach 90 Tagen Veränderungen im rechten Hoden auf, welche die histologischen Charaktere eines Gummas zeigten, in denen aber Spirochäten nicht nachgewiesen werden konnten. Dann sind, um der Anciennität nach vorzugehen, die Befunde von MATTAUSCHEK bzw. ARZT und KERL, die sich zu einer gemeinsamen Untersuchung zusammengetan hatten, zu erwähnen. Unter drei Fällen von Paralyse und einer Tabes ergab das Blut des Tabikers und eines Paralytikers bei der Verimpfung ein positives Resultat. Im Jahre 1914 teilten A. MARIE (DE VILLEJUIF) und LEVADITI mit, daß es ihnen gelungen sei, Spirochäten aus dem Paralytikerblut auf das Kaninchen zu übertragen. Diese Versuche beanspruchen insofern ein größeres Interesse, als das Virus der progressiven Paralyse (P.G.) dieser Autoren — auch neurotropes Virus genannt — wesentliche Differenzen gegenüber Syphilisstämmen anderer Provenienz zeigte. Die folgende tabellarische Gegenüberstellung möge diese Unterschiede veranschaulichen, wobei ein alter Laboratoriumssyphilisstamm, der sog. TRUFFIstamm, welcher im Jahre 1909 aus einem menschlichen Primäraffekt erstmalig auf das Kaninchen übertragen, seither ununterbrochen in Kaninchenpassagen fortgeführt wurde, als Vergleichsobjekt gewählt wurde. Dem TRUFFIschen Virus ist von den Pariser Autoren auch das Prädikat „dermotrop" verliehen worden.

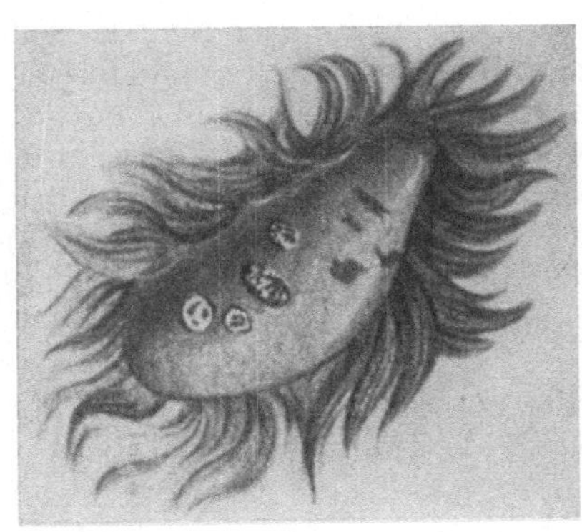

Abb. 18. Das Virus neurotrope von LEVADITI und A. MARIE. (Aus: Étude sur le tréponème de la paralysie générale. Ann. Inst. Pasteur 1919. Nr. 11.)

Unterschiede zwischen Virus TRUFFI und Virus der progressiven Paralyse. (Nach A. MARIE und LEVADITI.)

„Dermotropes" Virus.	„Neurotropes" Virus.
Virus TRUFFI (stammt von einem Primäraffekte und ist seit über 10 Jahren auf Kaninchen fortgezüchtet).	Virus der progressiven Paralyse (stammt aus dem Blut eines Paralytikers, das auf den Kaninchenhoden überimpft wurde).
1. Inkubationszeit etwa 14 Tage.	1. Längere Inkubationszeit bis zu 127 Tagen.
2. Erzeugt tiefgehende Infiltration.	2. Erzeugt oberflächl. Veränderungen.
3. Die Primäraffekte bleiben etwa drei Monate bestehen.	3. Die Primäraffekte heilen viel langsamer (in 169—195 Tagen).
4. Ist außer für Kaninchen für niedere Affen und den Schimpansen und Menschen pathogen.	4. Nur für Kaninchen schwach pathogen, nicht für Affe und Mensch.
5. Tiere, die von einer Luesinfektion mit Virus TRUFFI genesen sind, sind gegen eine Neuinfektion mit demselben Virus immun. Sie sind aber für das Paralysevirus noch empfänglich.	5. Tiere, die von einer Infektion mit Paralysevirus genesen sind, sind gegen eine Neuinfektion mit demselben Virus immun. Sie sind aber für das Virus TRUFFI noch empfänglich.

Sogenannte gekreuzte Immunität besteht also nicht.

Schon NOGUCHI war, wie bereits erwähnt, die lange Inkubationszeit des Paralysevirus aufgefallen; indes ist dies kein absolutes Unterscheidungsmerkmal, da die Inkubationszeit bei Übertragung von menschlichem Material auf syphilisempfängliche Tiere in weiten Grenzen schwankt. Namentlich aber ist es den Produkten der Spätsyphilis eigen, erst nach längerer Inkubationszeit bei Tieren luetische Manifestationen zu erzeugen, worauf E. HOFFMANN wiederholt hingewiesen hat. Sehr wichtig sind die Unterschiede in der Pathogenität. Hier ist es besonders auffallend, daß sich das Paralysevirus von allen anderen bisher bekannten Syphilisstämmen dadurch unterscheidet, daß es zwar für Kaninchen, nicht aber für die für Syphilis sehr empfänglichen Affen, insbesondere Schimpansen, sich als pathogen erwies. Am auffallendsten aber erscheint die Angabe, daß das neurotrope Virus nicht einmal beim Menschen eine Syphilisansteckung zu übermitteln imstande ist, und wenn man nicht eine zweite ebenfalls noch nicht erwiesene Annahme zu Hilfe nimmt, nämlich daß das neurotrope Virus seine ursprünglich vorhandene Ansteckungsfähigkeit durch seinen langen Aufenthalt im Paralytikerorganismus für den Menschen (nicht aber für das weit weniger syphilisempfängliche Kaninchen!) eingebüßt habe, wäre es unerklärlich, warum die Paralyse nicht schon längst ausgestorben ist. Nun muß man sich allerdings fragen, ob bei der großen Spirochätenzahl des Paralytikergehirns nicht doch einmal eine Luesinfektion eines Obduzenten beschrieben worden ist. Eine hierher gehörige Angabe findet sich in der Literatur, welche allerdings mehr historisches Interesse bietet. Der Psychiater v. GELLHORN soll sich bei der Sektion einer Paralytikerleiche infiziert haben und 7 Jahre später an einem Gehirngumma gestorben sein.

Wesentlich, wenn allerdings auch im Lichte unserer neuesten Erfahrungen nicht allein ausschlaggebend, sind Unterschiede in der Immunität. Die Richtigkeit der diesbezüglichen Angaben bzw. ihrer Prämissen, die später noch auf ihre Tragfähigkeit geprüft werden sollen, vorausgesetzt, wären sie allerdings geeignet, die Existenz einer Lues nervosa, bestimmter Syphilisstämme, denen in besonderem Grade die Fähigkeit zur Erzeugung von Paralyse und Tabes eigen ist, zu erweisen.

Nun hat SICARD, ein Gegner der Lehre von der Lues nervosa, mit Recht darauf hingewiesen, daß Paralytiker nicht bloß gegen andere Syphilisstämme, sondern auch gegen eine Infektion mit dem TRUFFIschen (dermotropen) Virus fast immer immun seien, daß also die von LEVADITI und MARIE im Tierexperiment festgestellten Unterschiede der beiden Virusarten nicht ohne weiteres für den Menschen gelten lassen kann. Andererseits sind die Differenzen der beiden Virusarten so in die Augen fallende, als daß man die Experimente der Pariser Autoren durch diesen Einwand von SICARD allein als widerlegt betrachten könnte.

Ein Zufall brachte mir, wie ich mich anzunehmen berechtigt glaube, des Rätsels Lösung. Ich war damit beschäftigt, eine sehr interessante Angabe von WILE nachzuprüfen. Dieser Autor hatte behauptet, daß Kaninchen, denen man Paralytikerliquor in die Hoden gespritzt habe, daselbst nach etwa 5 Tagen Spirochäten aufweisen sollen — auch wenn der als Ausgangsmaterial dienende Paralytikerliquor mikroskopisch parasitenfrei war —, und daß die Spirochäten in wenigen Tagen aus den Hoden wieder verschwänden und die Kaninchen auch später keinerlei Zeichen einer syphilitischen Hodenerkrankung darböten. Ich konnte diese Angabe bisher nicht bestätigen. Aber zu einem derartigen Experiment wurde mir ein frisch erworbenes Tier gebracht, das sicher noch nie mit Syphilis in Berührung gekommen war, das aber oberflächliche Geschwüre an den Hoden aufwies von dem durch die Pariser Forscher als Effekt des

Paralysevirus beschriebenen Aussehen. Mein Erstaunen wuchs, als ich in diesen Läsionen Spirochäten fand, welche eine völlige morphologische Identität mit den Syphilisspirochäten aufwiesen. Es handelte sich hier um eine *mehrfach beschriebene Kaninchenkrankheit* (ROSS, BAYON, ARZT und KERL u. a.), welche mit der Syphilis nicht identisch und auch nicht menschenpathogen ist (LEVADITI, A. MARIE und ISAICU). *Alle von den beiden Pariser Forschern dem Paralysevirus zugeschriebenen Eigenschaften und Unterschiede gegenüber dem Virus* TRUFFI *treffen vollkommen auf diese Kaninchenkrankheit zu*, und wenn später LEVADITI und MARIE auf gleiche Weise auch zu „Paralysestämmen" gelangt sind, die am Praeputium oder den Augenlidern Läsionen erzeugten (vgl. die oben erwähnten analogen Eigenschaften der von GRAVES gewonnenen Virusstämme), so sind beide Stellen Lieblingslokalisationen dieser Kaninchenkrankheit und die von GRAVES erzielte Übermittlung auf dem Wege der Begattung der natürliche Übertragungsmodus dieser der Kaninchenrasse eigentümlichen Geschlechtskrankheit.

Hätte ich die von mir geschilderte Liquoreinspritzung bei dem Kaninchen einige Wochen früher, als das Tier zwar schon infiziert, aber noch nicht sichtbar erkrankt war, ausgeführt, hätte ich vielleicht auch die Überzeugung gewonnen, einen „Paralysestamm" vor mir zu haben und ich würde jetzt die Angaben von A. MARIE und LEVADITI in allen Punkten bestätigen, statt sie zu widerlegen. Die hier in Rede stehende Kaninchenkrankheit, welche erst seit den Mitteilungen von ARZT und KERL allgemeiner bekannt wurde, bildet eine wichtige Fehlerquelle, welcher bei allen experimentellen Syphilisuntersuchungen beim Kaninchen Rechnung getragen werden muß.

Natürlich läßt sich die nicht gerade sehr wahrscheinliche Eventualiät nicht ganz von der Hand weisen, daß das Paralysevirus von der Kaninchenkrankheit zwar verschieden sei, aber ihr biologisch näher stünde als der gewöhnlichen Syphilis. Ich habe im Jahre 1921, als ich zuerst auf die Möglichkeit aufmerksam machte, daß das neurotrope Virus von A. MARIE und LEVADITI mit dieser Kaninchenkrankheit identisch sein könnte, mich dahin geäußert: „Dann müßte es aber gerade durch das von den Pariser Forschern geübte Verfahren der Untersuchung auf gekreuzte Immunität möglich sein, ein fragliches Paralysevirus von der Kaninchenkrankheit zu differenzieren, Versuche, welche die Pariser Forscher, die diese Verwechslungsmöglichkeit mit keinem Worte erwähnen, nicht vorgenommen haben." Dieser Satz bedarf jedoch einer Erläuterung bzw. Richtigstellung im Lichte der inzwischen gewonnenen Erfahrungen auf diesem Gebiete der experimentellen Syphilis. Es hat sich nämlich inzwischen herausgestellt, daß die originäre Kaninchenspirochätose keine Immunität verleiht, daß also Superinfektionen haften können. Als zweites Ergebnis der wissenschaftlichen Forschungen ist die Tatsache zu verzeichnen, daß die Syphilisansteckung beim Kaninchen wohl ziemlich regelmäßig Immunität gegenüber einer zweiten Infektion mit dem homologen Stamm zu verleihen vermag, nicht aber in vollem Umfang gegen andere Syphilisstämme (L. FOURNIER und SCHWARTZ, LEVADITI und A. MARIE, KOLLE u. a.). Insbesondere der sogenannte Nicholsstamm ist in hohem Maße befähigt, bei Kaninchen, welche eine Infektionsimmunität gegen das Virus Truffi erlangt haben, noch Syphilome zu erzeugen und vice versa. Allerdings muß hierzu bemerkt werden, daß diese feineren Differenzen nur für das Kaninchenexperiment Geltung besitzen, beim Menschen besteht offenbar nach Infektion mit einem Syphilisstamme eine Immunität auch gegenüber anderen Virusquellen (Panimmunität, KOLLE). JAHNEL und LANGE konnten zeigen, daß der Paralytiker gegen die Einimpfung der beiden hier als Beispiel biologischer Verschiedenheiten beim Kaninchen erwähnten Syphilisstämme, des Truffi- und Nicholsstamms sich völlig immun erweist, wenigstens so lange als die paralytische Spirochätendurchseuchung in ihnen noch florid ist. Dieser Wissenszuwachs zwingt lediglich zu der Folgerung, daß Immunitätsunterschiede, die sich im Kaninchenexperiment offenbaren, kein Kriterium gegen die luetische Natur eines fraglichen Spirochätenstammes abzugeben geeignet sind. Andererseits muß man doch wohl an der Annahme möglicher biologischer Varietäten des Syphiliserregers festhalten, auch wenn sich die Unterschiede nur im Tierexperiment — allerdings unter der Voraussetzung strikter Eindeutigkeit — demonstrieren lassen. Wir müssen also den seinerzeit von mir erhobenen Einwand, daß das neurotrope Virus der Pariser Forscher mit der spontanen Kaninchenspirochätose identisch sei — welche Annahme seither von den anderen Autoren akzeptiert worden ist —, durchaus aufrecht erhalten, da unseres Erachtens die anderen Differenzen der beiden Erregerstämme zu einer solchen Annahme zwingen. Wenn aber WORMS meint, daß der von mir gemachte Einwand mit Rücksicht auf die lange Inkubationsperiode des Virus nervosus an Wahrscheinlichkeit verliere, so muß demgegenüber betont werden, daß ich selbst die Differenzen der Inkubationszeit als „kein absolutes Unterscheidungsmerkmal“ angesprochen hatte. Übrigens sind auch die Inkubationsfristen der durch die Spirochaeta cuniculi hervorgerufenen Läsionen je nach dem Impfmodus recht variabel, und, auf diesen Punkt lege ich bei dieser Diskussion besonderen Wert, wird sich bei accidentellen „natürlichen“ Erstinfektionen mit dieser Kaninchenkrankheit der genaue Ansteckungstermin wohl nur ganz ausnahmsweise ermitteln lassen. Ich meine, daß gerade solche bei einer Verseuchung des Stalles unkontrollierbare Ereignisse eine nicht zu unterschätzende Quelle der verschiedensten Irrtümer bilden können. Hingegen erblicke ich ein wichtiges Argument gegen die behauptete anthropogene Herkunft des Pariser neurotropen Virus darin, daß dieses des Hauptmerkmals der Syphilis, beim Menschen eine syphilitische Infektion hervorzurufen, entbehrt, hingegen beim Kaninchen Krankheitserscheinungen zu erzeugen vermag. Dazu kommt noch die bedeutsame Tatsache, daß das „Virus neurotrope“ in seiner Symptomatologie völlig mit der spontanen Kaninchenspirochätose übereinstimmt und daß auch LEVADITI in einem Gespräch mit GROENEVELD — das WORMS zitiert — zugegeben hat, der Existenz des Treponema cuniculi bei seinen Versuchen mit den „Paralysestämmen“ keine Rechnung getragen zu haben und diese alle neu angestellt werden müssen. Ferner spricht in hohem Maße gegen die Anthropogenie des Pariser Paralysevirus die Tatsache, daß es seit Berücksichtigung dieser Fehlerquelle noch niemandem gelungen ist, die hier in Rede stehenden Übertragungsversuche mit den gleichen klinischen Äußerungen (LEVADITI und MARIE hatten mehrere positive „Erstübertragungen“ zu verzeichnen) zu reproduzieren. Wohl hat kürzlich PERACCHIA über positive Ergebnisse nach paralytischer Blutimpfung auf Kaninchen berichtet, bei denen er eine Kontamination mit der Spirochaeta cuniculi ausschließen zu können glaubt. Seine Befunde präsentieren sich in der Hauptsache als kleine Knötchenbildungen und auch der etwas auffallende Ausschlag in der Leistengegend bei einem Tier, welcher sowohl bei Pallida- als auch Cuniculiinfektionen bei dieser Tierspezies ungewöhnlich ist, läßt sich nicht als integrierendes Merkmal eines Paralysevirus auffassen.

c) Spirochätengehalt des Paralytikerliquors.

Auch Angaben über Syphilisübertragungen auf das Kaninchen vermittels paralytischen Liquors enthält die Literatur, so von VOLK und PAPPENHEIM, MATTAUSCHEK in Gemeinschaft mit ARZT und KERL (2 positive Impfresultate bei Paralytikern unter 6 derartigen Verimpfungen und 2 positive Ergebnisse von 3 Tabesfällen), MARINESCO und MINEA, FRÜHWALD und ZALOZIECKI; der von WILE berichteten, aber von uns nicht bestätigten Angaben über recht kurzfristige Anwesenheit von Spirochäten im Kaninchenhoden nach Paralytikerliquorimpfung hatten wir ja bereits Erwähnung getan. Gegen diese Befunde positiver Liquorverimpfung ist der gleiche Einwand einer Verwechslung mit der Kaninchenspirochätose möglich, und auch gegenüber einer neueren Mitteilung von GERŠKOVIČ (positive Liquorverimpfung von einem Tabiker) nicht ganz von der Hand zu weisen.

In weiteren Fällen muß *dringend gefordert werden, die Stämme*, soweit sie sich in Passagen fortführen lassen, *in ihren Eigenschaften genau zu studieren, vor allem eine Abgrenzung gegenüber der originären Kaninchenspirochätose durchzuführen.* So lange dies nicht geschehen ist, müssen alle diese größtenteils zur Zeit mangelnder, bzw. ungenügender Kenntnis dieser Verwechslungsmöglichkeit erhobenen Feststellungen angezweifelt werden. Andererseits kann nicht bestritten werden, daß Syphilisspirochäten gelegentlich im Paralytikerliquor anwesend sind, nachdem RIDDEL und STEWARD solche bei einem Fall in dieser Flüssigkeit, und zwar im Cisternenpunktat, mikroskopisch nachweisen konnten (unter 23 in dieser Hinsicht untersuchten Fällen). Auch ARMUZZI berichtete kürzlich, daß ihm mit Hilfe einer von ARMUZZI und STREMPEL vorgenommenen Modifikation meines Schnittfärbeverfahrens der Nachweis der Spirochäten in einem nach ALZHEIMER durch Fällung mit Alkohol in dem so gewonnenen Liquorkoagulum bei Paralyse in 8,3% gelungen ist. Auch SCHÖNFELDT und KREY sowie FORSTER haben über Spirochätenbefunde im Liquorkoagulum bei Tabes und Paralyse berichtet (Methode von WARTHIN und STARRY). Sowohl beim Blut wie beim Liquor haben die Autoren meist ihre negativen Resultate, die sicherlich in großer Zahl gewonnen wurden, nicht veröffentlicht, so daß ein Vergleich über das Verhältnis der positiven zu den negativen Untersuchungsergebnissen nicht gezogen werden kann.

Anhangsweise seien noch einige Mitteilungen über *Kulturversuche* von Paralysespirochäten gemacht. Während RIDDEL und STEWARD, ebenso die meisten anderen Autoren in dieser Richtung kein Glück entwickelten, ist WILE und DE KRUIF die Kultur der Pallida ihres Paralysestamms gelungen. Diese Autoren benutzten die NOGUCHIsche Methode. Sie fanden, daß die Kulturen viel langsamer und weniger üppig wuchsen als Spirochäten aus frühsyphilitischen Produkten.

Anschließend möge eine Anwendung dieser Kenntnisse auf die menschliche Pathologie Platz finden.

13. Infektiosität von Paralytikern und Tabikern für andere Menschen.

a) Möglichkeit von Syphilisübertragung bei Autopsien.

Die Frage, ob Paralytiker und Tabiker noch infektiös sind, hat nach mehreren Richtungen theoretisches und praktisches Interesse. Die im Käfig der Schädelkapsel und der Wirbelsäule eingeschlossenen Spirochäten — es sei mir erlaubt, dieses von den Franzosen in bezug auf die epidemische Encephalitis gebrauchte Bild des „virus en cage“ auch auf die Paralyse anzuwenden — sind natürlich dazu verurteilt, mit dem Tode ihres Wirtes auf Leben und Nachkommenschaft zu verzichten. Es käme höchstens der exzeptionelle Fall einer Übertragung auf eine an der Obduktion beteiligte Person in Frage. In der Literatur existiert nun in der Tat eine in dieser Richtung zu verwertende Angabe, der bereits kurz erwähnte Fall des Psychiaters v. GELLHORN, welcher sich bei der Sektion einer Paralytikerleiche infiziert haben und 7 Jahre später an einem Gehirngumma gestorben sein soll. Diese aus älterer Zeit stammende Beobachtung — ihre Richtigkeit in allen Belangen vorausgesetzt, würde sie das erste Dokument für die Pallidanatur der Paralyse bilden — ruht auf den nicht genügend erhärteten Voraussetzungen, daß die virusspendende Leiche wirklich ein Paralytiker und nicht etwa ein Fall von Hirn- bzw. anderweitiger Syphilis war und daß die Infektion v. GELLHORNs tatsächlich aus dieser Quelle stammte. Wäre dieser Fall in allen Teilen zuverlässig, so könnte er auch als Beleg dafür dienen, daß Paralysespirochäten nicht zwangsläufig wieder zur Paralyse führen müssen, mit anderen Worten, daß die Fähigkeit der Paralyseerzeugung nicht ausschließlich in besonderen pathogenen Qualitäten bestimmter Spirochäten gelegen zu sein braucht. Mit dem erwähnten Fall würden die Angaben von A. MARIE und LEVADITI in Widerspruch stehen, welchen Autoren die experimentelle Übertragung ihres Paralysevirus auf einen zu diesem Zweck sich aufopfernden Menschen nicht gelungen war. Indes ist, wie oben ausführlich erörtert worden ist, die anthropogene Herkunft des im Kaninchenübertragungsversuch gefundenen neurotropen Virus zum mindesten äußerst fragwürdig, da dieses Virus mit der von Haus aus für Menschen und Affen apathogenen Spirochaeta cuniculi identisch zu sein scheint. Immerhin wäre es denkbar, daß die Paralysespirochäten durch ihren langen Aufenthalt im Zentralnervensystem in analoger Weise auf künstlichen Nährsubstraten eine Veränderung ihrer pathogenen Eigenschaften erfahren haben könnten. Ihre schwere Übertragbarkeit auf die syphilisempfänglichen Laboratoriumstiere, welche die Paralysespirochäten anscheinend mit den Kulturspirochäten teilen, ließe sich in diesem Sinne deuten; andererseits ist die Vitalität der aus Leichenhirnen stammenden Spirochäten, soweit das Verhalten ihrer Motilität diesbezügliche Anhaltspunkte gewähren kann, meist nicht groß, ohne jedoch nach meinen Erfahrungen in einem regelmäßigen (natürlich umgekehrten) proportionalen Verhältnis zum Abstand von der Todesstunde ihres Wirtes stehen.

b) Übertragungsmöglichkeit durch genitalen und extragenitalen Kontakt.

Nicht nur von theoretischer Bedeutung wäre die Feststellung, ob Spirochäten aus dem Paralytikerorganismus durch genitalen oder extragenitalen Kontakt wie andere Syphilisformen übertragen werden können. Eine im Beginne meiner Paralysestudien gemachte Beobachtung (ein Fall, bei welchem erst während der Sektion der Paralyseverdacht auftauchte und diese Vermutung durch Spirochätennachweis im Hirn bestätigt werden konnte, hatte einige Tage vor dem Tode eine Balanitis mit Erosionen gezeigt; diese waren damals in Unkenntnis der sich daraus möglicherweise ergebenden wissenschaftlichen Perspektiven nicht auf Spirochäten untersucht worden) veranlaßte mich, später gelegentlich äußere Genitalien und Mundhöhle von Paralytikern auf das Vorkommen von Syphilisspirochäten zu untersuchen — mit negativem Ergebnis, das jedoch wegen der zu geringen Zahl der Fälle und vor allem wegen der damals durch äußere Umstände gebotenen Unterlassung tierexperimenteller Übertragungsversuche eine Verallgemeinerung nicht zuläßt. Die klinische Erfahrung lehrt. daß im Gegensatz zur Häufigkeit der Syphilisübertragung bei rezenter Lues noch kein einziger Fall von Syphilisansteckung durch Haut- oder Schleimhautkontakt mit einem Paralytiker oder Tabiker veröffentlicht worden ist. Die auf einem anderen Blatt stehende Möglichkeit der Fruchtinfektion soll unten erörtert werden. Auf das Vorkommen von erosiven Balanitiden als Ausdruck eines syphilitischen Prozesses hat erst jüngst DELBANCO wieder aufmerksam gemacht. Anhangsweise möchte ich noch erwähnen, daß ich bei zwei Fällen von Paralyse, wo die Schankernarben noch deutlich sichtbar waren, diese excidiert und eingehend auf Spirochäten untersucht habe, ohne jedoch Parasiten auffinden zu können. E. HOFFMANN erwähnte jedoch in einer Diskussionsbemerkung einen Fall von Paralyse, bei welchem Analpapeln mit reichlichen Pallidae vorhanden waren. Ein Vortragstitel von RUSCH: Tabes und spirochätenhaltige Erosion der Klitoris, der als einzige litereae scriptae uns überliefert ist — bei der prinzipiellen Bedeutung solcher Fälle wäre meines Erachtens eine ausführliche Publikation derselben ohne weiteres gerechtfertigt, ja würde überhaupt erst deren kritische Beurteilung ermöglichen —, legt die Annahme nahe, daß derartige Fälle doch hin und wieder zur Beobachtung gelangen. In diese Gruppe würden auch die Literaturangaben gehören, welche von sekundär syphilitischen Ausschlägen bei Paralytikern oder Tabikern zu berichten wissen; doch sind viele dieser Fälle zum Teil hinsichtlich der Paralysediagnose, zum Teil in bezug auf die syphilitische Natur der Ausschläge nicht einwandfrei. Auch die nach den Untersuchungen von ELLIOT und STOOKEY bei Neurosyphilis angeblich sehr häufige Leukoplakie dürfte als Übermittlerin der Lues kaum in Betracht kommen. KAUFMANN-WOLF meint, daß Kontaktinfektionen von Paralytikern und Tabikern wohl deshalb nicht verursacht werden, weil der Abstand vom Infektionstermin ein zu großer ist, und glaubt, daß höchstens eine Reinfektion eines Paralytikers zur Weiterverbreitung der Lues durch ein derartiges Individuum Anlaß geben könnte.

c) Forensische Bedeutung dieses Infektionsmodus.

HÜBNER und STERN hatten vor Gericht die Frage zu beantworten, ob eine Pflegerin sich bei der Wartung von Paralytikern infiziert haben konnte. Beide Autoren lehnten die Möglichkeit eines derartigen Infektionsmodus ab. Zudem konnte STERN durch genaue Nachforschungen Anhaltspunkte gewinnen, daß bei diesem Falle die Infektion aus einer anderen Quelle herrührte (von einem frühsyphilitischen Offizier).

d) Infektionsmöglichkeit durch Paralytikerblut bei der Malariatherapie von Nichtsyphilitikern und bei Transfusionen.

Auch die neuerdings vielfach geübte Malariatherapie nichtsyphilitischer und nichtparalytischer Krankheitszustände (z. B. der multiplen Sklerose, der Gonorrhöe) muß ein lebhaftes Interesse an der Beantwortung der Frage haben, ob die Möglichkeit ausgeschlossen ist, daß die aus äußeren Gründen der Stammerhaltung der Impfmalaria vielfach auf Paralytikerpassagen angewiesenen Plasmodien mit ihren Vehikeln gleichzeitig Lueserreger übertragen könnten. Wer auf dem Standpunkt steht, daß die Spirochäten der Paralyse von denen der Frühlues verschiedene krankmachende Eigenschaften besitzen, wird vielleicht auch die Malariaüberimpfung vom Paralytiker auf Sekundärsyphilitische nicht frei von Bedenken finden können. Die Literatur enthält zwar über die Infektiosität des Paralytikerblutes — im Spiegel des Kaninchenexperimentes gesehen — die bereits zitierten positiv lautenden Angaben von GRAVES, sowie von A. MARIE und LEVADITI, welche uns jedoch mit Rücksicht auf den schon erörterten hohen Grad von Wahrscheinlichkeit einer Verunreinigung durch die originäre Kaninchenspirochätose in keiner Weise stichhaltig erscheinen. Indessen lassen die neueren Befunde von PERACCHIA die Möglichkeit, daß das Paralytikerblut gelegentlich Spirochäten beherbergt, nicht völlig ablehnen. Bei der Überimpfung von Blut zwecks Malariaübertragung auf nichtsyphilitische Individuen ist bisher keine einzige Syphilisansteckung beobachtet worden. MC. NAMARA, welcher notgedrungen Blut von als tertiär signierten Syphilitikern — es handelte sich meist um Aortenerkrankungen und einen Fall von Tabes — zu Transfusionen verwenden mußte, hat bei diesem Vorgehen ebenfalls keine Syphilisübertragung beobachtet — und man kann aus dieser Tatsache wohl die Folgerung ableiten, daß die Ansteckungsfähigkeit des Paralytiker- und Tabikerblutes wohl nur eine sehr geringe ist. Allerdings kann die Möglichkeit einer Syphilisübertragung auf diesem Wege nicht für alle Fälle strikte ausgeschlossen werden. Auch wäre daran zu denken, daß durch die Anwesenheit von Malariaplasmodien etwa gleichzeitig vorhandene Spirochäten unschädlich gemacht werden.

e) Infektionsgelegenheiten durch Paralytikerliquor.

Die Möglichkeit einer Infektion durch paralytischen Liquor wäre bei Lumbalpunktionen infolge Benetzung wunder Hautstellen gegeben. Auch beim Pipettieren passiert es gelegentlich, daß paralytische Cerebrospinalflüssigkeit in die Mundhöhle des Untersuchers gelangt. Doch hat ein solches „Unglück" noch niemals Konsequenzen gezeitigt. Nach den in dem vorhergehenden Abschnitt mitgeteilten Befunden muß jedoch mit dem — allerdings wohl extrem seltenen — Eintreffen einer Spirochätenübertragung durch Paralytikerliquor bei einer solchen Gelegenheit gerechnet werden.

f) Kongenitale Luesübertragung durch paralytische oder tabische Mütter.

Ich habe schon im Jahre 1921 darauf hingewiesen, daß es noch einen Prüfstein gebe, um das Problem der Infektiosität von Paralytikern und Tabikern in allen seinen Konsequenzen zu erfassen. Es existiert bekanntlich noch ein anderer syphilisübermittelnder Vorgang, ein längeres und innigeres Zusammensein zweier Wesen als beim Kuß oder Coitus: die Schwangerschaft. Da bei der Syphilis die Frucht im Mutterleibe am meisten gefährdet ist und syphilitische Frauen außerordentlich häufig abortieren oder syphiliskranke Kinder zur Welt bringen, wäre diese Möglichkeit auch bei Paralytikerinnen gegeben. In der Tat gelangen schwangere Paralytikerinnen gar nicht so selten zur Beobachtung. Die *Schwangerschaft bei Paralytikerinnen* verläuft ganz normal und die Kinder paralytischer Frauen, die bei schon bestehender Paralyse gezeugt und geboren wurden, zeigen in der Regel keine Erscheinungen von Erbsyphilis; auch liegen in der Literatur der früheren Zeit keine Angaben über einen Abortus bei Paralyse, verursacht durch eine syphilitische Infektion des Fetus, vor. Die Tatsache, daß Paralytikerinnen meist gesunde Kinder zur Welt bringen, läßt sich nicht bloß durch die Annahme einer fehlenden oder abgeschwächten Ansteckungsfähigkeit der Paralysespirochäten erklären, sondern auch dadurch, daß die Spirochäten möglicherweise nur selten und in geringen Mengen in der Blutbahn vorhanden sind, oder auch, daß die im Stadium der Paralyse bestehende eigenartige und in ihrem Wesen noch nicht genau erforschte Syphilisimmunität sich dem kindlichen Organismus mitteilt und daß dieser bis zu einem gewissen Grade auch gegen eine Infektion durch die in den mütterlichen Säften kreisenden Spirochäten geschützt sein könnte. Ich habe bereits damals angeregt, auch weiterhin auf diese Erscheinung zu achten, ob bei paralytischen Frauen in der Tat niemals ein Abortieren auf syphilitischer Grundlage oder die Geburt eines Kindes mit frischen Syphiliserscheinungen vorkommt, und hervorgehoben, daß eine solche Frage nur durch sehr zahlreiche Beobachtungen endgültig beantwortet werden könnte. Auch Plaut hat darauf hingewiesen, daß das Studium solcher im Stadium mütterlicher Paralyse geborenen Kinder von großem Interesse ist. Besondere Bedeutung würde die Feststellung beanspruchen, ob bei ausnahmsweiser Übertragung der Syphilis von der paralytischen Mutter auf das Kind die gewöhnlichen Erscheinungen der kongenitalen Lues beobachtet werden, oder ob diese gewissermaßen übersprungen werden und bei dem Kind gleich eine paralytische Erkrankung einsetzt. Ein von mir in der Literatur aufgefundener Fall von GIANELLI, wo im Zentralnervensystem eines von einer paralytischen Mutter stammenden Kindes, das am Ende der Schwangerschaft tot zur Welt gekommen ist und keine Hauterscheinungen aufwies, Spirochäten gefunden wurden, läßt weder nach der einen noch der anderen Richtung eine sichere Entscheidung zu. PILCZ hat die Frage derartiger Paralytikerkinder an einem großen Material studiert und meine Vermutung zwar als Regel bestätigt. Doch hat PILCZ neuerdings einige äußerst bedeutsame Beobachtungen mitgeteilt, welche *die Möglichkeit einer Syphilisübertragung auf diesem Wege im Stadium der mütterlichen Paralyse und Tabes unzweifelhaft beweisen.* Bei der Wichtigkeit dieser Feststellungen sei das Ergebnis der PILCZschen Forschungen hier wiedergegeben: „Von 34 Kindern, welche von 32 paralytischen Müttern geboren worden sind, wiesen 4 die klinischen (darunter bei dreien auch durch den Obduktionsbefund sicher gestellten) Symptome der Lues congenita auf; die Wa.R. im Serum war in einem dieser Fälle bis zu dem im ersten Lebensjahre erfolgten Tode negativ; sie war bei der Geburt im zweiten Falle negativ, schlug aber nach zwei Monaten ins Positive um und blieb dies bis zum Abschlusse der Beobachtung (3. Lebensjahr), während alle spezifischen Hauterscheinungen geschwunden waren. Positiv war die Serum-Wa.R. in einem dritten Falle schon bei der Geburt (ebenso bei einem anderen Kinde, das während der zwei Jahre währenden Beobachtungsdauer von irgendwelchen luetischen Erscheinungen sonst frei war); der 4. Fall von Lues congenita (Exitus nach drei Monaten) fällt in die Vor-Wassermann-Ära. Interessant ist dabei, daß die Mütter zweier dieser 4 Fälle vor der Entwicklung der Paralyse schon gesunde Kinder geboren hatten. Von 7 Tabesfällen abortierte eine Frau im 2. Monat, eine zweite brachte ein mit allen Erscheinungen der Lues congenita behaftetes lebensunfähiges Kind als Frühgeburt zur Welt. Der Vollständigkeit halber sei noch erwähnt, daß von fünf an Lues cerebrospinalis erkrankten Müttern eine eine lebensunfähige kongenital-syphilitische Frühgeburt gebar, eine zweite ein reifes Kind, das vor vollendetem ersten Lebensjahr an Lues congenita gestorben ist.“ Auch PILCZ erkennt die relative Seltenheit solcher Ereignisse an: „Diese Beobachtungen ändern freilich nichts an der von JAHNEL, zuletzt unter anderen auch von PFEIFFER hervorgehobenen Tatsache, daß im allgemeinen schwangere Paralytikerinnen nur selten abortieren oder kongenital-luetische Kinder zur Welt bringen.“

Die Fälle von PILCZ gestatten auch eine Antwort auf die von mir bereits gestreifte Frage, ob Paralysespirochäten die Fähigkeit zur Erzeugung von Hautmanifestationen eingebüßt haben, in negativem Sinne. *Spirochäten aus dem Paralytikerorganismus* müssen daher grundsätzlich als *infektiös für Menschen* angesehen werden.

Doch erscheint es mir von außerordentlicher Wichtigkeit, auch weiterhin solche Fälle von Luesübertragung durch paralytische oder tabische Mütter — die am ehesten in geburtshilflichen oder Kinderkliniken hin und wieder zur Kenntnis gelangen — zu sammeln und zu verfolgen. Bei dieser Gelegenheit könnte auch durch Verimpfung spirochätenhaltiger Substrate die Lues derartiger Paralytikerkinder auf Versuchstiere übertragen und die Eigenschaften solcher schwer erhältlicher Spirochätenstämme paralytischer Provenienz einem eingehenden Studium unterworfen werden.

Anschließend sei noch ein wichtiger klinischer Gesichtspunkt kurz gestreift. Das Verhalten der Wa.R. im Blute des Neugeborenen bzw. im Nabelschnur oder Retroplacentablut gestattet weder bei positivem Ausfall eine sichere Aussage über das Vorliegen einer Infektion bei dem Kinde noch erlaubt ein negativer

Blutbefund eine solche mit Gewißheit auszuschließen (BOAS, PFAUNDLER, BAER u. a.). Erst die einige Wochen nach der Geburt entnommene Blutprobe ist verwertbar. Auch ist zu beachten, daß kongenital-syphilitische Kinder nicht stets Luessymptome, namentlich Exantheme, mit auf die Welt zu bringen, sondern erst im Laufe der folgenden Wochen aufzuweisen pflegen (PFAUNDLER).

Lediglich akademischen Sinn hätte die Frage, ob eine Paralytikerin beim Stillen eines fremden syphilisfreien Kindes dieses anstecken könnte, weshalb von deren Erörterung hier abgesehen sei.

14. Syphilisimmunität von Paralytikern und Tabikern.

a) Paralysebehandlung durch Einimpfung lebender Spirochäten und die dabei erzielten Aufschlüsse über die Immunitätsverhältnisse.

Die Tatsache, daß Paralytiker in der Regel gegen eine syphilitische Neuansteckung immun sind, ist zuerst von HIRSCHL in Wien im Jahre 1896 festgestellt worden. HIRSCHL wagte es aus begreiflichen Gründen damals nicht, mit diesem wichtigen Ergebnis an die Öffentlichkeit zu treten und erst aus den ihm gewidmeten Nekrologen haben wir erfahren, daß HIRSCHL der ungenannte Arzt war, über dessen Versuche KRAFFT-EBING auf dem im Jahre 1896 tagenden Moskauer internationalen medizinischen Kongreß berichtet hat. Es geschah dies also zu einer Zeit, wo die Beziehungen zwischen Syphilis und Paralyse noch recht unklare, zum Teil sogar umstrittene waren. Man begreift daher, daß die Mitteilung dieses wichtigen Versuchsergebnisses, das ein weiteres Beweisstück zugunsten der syphilitischen Natur der Paralyse lieferte, einen Sturm der Entrüstung entfesselte. Heute, nachdem die Immunitätswissenschaft und die Immunotherapie einen gewaltigen Aufschwung genommen und die künstliche Übertragung von Infektionskrankheiten früher nie geahnte therapeutische Erfolge gezeitigt haben, denkt man über diese Dinge anders. Und auch die Tagespresse, welche einst die Experimente des Wiener Arztes als Verletzung der Humanitätspflichten aufs schärfste (sogar in einem Spottgedicht „die Bestie im Doktorhut") gebrandmarkt hatte, befürwortete kürzlich auf das wärmste ein neues Verfahren der Paralysebehandlung, die Einimpfung von lebenden Syphilisspirochäten, auf Grund einer Mitteilung von SAGEL. Was die von diesem Autor berichteten therapeutischen Erfolge angeht, so scheinen diese wohl noch einer Nachprüfung in größerem Maßstabe zu bedürfen, ehe deren Verallgemeinerung zulässig ist. Wir selbst haben bei unseren Versuchen in dieser Richtung, denen allerdings ein viel zu kleines Beobachtungsmaterial zugrunde liegt, keine markante Beeinflussung der paralytischen Erkrankung in günstigem, aber auch nicht in schädlichem Sinne gesehen. Nachdem das Dogma von der Unheilbarkeit der progressiven Paralyse zerschellt ist, ist es Pflicht der wissenschaftlichen Forschung — selbstredend unter Wahrung aller nötigen Kautelen — jeden Weg zu versuchen, der eine Bereicherung unserer Waffen gegen die Paralyse bringen könnte. Dadurch eröffnet sich auch die Möglichkeit, auf einem mit den Gesetzen der Humanität vereinbaren Wege die Syphilisimmunität von Syphilitikern und Tabikern einem experimentellen Studium zu unterziehen.

Auf die ziemlich zahlreichen Versuche, die Paralyse durch Einspritzung von Extrakten aus syphilitischen Geweben oder Spirochätenkulturen zu beeinflussen, denen bisher kein durchschlagender Erfolg beschieden war, kann hier nicht eingegangen werden und es muß bezüglich aller Details auf das klinische Kapitel im Handbuch, bzw. auf die zusammenfassende Arbeit von PLAUT verwiesen werden.

Therapeutische Maßnahmen auf dieser Basis hätten nur Sinn, wenn es gelänge, lebend eingeführte Spirochäten zur Niederlassung und Vermehrung im Paralytikerorganismus zu bringen; nur unter dieser Voraussetzung könnte eine ausreichende Antikörperbildung auf den Plan gerufen werden, keineswegs eine moderne Idee, denn die Geschichte der Medizin lehrt, daß früher sowohl zur Behandlung der Lues selbst als auch anderer Krankheiten Syphilisimpfungen vielfach vorgenommen worden sind. Nach HIRSCHL und anderen Untersuchern, namentlich SIEMENS, welch letzterer diese Frage an einem sehr großen Material studiert hat, vermag offenbar eine zweite Syphilisinfektion beim Paralytiker nicht zu haften, und wenn man auch aus dem Ausbleiben von Hauterscheinungen nicht die sofortige Vernichtung aller Spirochäten folgern darf, so weisen doch unsere sämtlichen Erfahrungen darauf hin, daß die Bedingungen zu einer ausreichenden Spirochätenvermehrung, eine Voraussetzung zur Steigerung der Abwehrkräfte, in einem „immunen“ Organismus nicht ohne weiteres gegeben ist. Versuchen wir uns zunächst einmal ganz im groben über die Ursachen der Syphilisimmunität der Paralytiker eine Vorstellung zu bilden, so ist, wie PLAUT näher ausgeführt hat, die Immunität der Paralytiker nicht wesensverschieden von der Immunität anderer Syphilitiker, d. h. lediglich der Ausdruck einer Spirochätendurchseuchung des Organismus.

b) Eine gelungene Übertragung von Syphilis auf einen Paralytiker.

In diese Vorstellung fügt sich eine Beobachtung sehr gut ein, über welche ich berichtet habe, bei der es gelungen war, die Immunität zu durchbrechen. Es sei zunächst vorausgeschickt, daß während meiner Frankfurter Tätigkeit auch derartige Superinfektionsversuche unternommen wurden und daß es, konform mit den Feststellungen anderer Autoren, niemals gelungen ist, Paralytiker zu reinfizieren. Es wurde stets das gleiche Syphilisvirus benutzt, der schon seit vielen Jahren auf Kaninchen fortgezüchtete Truffistamm, mit dem auch LEVADITI und MARIE gearbeitet hatten und gleichfalls zur Feststellung gelangt waren, daß Paralytiker sich gegen eine Einimpfung dieses Syphilisstammes völlig refraktär verhalten. Andererseits haben LEVADITI und MARIE eine Laboratoriumsinfektion bei einem syphilisfreien Menschen veröffentlicht, woraus sich die für alle folgenden Erörterungen notwendige Voraussetzung ergibt, daß die Menschenpathogenität dieses Syphilisstammes trotz der vielgliedrigen Kaninchenpassagen nicht verloren gegangen ist.

Der von mir veröffentlichte Fall verhielt sich jedoch anders als andere Paralytiker. Es handelte sich um einen Paralytiker, bei dem die klinische Diagnose nicht zweifelhaft sein konnte, mit positiven Blut- und Liquorreaktionen. Der Patient war von WEICHBRODT einer äußerst intensiven spezifischen Kur mit Salvarsan unterworfen worden und hatte daraufhin Blut- und Liquorreaktion völlig eingebüßt. Bei diesem Falle haben wir ebenfalls eine Reinfektion versucht, indem wir die Haut scarifizierten und spirochätenhaltiges Reizserum (Virus TRUFFI) einrieben. *Nach 14tägiger Inkubation* entwickelte sich ein *papulöses Infiltrat* längs der Impfstriche, in welchem *Spirochäten* nachgewiesen werden konnten. Nach vierwöchentlichem Bestehen heilten die Infiltrate ab. Drüsenschwellung und Sekundärerscheinungen folgten nicht. Auffallenderweise blieben auch Blut- und Liquorreaktion völlig negativ. Ein halbes Jahr später wurde eine *zweite Reinfektion*, ebenfalls mit Virus Truffi vorgenommen, *diesmal mit negativem Ergebnis*. Die Haut des Paralytikers war wieder syphilisimmun geworden. An dieser Stelle dürften auch einige klinische Bemerkungen über diesen Fall nicht unerwünscht sein: Der Patient gelangte schon in ziemlich dementem Zustande zur Aufnahme. Nach der Salvarsanbehandlung war ein stationärer Zustand eingetreten, in welchem der Patient sich noch heute (9 Jahre nach dem Superinfektionsversuche) befindet. Dieser Effekt dürfte wohl ausschließlich auf das Konto der Salvarsanbehandlung, nicht der Reinfektion, gesetzt werden. Es ist anzunehmen, daß durch die Salvarsankur die Spirochäten völlig vernichtet oder wenigstens so stark vermindert worden sind, daß die Hautimmunität verschwand und das Haften einer neuen Infektion ermöglichte, welche ihrerseits wieder die verlorene Resistenz des Integuments gegenüber wiederholten Syphilisinokulationen wieder herstellte.

Nach Veröffentlichung dieses Falles kam mir eine Bemerkung von BUSCHKE und KROÓ in einer ihrer Recurrensarbeiten zu Gesicht, worin diese Autoren Superinfektionsversuche bei salvarsanbehandelten Paralytikern anregen (1922). Unser Versuch war bereits im Jahre 1919 unternommen worden; eine sofortige Veröffentlichung war unterlassen worden, weil wir den weiteren Verlauf und alle sich etwa daraus ergebenden Konsequenzen abwarten wollten. Wir hatten diesen Fall in unsere Versuchsserie, die im übrigen zumeist aus unbehandelten Paralytikern bestand, einbezogen, weil wir zwar nicht wegen der vorausgegangenen spezifischen Behandlung, sondern wegen des negativen Ausfalls der biologischen Reaktionen, welche vielfach als Indikatoren aktiver Spirochäten angesehen werden, ein Haften einer Super- bzw. Reinfektion für möglich hielten. Es handelte sich also nicht um einen salvarsanbehandelten Paralytiker schlechthin — denn solche pflegen sich in bezug auf ihre biologischen Reaktionen gegen die übliche Therapie äußerst resistent zu verhalten, sondern um einen exzeptionellen Fall, bei welchem massive Salvarsangaben auch ein Negativwerden der Blut- und Liquorreaktionen zuwege gebracht hatten. Im übrigen sei zu der von BUSCHKE und KROÓ gegebenen Anregung erwähnt, daß wir auch damals einen Fall, bei welchem nach Salvarsanbehandlung Serum und Liquor positiv geblieben war, zu reinfizieren versucht hatten, mit negativem Ergebnis. Wenn auch einzelne Fälle eine Verallgemeinerung nicht zuzulassen vermögen — im übrigen müßte es ein leichtes sein, größere Erfahrungen über die Superinfektionsmöglichkeit bei der üblichen Salvarsanbehandlung unterworfenen Paralytikern zu sammeln — so scheint es mir, daß die von BUSCHKE und KROÓ vermittelte Superinfektionsfähigkeit salvarsanbehandelter Paralytiker schlechthin nicht sich verifizieren lassen dürfte. Offenbar vermögen nur unter besonders günstigen Umständen gewaltige, hart an der Grenze der toxischen Dose stehende Salvarsangaben die Syphilisimmunität der Paralytiker zu durchbrechen, welche Änderung des biologischen Verhaltens offenbar sich in einem Negativwerden von Blut- und Liquorreaktionen kundgibt.

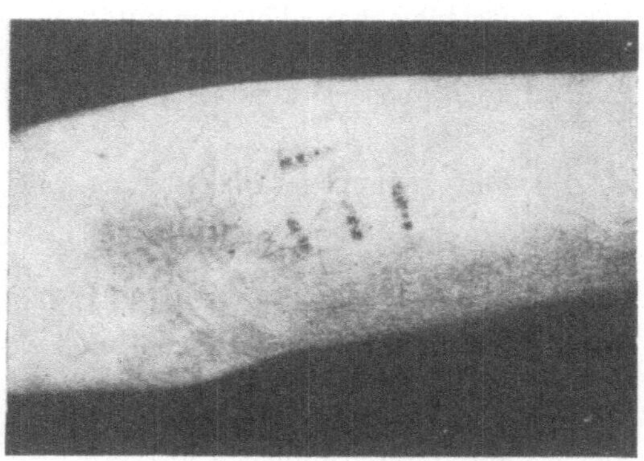

Abb. 19. Gelungene Reïnfektion bei einem Paralytiker. (Aus JAHNEL: Über die Möglichkeiten und Wege der therapeutischen Beeinflussung von Paralyse und Tabes. Z. Neur. Bd. 101.)

Übrigens liegt aus neuerer Zeit noch eine Beobachtung von SHINKLE vor, welcher Autor bei einer juvenilen Paralyse während einer antisyphilitischen Kur das Auftreten eines Schankers beobachtet haben will. Doch leidet diese Beobachtung unter der Schwierigkeit, eine sichere Entscheidung zwischen einer echten Primärläsion und Rezidivform von ähnlichem Aussehen zu treffen (vgl. die Untersuchungen von HELL). Zudem ist eine Bestätigung der Paralysediagnose durch die Autopsie nicht erfolgt. Bei einem ähnlich gelagerten Falle von Superinfektion bei „Neurolues", welchen PAROUNAGIAN und MASON mitgeteilt haben, bei welchem während der Behandlung ein induriertes Geschwür im Sulcus mit positivem Spirochätenbefund sich eingestellt hatte, ist insofern ein Unterschied gegeben, als die Wa.R. schon vor Einleitung des letzten therapeutischen Turnus negativ befunden worden war.

c) Untersuchungen über die Syphilisimmunität von Paralytikern und Tabikern aus älterer und jüngerer Zeit.

Die Literatur enthält jedoch noch eine Reihe weiterer Angaben, nach denen Reinfektionen bei Paralytikern vorgekommen sein sollen. Eine kritische Betrachtung aller dieser Fälle lehrt aber, daß sie sämtlich aus der Vorwassermann- und Vorspirochätenära stammen (GARBINI u. a.). Auch daß einzelne Autoren über mehrere (KIERNAN über 10! und MORSELLI über 3!) Beobachtungen von spontanen Reinfektionen bei manifester paralytischer Erkrankung berichten konnten, muß stutzig machen; hinzu kommt, daß die genannten Autoren die Meinung äußerten, daß die in Rede stehenden Paralysefälle nicht syphilitischer Ätiologie waren.

In einer Serie von Experimenten über die Superinfektion der Syphilis am Menschen hat HASHIMOTO einen Fall von Nervensyphilis erwähnt, bei dem eine Reinfektion gehaftet haben soll. Leider ist in der der japanischen ausführlichen Veröffentlichung beigegebenen Zusammenfassung in deutscher Sprache keine Mitteilung über die klinischen Erscheinungen dieses Falles enthalten, so daß weder zu dem behaupteten Superinfektionsresultat noch, was von gleicher Bedeutung ist, zur klinischen Diagnose bzw. dem Vorliegen ungewöhnlicher Bedingungen bei dieser ganz aus der Reihe der gewöhnlichen Erfahrungen herausfallenden Beobachtung kritisch Stellung genommen werden kann.

Die Literatur enthält ferner zwei Angaben von Re- bzw. Superinfektion bei Tabes dorsalis (die Fälle von POEHLMANN und BRANDWEINER). Bei beiden Fällen handelt es sich jedoch um abortive bzw. zur Zeit der Superinfektion bereits ausgeheilte Tabesfälle, welche negative Wa.R. zeigten.

Eine andere Frage ist die, ob Paralytiker und Tabiker wohl im allgemeinen gegen alle Syphilisstämme immun sind, oder ob einzelne Erregerstämme doch auf ihnen zu haften vermögen. Schon LEVADITI und MARIE hatten, allerdings, wie bereits auseinandergesetzt, infolge einer irrigen Interpretation ihrer Versuchsergebnisse, scharf zwischen neurotropen und dermotropen Virusquellen unterschieden. Man konnte ihnen jedoch entgegenhalten, daß Träger einer supponierten neurotropen Syphilisinfektion (Paralytiker) auch gegen Einimpfung des dermotropen Virus — was LEVADITI und MARIE selbst in Experimenten an Paralytikern dargetan hatten — immun seien. Es fragt sich daher sehr, ob die Neurotropie — die Existenz besonderer neurotroper Varietäten des Lueserregers ist bekanntlich auch von PLAUT, MULZER und NEUBÜRGER angenommen worden — sich in Immunitätsunterschieden dokumentieren müsse. Gegen ein unterschiedliches Verhalten von Paralytikern verschiedenen Syphilisstämmen gegenüber sprechen insbesondere die Untersuchungen von SIEMENS, der niemals das Haften einer zweiten Syphilisinfektion bei Paralytikern oder Tabikern beobachten konnte, trotzdem er ein Impfmaterial aus 19 verschiedenen menschlichen Quellen benutzt hat.

Nun hat kürzlich KOLLE festgestellt, — PLAUT und ich konnten dies bestätigen — daß die bisherige Annahme, Kaninchen seien gegen eine zweite Syphilisansteckung generell immun, nicht zutrifft, sondern daß verschiedene Syphilisstämme bei dieser Tierspezies ein anderes Verhalten zeigen. Besonders deutlich ist dies bei einem von NICHOLS aus dem

Liquor eines Falles von Neurorezidiv gewonnenen Syphilisstamme ausgesprochen. Infiziert man Kaninchen mit dem Syphilisvirus Truffi, so werden sie nach Abheilung der Schanker gegen eine neue Impfung mit diesem Stamme immun, zuweilen auch in einem gewissen hier nicht näher zu erörternden Umfange gegen andere Syphilisstämme. Und Kaninchen, die mit dem NICHOLSschen Syphilisvirus infiziert worden waren, lassen sich nicht ein zweites Mal mit dem gleichen Stamme infizieren. Wohl aber geht der Nicholsstamm auf Kaninchen an, welche erfolgreich mit dem Truffivirus infiziert worden waren und auch umgekehrt. Die beiden Syphilisstämme verleihen also gegeneinander beim Kaninchen keine wechselseitige Immunität.

Wie schon auseinandergesetzt wurde, sind Paralytiker gegen das Truffivirus immun. Es erschien daher a priori nicht ausgeschlossen, daß sich Paralytiker ebenso wie Truffi-immune Kaninchen mit dem NICHOLSschen Syphilisstamme infizieren ließen. Denn — um die uns in diesem Zusammenhang auch interessierende Frage einer therapeutischen Beeinflußbarkeit der Paralyse durch eine zweite Syphilisinfektion noch einmal zu präzisieren — so erweisen sich unbehandelte Paralytiker, so weit unsere bisherigen Erfahrungen reichen, gegen Syphilis immun. Vielleicht bleibt der therapeutische Effekt deshalb aus, weil eine zweite Infektion nicht zu haften vermag. Andererseits kann eine solche doch ausnahmsweise, wie bereits erwähnt, auf Paralytikern angehen, falls eine sehr energische spezifische Behandlung vorausgegangen war, welche möglicherweise — diesen Schluß könnte namentlich der negative Ausfall der biologischen Reaktionen nahelegen — die Paralysespirochäten vernichtet hatte. Aber bei dieser Sachlage wäre eine zweite Syphilisinfektion zum mindesten unnötig. Wir stehen also vor einem Dilemma, aus dem es keinen Ausweg zu geben scheint, es sei denn, daß es gelänge, einen auch auf Paralytikern haftenden Syphilisstamm ausfindig zu machen. Nach seinem Verhalten auf syphilitischen Kaninchen schien dies beim Nicholsstamm keineswegs ausgeschlossen. JAHNEL und LANGE haben daher den Versuch gemacht, drei Fälle von Paralyse mit dem Nicholsstamm zu infizieren; dieser für Kaninchen übrigens äußerst virulente Stamm haftete jedoch nicht auf Paralytikern. So muß wohl die Hoffnung, durch aktive Immunisierung bei Paralytikern eine Hebung der Abwehrkräfte zu erreichen, endgültig zu Grabe getragen werden. *Beim Menschen besteht offenbar*, anders als beim Kaninchen, *eine Panimmunität gegen die verschiedensten Syphilisstämme,* auch wenn die Infektion nur mit einer Virusquelle erfolgt ist (KOLLE), und, wie JAHNEL und LANGE zeigen konnten, erstreckt sich diese Unempfänglichkeit sogar auf die Frambösie. Allerdings lassen neuere experimentelle Erfahrungen, daß es erscheinungslose Syphilisinfektionen und -superinfektionen beim Kaninchen gibt, die Möglichkeit offen, daß auch beim Menschen etwas Ähnliches vorkommen könnte. Dann müßten aber die jeweils superinokulierten Syphilisstämme aus dem Organismus des Patienten sich wieder gewinnen lassen. Dies gelingt wohl beim Kaninchen durch Verimpfung von exstirpierten Kniedrüsen auf gesunde Tiere, beim Menschen ist es aber bisher noch nicht gelungen, auf dem Wege der Drüsenverimpfung die Möglichkeit kryptogenetischer Superinfektionen zu erweisen.

15. Einwirkung der Körpersäfte (Blut, Liquor und Hautextrakte) von behandelten und unbehandelten Paralytikern auf Spirochäten.

Nachdem der Nachweis von Schutzstoffen gegen Trypanosomen- und Recurrensspirochäten im Serum infizierter Individuen gelungen war, lag es nahe, auch bei der Syphilis bzw. der Paralyse solche vorauszusetzen. Indes ist der Nachweis solcher Schutzstoffe bei der Syphilis noch nicht in einwandfreier Weise gelungen.

Bereits im Jahre 1907 haben LEVADITI und A. MARIE Wassermannpositiven paralytischen Liquor mit Spirochäten aus syphilitischen Produkten der Frühperiode vermischt und dieses Gemisch nach kurzem Kontakt der Spirochäten mit dem Paralytikerliquor auf Affen überimpft. Die Infektion ging bei diesen Versuchen prompt an. Aus dieser Beobachtung haben die beiden Forscher u. a. auch den Schluß gezogen, daß die die Wa.R. zugrunde liegenden Stoffe nicht mit syphilitischen Antikörpern identisch sein können. Auch Steiner überimpfte Spirochätenaufschwemmungen im Paralytikerliquor mit Erfolg auf Kaninchen (allerdings war bei seinen Versuchen die Inkubationszeit zuweilen etwas verlängert) und wir selbst konnten bei der gleichen Versuchsanordnung *keinen deutlichen Einfluß der Körpersäfte (Serum und Liquor) von Paralytikern* und Luetikern auf die *Spirochäten* nachweisen.

Hoff und Silberstein hatten gefunden, daß *nach Malaria- und Recurrensbehandlung* Liquor und Leukocyten Spirochäten abtöteten, während Kontrollen von unbehandelten Fällen dieses Vermögen nicht besaßen. Diese Erscheinung wurde auch durch Überimpfungsversuche solcher Gemische auf Kaninchen festgestellt.

Indes haben Scharnke und Ruete behauptet, daß paralytischer Liquor Spirochäten schnell und ganz besonders vollständig immobilisiere, diese in einen Zustand „drahtartiger Starre" versetze. Sie halten diese Beeinflussung für eine derartig gesetzmäßige, daß sie sich zu dem Ausspruch berechtigt fühlten: „Völliges Fehlen der immobilisierenden Kraft des Liquors scheint Paralyse ziemlich sicher auszuschließen. Im Serum waren diese Unterschiede nicht so eklatant, denn auch frisches Serum von Gesunden immobilisierte die Spirochäten sehr stark, verlor aber diese Wirkung nach längerem Aufbewahren bzw. nach dem Inaktivieren. Diese Befunde, welche zu dem Erhaltenbleiben der Virulenz von Spirochäten nach Kontakt mit paralytischem Liquor in einem gewissen Widerspruch stehen, konnten bei einer (noch nicht veröffentlichten) Nachprüfung dieser Versuche in unserem Institut durch Würz nicht bestätigt werden. Bei der großen Empfindlichkeit der Syphilisspirochäten gegen äußere Einflüsse der verschiedensten Art können Phänomene, wie sie Scharnke und Ruete beschrieben haben, leicht eintreten, sind aber nicht an die Einwirkung paralytischer bzw. syphilitischer Liquores geknüpft. Eine ausgesprochene Agglutination der Spirochäten durch paralytisches Serum bzw. Liquor haben Scharnke und Ruete wie andere Autoren nicht feststellen können.

Auch *Hautextrakte* von Paralytikern besitzen nach Siemens und Blum keine agglutinierende Eigenschaft gegenüber den Syphilisspirochäten.

IV. Theorien der Paralyse-Entstehung.

1. Ehrlichsche Rezidivstammtheorie.

Die negativ lautende Antwort auf die hier erörterte Frage, ob sich Schutzstoffe gegen Spirochäten im Paralytikerliquor oder -serum nachweisen lassen, läßt auch die von Paul Ehrlich seinerzeit aufgestellte Theorie über die Paralyseentstehung, welche in der Annahme von Rezidivstämmen hoher Ordnung und entsprechender Antikörper gipfelt, nicht ohne weiteres akzeptabel erscheinen. Es hat sich nämlich, wie bereits auseinandergesetzt, gezeigt, daß die bei Trypanosomenkrankheiten und Recurrens gemachten Erfahrungen sich auf die Syphilisspirochäten nicht ohne weiteres übertragen lassen, denn sonst müßten die Körpersäfte von Syphilitikern und namentlich von Paralytikern, bei welch letzteren hohe Antikörper vorausgesetzt werden müßten, imstande sein, Spirochäten aus Primäraffekten nachweisbar zu schädigen. Die Ehrlichsche Theorie ist nämlich folgendermaßen zu verstehen: Krankheitserreger treten bei einer Infektion als sog. Ausgangsstamm in die Körper ein und vermehren sich zunächst schrankenlos. Dann bildet der Organismus gegen diese einen Schutzstoff (Antikörper), der die Hauptmasse der Krankheitskeime niederzwingt; einzelne aber sind widerstandsfähiger und führen zur Bildung einer neuen Parasitengeneration, des Rezidivstammes Nr. 1, gegen den der Organismus durch Bildung des Antikörpers Nr. 2 reagiert und so soll sich dieser Cyclus in der Bildung immer höherer Rezidivstämme und entsprechender Antikörper stetig wiederholen. Da, wie bereits auseinandergesetzt, bei der Syphilis bisher weder der einwandfreie Nachweis der Bildung von Rezidivstämmen noch entsprechender Antikörper gelungen ist, entbehrt auch diese Theorie des sicheren Fundaments.

Die lange Inkubationszeit der Paralyse und Tabes hat man auch oft auf andere Weise zu erklären versucht. Man stellte sich vor, daß die Spirochäten in einer Art Dornröschenschlummer liegen und dann plötzlich zu neuem Leben erwachen. Diese Vorstellung klingt in vielen Hypothesen an, welche einen Generationswechsel, das Auskeimen von Sporen, Nährbodenwechsel, Sensibilisierung des Hirngewebes usw. zum Gegenstande haben, aus diesem Grunde erscheint es mir zweckmäßig, diese Hypothesen an dieser Stelle zu erörtern.

2. Die Frage anderer Entwicklungsstadien der Spirochäten.

So ist die Frage, ob es bei der Syphilis, insonderheit der Paralyse und Tabes, außer der charakteristischen Spiralgestalten auch andere Formen des Lueserregers gibt, seit Schaudinn immer wieder in Erwägung gezogen worden. Übrigens hatten schon ältere Autoren daran gedacht, daß beim Rückfallfieber, bei dem in den Krankheitsintervallen Spirochäten vermißt wurden, unsichtbare oder uncharakteristisch dimensionierte Sporen den Infektionsprozeß aufrecht erhalten könnten. Bekanntlich hatte Noguchi in alten Pallidakulturen eigentümliche körnige Gebilde gesehen und da er in ihnen andere Existenzformen des Syphiliserregers vermutete, die er in lebenden Substraten am ehesten bei den sog. metasyphilitischen Krankheitsprozessen — er stand nicht im Banne der Lehre von die erloschene Syphilisinfektion überdauernden Toxinen — zu finden hoffte, begab er sich auf die Suche nach diesen Gebilden im Paralytikergehirn. Dabei entdeckte er spiralig gewundene Syphilisspirochäten; Körner, die mit Wahrscheinlichkeit als parasitär bzw. als Sporen des Syphiliserregers hätten angesprochen werden können, fand Noguchi ebensowenig im paralytischen Hirngewebe wie andere Untersucher (Jahnel u. a.). Wohl trifft man im Paralytikergehirn öfters Gebilde, die ein eigentümliches scholliges Aussehen haben, welche zweifellos mit der Anwesenheit von Spirochäten in Zusammenhang stehen, zumal diese Gebilde sich durch das Studium der Übergangsformen aus den charakteristischen Schraubenformen herleiten lassen. Daß diese Gebilde, welche ich Spirochätenabbauschollen genannt habe, eine Phase im Fortpflanzungscyclus der Spirochaeta pallida repräsentieren, erscheint mir deshalb unwahrscheinlich, weil man diese Gebilde nur in Gehirnen und an Örtlichkeiten antrifft, wo gleichzeitig zahlreiche spiralige Formen des Syphiliserregers vorhanden sind, worin man wohl einen Beweis für ihre Abkunft aus den Spirochäten erblicken kann. Würde es sich um Dauerformen handeln, so wäre ihre Anwesenheit gerade in spirochätenfreien Stellen und Gehirnen zu erwarten gewesen, was nicht zutrifft.

Neuerdings haben Levaditi, Schön und Sanchis Bayarri die Frage von anderen Entwicklungsstadien des Syphiliserregers wieder zur Aktualität erhoben. Diese Autoren begründeten ihre Annahme vor allem durch die Diskrepanz: völliges Fehlen von Spirochäten in den Drüsen latent syphilitischer Kaninchen und regelmäßige Infektiosität derselben. Ob die von den genannten

Autoren zur Diskussion gestellten Gebilde solche Dauerformen oder aber Untergangserscheinungen repräsentieren — als welche sie wohl bisher meist angesehen worden sind — müssen weitere Untersuchungen klären.

Die Annahme besonderer, morphologisch von dem gewöhnlichen Spiraltypus abweichender Formen der Spirochäten zur Erklärung der Phasen der Latenz darf schon deshalb kein Postulat aus negativ verlaufenen Bemühungen des Spirochätennachweises sein, weil bei der cyclischen Vermehrung auch anderer Spezies der Spirochäten (Recurrens) die Keimzahl zeitweilig so niedrig werden kann, daß sich die Parasiten dem mikroskopischen (nicht aber dem biologischen) Nachweis entziehen. Auch im Paralytikerhirn dürfen wir ähnliche Vorgänge voraussetzen. Schließlich genügen nur wenige Exemplare im ganzen großen Gehirn, um die zentralnervöse Infektion nicht erlöschen zu lassen und diese

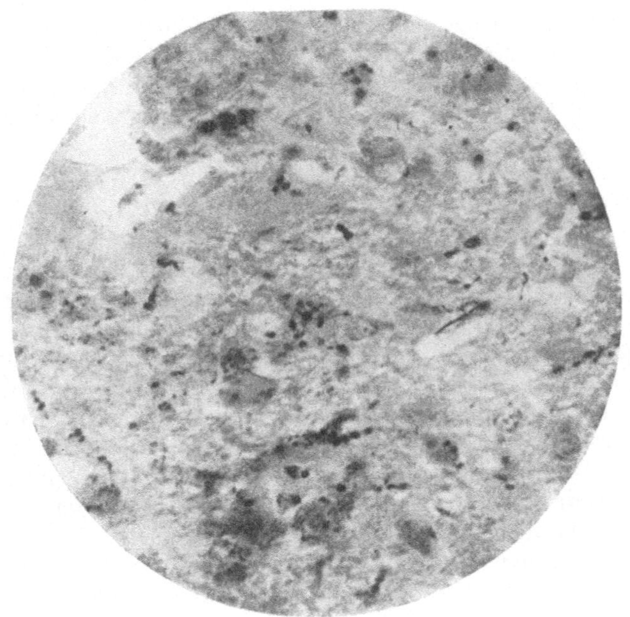

Abb. 20. Spirochäten-Abbauschollen. (Pyridin-Uranmethode nach JAHNEL.)

vermögen in einem gegebenen Augenblick zu einer hochgradigen Vermehrung der Parasiten Veranlassung zu geben.

Ich habe seinerzeit die Frage, ob es andere Existenzformen der Spirochäten gibt, von einer anderen Richtung aus, vom Gesichtspunkt der vergleichenden Spirochätenforschung, in Angriff zu nehmen versucht. Bekanntlich wird die WEILsche Krankheit auch durch eine Spirochäte erzeugt, die allerdings der Pallida morphologisch und biologisch ferner steht, aber auch beim Menschen in cyclischen Phasen verlaufende Fieberanfälle und andere Krankheitssymptome erzeugt. Neuerdings ist festgestellt worden, daß Ratten das Reservoir dieser Krankheit bilden (deshalb beobachtete man sie öfters in Schützengräben), daß die Ratten also als Keimträger anzusprechen sind. Auch bei anscheinend gesunden Ratten kann man durch Überimpfung von Rattennieren auf Meerschweinchen bei diesen das typische Bild der experimentellen Weilinfektionen mit tödlichem Ausgang erzeugen. Man kann auf diese Weise das Vorhandensein des Erregers der WEILschen Krankheit in den Rattennieren ziemlich regelmäßig feststellen, was den Gedanken nahelegen mußte, daß dieser Erreger in den Rattennieren dauernd in infektiösem Zustande vorhanden sein muß. Mich interessierte die Fragestellung, ob sich neben den Spirochäten andere Formen dieses Krankheitserregers nachweisen lassen oder ob in den Rattennieren andere Formen der Parasiten ohne gleichzeitiges Vorhandensein der Spirochätenformen zu finden sind.

Bei meinen Dunkelfelduntersuchungen traf ich in den Rattennieren fast immer Spirochäten vom Aussehen des Erregers der WEILschen Krankheit an. Die Spirochäten waren sämtlich sehr gut beweglich, ich fand keine abgestorbenen Exemplare und keine Gebilde, die mir auf eine andere Existenzform dieser Parasiten verdächtig schienen. In Schnittpräparaten waren auffallenderweise die Spirochäten nicht in einzelnen Exemplaren anzutreffen, sondern in eigentümlichen, die Harnkanälchen ausfüllenden Schläuchen. Die Schläuche bestanden aus Unmassen von braungefärbten Spirochäten. Bekanntlich trifft man dieses färberische Phänomen auch im Zentrum von Pallidaherden an (BENDA, HAUPTMANN u. a.). Es wäre daran zu denken, ob in den Phasen der Latenz die Spirochäten nicht in Form einzelner solcher Herde im Organismus bzw. im Zentralnervensystem verweilen könnten; daß wir nicht öfters auf solche Herde stoßen, ließe sich aus ihrer geringen Zahl und ihrer wechselnden Lokalisation zwanglos erklären.

Ich habe einmal die auffallende Beobachtung gemacht, daß bei einem unmittelbar nach dem Tode sezierten Paralytiker die Spirochäten je nach der Örtlichkeit der Materialentnahme einen verschiedenen Grad von Beweglichkeit aufwiesen und habe damals die Vermutung ausgesprochen, daß die Spirochäten sich in verschiedenen Hirnstellen in differenten biologischen Entwicklungsphasen sich befinden könnten. BROWN und PEARCE haben dann bei experimenteller Syphilis einen cyclischen Vermehrungstypus der Spirochäten festgestellt, in dessen Verlauf sie auch Phasen mit geringerer Motilität der Parasiten gesehen haben.

3. Annahme der Spirochätenpersistenz im Inneren von Ganglienzellen.

Die Frage der Spirochätenlatenz, des jahrelangen, selbst jahrzehntelangen Ruhens der Syphilisspirochäten im Organismus ist eine ebenso interessante wie noch völlig ungeklärte Erscheinung. Manche Autoren (MANOUÉLIAN) haben gemeint, daß im Bereiche des Zentralnervensystems die in die Ganglienzellen eingedrungenen Spirochäten gewissermaßen in einer Festung, vor der Einwirkung von Abwehrstoffen geschützt, einen Dornröschenschlummer halten und, im geeigneten Moment zu neuem Leben erwacht, ihr Versteck verlassen. Ganz abgesehen davon, daß das Vorkommen von Spirochäten im Innern von Ganglienzellen noch nicht einwandfrei festgestellt ist, so müßten, würde die erörterte Konzeption den tatsächlichen Verhältnissen entsprechen, parasitenhaltige Ganglienzellen in spirochätenfreier Umgebung sich demonstrieren lassen, was ebenfalls niemals geglückt ist, trotzdem in jüngster Zeit die parasitologische Durchforschung des Paralytikerhirns von vielen Untersuchern emsig betrieben worden ist.

4. Theorie des Nährbodenwechsels von GENNERICH.

GENNERICH hatte u. a. auch die Behauptung aufgestellt, daß die Spirochäten im Augenblick der Paralyseentstehung einen Wechsel ihres Nährbodens vorgenommen hätten, daß sie also aus Parasiten des Bindegewebes, des Mesoderms sich in Ektodermparasiten umgewandelt hätten (bekanntlich ist das Hirnparenchym ektodermaler Abkunft). Die moderne Bakteriologie hat es wohl zuwege gebracht, gewisse Bakterien allmählich an andere, ihnen ursprünglich nicht zusagende Nährböden zu gewöhnen. Aber es schwebt die Annahme völlig in der Luft, daß sich im Organismus des Paralytikers der gleiche Vorgang vollzogen hat. Auch sind die Spirochäten der Paralyse, wie ich nachweisen konnte, keineswegs ausschließlich Ektodermparasiten, sie sind zum mindesten noch Mesodermschmarotzer geblieben; es sei nur an ihr Vorkommen in den Hirnhäuten in Form der sog. Meningealspirochätose, sowie in der Aorta erinnert.

5. NOGUCHIs Hypothese von der Sensibilisierung des Hirngewebes.

Eine andere Theorie nimmt an, daß nicht die Spirochäten sich umgewandelt haben, aber daß durch ihren langen Aufenthalt im Körper das Hirngewebe für die Parasiten empfänglich gemacht worden sei in der Weise, daß es ihnen auf einmal zusagende Lebensbedingungen gewährt, die es ihnen früher nicht zu bieten vermochte. Auch dies wäre ein rätselhafter in der Biologie einzig dastehender Vorgang. Bekanntlich wurde eine derartige Annahme von NOGUCHI gemacht und als Sensibilisierung des Hirngewebes bezeichnet. NOGUCHI versuchte diese Hypothese durch tierexperimentelle Untersuchungen zu stützen. NOGUCHI impfte Kaninchen Syphilisspirochäten ins Gehirn; es entwickelten sich jedoch hier keine syphilitischen Veränderungen. NOGUCHI schloß daraus, daß das Hirngewebe kein den Spirochäten zusagender Nährboden sei. Eine zweite Serie von Tieren wurde in der Weise vorbehandelt, daß ihnen Spirochäten in die Blutbahn gespritzt wurden, um das Gehirn derselben für eine direkte Einimpfung zu sensibilisieren. Nachdem dies einige Male geschehen war, wurden die Tiere schließlich ins Gehirn geimpft. Bei der Untersuchung der Gehirne dieser Tierserie fanden sich entzündliche Veränderungen, welche denen bei der menschlichen Paralyse vorkommenden sehr ähnelten. Auch hat NOGUCHI einmal eine Spirochäte entdeckt. Bei einer Nachprüfung dieser NOGUCHIschen Angaben hat es sich herausgestellt, daß die Dinge viel verwickelter liegen. Die Reproduktion dieses Sensibilisierungsexperiments ist anderen Autoren nicht recht gelungen. Vor allem fiel der erhoffte Spirochätennachweis im Gehirn derartig vorbehandelter Kaninchen stets negativ aus. Aber auch der färberische Nachweis von Spirochäten im Kaninchengehirn würde keinen vollgültigen Beweis für die paralytische Natur der Hirnveränderungen abzugeben imstande sein, da uns bekanntlich seither neuere Untersuchungen die Existenz einer Spirochätenart gelehrt haben, die dem Kaninchengeschlecht eigentümlich ist und welche sich morphologisch von der Spirochaeta pallida nicht differenzieren läßt. Wenn auch die Spirochaeta cuniculi bisher niemals im Zentralnervensystem von Kaninchen vorgefunden worden ist, so genügen die vorliegenden Untersuchungen doch auch nicht, um das gelegentliche Parasitieren der Spirochaeta cuniculi im Zentralnervensystem völlig auszuschließen. Außer diesem mehr theoretischen Einwand — gegebenenfalls ließe sich die syphilitische Natur derartiger Spirochäten durch Impfexperimente erweisen — existiert eine weitere bedeutsamere Komplikation dieser Angelegenheit. Neuere Untersuchungen haben nämlich gelehrt, daß beim Kaninchen auch unter anderen Bedingungen — als spontane Erkrankungen ganz anderer Ätiologie — histologische Veränderungen im Zentralnervensystem vorkommen können, welche mit dem Befund der menschlichen Paralyse eine weitgehende Ähnlichkeit zeigen (die sog. Spontanencephalitis). So erscheint im Lichte neuerer Erfahrungen das Kaninchen nicht gerade geeignet, als Versuchstier zu experimentellen Versuchen am Zentralnervensystem zu dienen.

6. „Umstimmung" des Hirngewebes bei der Paralyse.

Man hat auch des öfteren eine Umstimmung des Hirngewebes zur Erklärung der Paralyseentstehung herangezogen, wie dies auch bei der tertiären Lues geschehen ist. Bekanntlich hatten FINGER und LANDSTEINER beobachtet, daß tertiärluetische Individuen auf die Inokulation von lebenden Spirochäten mit der Ausbildung von Gummen reagierten. Die Gewebsreaktion auf die Einführung lebender Spirochäten war übermäßig stark und führte zu schweren Zerfallserscheinungen. Man deutete dieses Phänomen so, daß die Haut gegen

Spirochäten überempfindlich geworden sei. Versucht man diese Annahme auch auf die paralytische Erkrankung zu übertragen, dann dürfte die Paralyse erst dann entstehen, wenn die Hirnsubstanz überempfindlich geworden wäre, anatomisch in Form der paralytischen Gewebsveränderungen und klinisch durch die Paralysesymptome reagierte. Diese Annahme hätte zur Voraussetzung, daß während der ganzen langen Inkubationszeit der Paralyse, ehe diese Umstimmung, diese Überempfindlichkeit eingetreten ist, das Zentralnervensystem die Spirochäten ungestraft beherbergen dürfte und in keiner Weise auf die Spirochäteninvasion reagierte. Wir können uns jedoch kaum vorstellen, daß das Gehirn schon vor Ausbruch der paralytischen Erkrankung, in deren Latenzzeit, sei es dauernd oder von Zeit zu Zeit, von so ungeheueren Spirochätenmengen heimgesucht wird, wie wir sie im paralytischen Gehirn nicht selten antreffen. Läßt man aber diese Voraussetzung fallen, dann wäre es doch sehr rätselhaft, wieso die Spirochäten erst gleichzeitig mit oder nach der eingetretenen Überempfindlichkeit des zentralen Gewebes das Gehirn aufsuchen.

7. Hypothese von der Summation der krankhaften Veränderungen.

Ferner wäre es möglich, daß die Spirochäten zwar frühzeitig ins Zentralnervensystem eindringen und daß schon zu dieser Zeit die anatomischen Veränderungen der Paralyse sich ausbilden, daß diese aber erst wenn sie sich summiert und einen gewissen höheren Grad erreicht haben, klinisch als Paralyse auswirken können. Auch für diese Vermutung fehlen uns jegliche Unterlagen.

Wir tappen also auf diesem Gebiet noch völlig im Dunkel, denn *es fehlt uns eben jegliche Kenntnis über die Beziehung der Spirochäten zum Zentralnervensystem vom Zeitpunkt der syphilitischen Infektion bis zum Ausbruch der Paralyse.*

8. Antagonismus zwischen Hauterscheinungen und Paralyse bezw. Tabes.

a) Sekundäre Hauterscheinungen bei manifester Paralyse und Tabes.

Bevor wir weiteren, mehr und länger beachteten Theorien der Paralyseentstehung unsere Aufmerksamkeit zuwenden, sei ein Tatsachenkomplex näher betrachtet, der zu mannigfachen Erklärungsversuchen Veranlassung gegeben hat: der Antagonismus zwischen syphilitischen Eruptionen der Haut (zum Teil auch anderer Organsysteme) und manifester Paralyse bzw. Tabes. Daß eine bereits ausgebrochene Paralyse und Tabes die Akquisition eines neuen Primäraffekts infolge der bestehenden Syphilisimmunität so gut wie gänzlich ausschließt, steht auf einem anderen Blatt und wurde bereits im Kapitel der Luesimmunität von Paralytikern und Tabikern erörtert.

Aber auch sekundärsyphilitische Symptome — welche natürlich auf die gleiche Infektion zurückgeführt werden müßten wie die vorliegende Erkrankung des Zentralnervensystems — sind in diesem Stadium kaum beobachtet worden. Zum Teil mag diese Erscheinung in der großen Distanz vom Infektionstermin eine natürliche Erklärung finden; offenbar ist aber auch aus anderen heute noch nicht genauer faßbaren Gründen im Stadium der Paralyse und Tabes die Zeit sekundärer Hautausschläge vorbei. Doch soll nicht verschwiegen werden, daß die Literatur einige Angaben enthält, nach denen Paralyse bzw. Tabes und sekundäre Lues gleichzeitig beobachtet worden sind. Bei kritischer Betrachtung dieser Fälle tauchen aber meist begründete Zweifel an der syphilitischen Natur der beschriebenen Exantheme auf oder aber es macht sich der

Wunsch geltend, die Paralyse- oder Tabesdiagnose näher begründet zu sehen. Deshalb sei hier darauf verzichtet, alle hierhergehörigen Literaturangaben kommentarlos aufzuzählen; zu einer kritischen Erörterung bietet wieder die meist äußerst aphoristische Form der Publikation keine genügende Handhabe. Einiger solcher Fälle wurde übrigens im Kapitel der Infektiosität von Paralytikern und Tabikern bereits gedacht. Zur Begründung dieses meines Standpunktes möchte ich hervorheben, daß die in Rede stehenden Angaben nicht immer von Autoren stammen, welche als erfahrene und zuverlässige Diagnostiker der Paralyse angesehen werden dürfen, mit anderen Worten: es erscheint doch auffallend, daß gerade ausgezeichnete Kenner der Paralyse unter einem großen Beobachtungsmaterial dieser Erscheinung niemals begegnet sind.

So ist das Fazit dieser Erörterung wiederum ein Postulat: künftighin müssen Fälle, welche sekundärsyphilitische Hauterscheinungen auf paralytischem oder tabischem Boden zur Schau zu tragen scheinen, sowohl von dermatologischer als neurologisch-psychiatrischer Warte aus mit allen möglichen Sicherungen ausgestattet werden. Der Neurologe muß eine diesbezügliche Vermutung durch Befragung eines kompetenten Syphilidologen verifizieren lassen — darüber hinaus wäre tunlichst eine Objektivierung dieser Diagnose durch Spirochätennachweis in den Krankheitsprodukten, sowie deren histopathologische Untersuchung zu fordern — Blut- und Liquorbefunde dürfen bei solchen Fällen selbstredend nicht zur Erhärtung der Hautdiagnose herangezogen werden. Der Dermatologe hingegen muß angesichts eines solchen Falles die Sicherstellung der Paralyse- und Tabesdiagnose bzw. den Ausschluß einer tertiärsyphilitischen Erkrankung des Zentralnervensystems von sachverständiger Beratung verlangen. Daß bei Anstaltsinsassen gegebenenfalls die Möglichkeit einer Sicherung der Paralysediagnose durch mikroskopische Untersuchung des Zentralnervensystems, bzw. die Eisenreaktion nicht versäumt werden darf, sei nur kurz erwähnt. Daß ferner eine Kasuistik über noch nicht völlig geklärte Zusammenhänge der Pflicht zu einer ausführlichen Publikation, welche allein eine kritische Stellungnahme ermöglicht, keineswegs enthoben ist, sollte eigentlich selbstverständlich sein.

b) Tertiärsyphilis bei florider Paralyse und Tabes.

Auch tertiärsyphilitische Krankheitsprodukte, für welche wenigstens in zeitlichem Belange eine gewisse Bereitschaft gegeben wäre [1], scheinen sich mit der Paralyse und Tabes nicht gut zu vertragen. Freilich muß daran gedacht werden, daß unter unseren Verhältnissen nur ein kleiner Bruchteil aller Syphilitiker an Tertiärerscheinungen erkrankt, aber selbst unter Berücksichtigung dieser Tatsache ist das Vorkommen von tertiären Erscheinungen bei Paralytikern und Tabikern unverhältnismäßig selten; dies gilt auch für die Latenzzeit dieser Nervenkrankheiten. Wilmanns hat sogar die Ansicht geäußert, daß Hautgummen bei einem Paralytiker Zweifel an der Diagnose erwecken müssen. In der Tat wäre auch auf diesem Gebiet eine neue, allen Kautelen Rechnung tragende Kasuistik sehr erwünscht, denn viele dieser Fälle halten aus den im vorigen Abschnitt erörterten Gründen der Kritik nicht stand. Freilich wird sich nicht immer die spezifische Natur eines Ulcus durch Parasitennachweis erhärten lassen — bekanntlich können Decubitalgeschwüre, trophische Ulcera gegenüber gummösen Geschwüren differentialdiagnostische Schwierigkeiten

[1] Übrigens wird die Acme der die Häufigkeit der Tertiärsyphilis in den einzelnen Jahren nach der Infektion darstellenden Kurve früher erreicht (etwa im dritten Jahre) als von der Paralyse und Tabes (10 bis 15 Jahre), doch können bekanntlich Tertiärerscheinungen noch viele Jahre nach der Ansteckung eintreten.

bereiten —, wie in einem Tabesfalle von GIANELLI, wo in der Peripherie des gummösen Gewebes Spirochäten gefunden wurden. Im allgemeinen gelingt bekanntlich der Spirochätennachweis bei tertiärer Syphilis nur ausnahmsweise.

Angesichts dieses Sachverhaltes konnte daher SALOMON mit einer gewissen Berechtigung den Ausspruch tun: „Ich wünsche es gewissermaßen jedem Luetiker, daß er zwei, drei Jahre nach der Infektion ein tertiäres Hautsyphilid bekommt. Dann bin ich überzeugt, er bekommt keine Paralyse und keine Tabes, wenigstens in praxi.“

Die Freunde historischer Betrachtungsweise seien darauf hingewiesen, daß — worauf NONNE aufmerksam gemacht hat — die tertiäre Hautsyphilis bei der Erkenntnis der syphilitischen Bedingtheit der Paralyse Pate stand: ESMARCH und JESSEN, welche im Jahre 1857 als erste den Zusammenhang zwischen Lues und Paralyse erschaut hatten, hatten u. a. Fälle beschrieben, bei welchen tertiäre Syphilissymptome den Konnex zwischen Geistesstörung und Lues nahegelegt hatten. Sie haben allerdings diese Fälle nicht als Paralysen, sondern als „Syphilis- und Geistesstörung“ diagnostiziert — übrigens waren in damaliger Zeit auch Psychosen bei Lues cerebri noch nicht bekannt — aber die Ähnlichkeit der Symptome dieser Fälle mit denen der progressiven Paralyse veranlaßte diese Autoren, auch für die Paralyse eine luetische Ätiologie zu postulieren bzw. auch bei Paralytikern nach vorausgegangener Syphilisinfektion zu fahnden. Angesichts der Tatsache, daß tertiäre Erscheinungen bei Paralyse heute noch umstritten sind, zum mindesten eine große Rarität verkörpern, ein gewiß paradoxer Hergang einer Entdeckung.

Neuerdings ist von einigen Autoren die Behauptung aufgestellt worden, daß die Malariabehandlung die unspezifische, bösartige paralytische Erkrankung in einen gutartigen tertiären Prozeß umzuwandeln vermöge; soweit diese Ansicht sich auf histopathologische am Zentralnervensystem von Paralytikern vorgenommene Untersuchungen stützt, ist sie von SPIELMEYER zurückgewiesen worden — davon soll später noch die Rede sein. MARKUSCIEWICZ hat einen Fall beschrieben, wo sich bei einem Paralytiker im Gefolge der Malariabehandlung Hautgummen entwickelten. Eine ähnliche Beobachtung hat PFEIFFER mitgeteilt, der übrigens die Meinung vertritt, daß die hier in Rede stehende These von einer in der Herbeiführung tertiärer Hautumstimmung bestehenden Wirkung der Impfmalaria zunächst als nur verhältnismäßig schwach durch Tatsachen gestützt, anzusehen ist. KIRSCHBAUM, BALABAN haben weitere derartige Beobachtungen mitgeteilt. STRÄUSSLER hat ein Gefäßgumma im Zentralnervensystem, A. JAKOB eine akute syphilitische Meningitis mit HEUBNERschen und gummösen Gefäßwandveränderungen nach einer Malariakur vorgefunden. Man wird daher weitere, allen Ansprüchen Genüge leistende Beobachtungen abwarten müssen, ehe man die Entstehung tertiär syphilitischer Symptome bei Paralytikern nach einer Malariabehandlung als kausalen Zusammenhang akzeptieren kann.

Auch der Seltenheit von Gummenbildungen in inneren Organen von Paralytikern und Tabikern wird in der Literatur öfter Erwähnung getan, was übrigens jeder, der über ein größeres einschlägiges Obduktionsmaterial verfügt, bestätigen wird. Als Rarität ist z. B. die von KUFS mitgeteilte gummöse Pleuritis bei einem Paralytiker zu erwähnen. Eine häufige Begleiterin der Paralyse und Tabes ist aber die syphilitische Aortitis, welche in ungefähr 80% aller Fälle bei der Obduktion gefunden wird und die übrigens, wie SPIELMEYER kürzlich hervorgehoben hat, in der Regel nicht die Charaktere eines gummösen Prozesses aufweist. Doch handelt es sich bei der Mesaortitis wiederum um keinen Metaprozeß, wie aus den positiven Spirochätenbefunden von REUTER, SCHMORL, WRIGHT und RICHARDSON, WARTHIN u. a. hervorgeht. Ich konnte dann zeigen, daß bei Paralytikern die Aortitis keineswegs das Residuum einer erloschenen Infektion, sondern einen aktiven spirochätenführenden Prozeß repräsentiert. Unter dem Einfluß der eben erörterten Anschauung über einen Antagonismus zwischen tertiärer Lues und Paralyse bzw. Tabes hat sich die heute so beliebte Spekulation auch der Aortitis bemächtigt. Manche Autoren konstruierten auch bei dieser Erkrankung einen Gegensatz zum Zentralnervensystem, indem sie die Behauptung aufstellten, die Stärke der Aortitis sei dem Grade der Erkrankung des Zentralnervensystems umgekehrt proportional (FRISCH, LÖWENBERG u. a.). Diese Annahme vermag den tatsächlichen Verhältnissen nicht gerecht zu werden; insbesondere läßt sie außer acht, daß auch bei nicht nervenkranken Syphilitikern die Aortitis in der Regel in benignen, meist klinischer Symptome entbehrenden Formen verläuft und daß schwerere Erkrankungen und namentlich Aortenaneurysmen auch bei Syphilitikern mit gesundem Zentralnervensystem zu Seltenheiten gehören. Und die Meinung, die Aortitis trete von Jahr zu Jahr in zunehmender Häufigkeit bei Paralytikern und Tabikern auf, wird wohl dahin richtig gestellt werden müssen, daß man diese Krankheitsform immer besser diagnostizieren gelernt hat.

c) Geographische Verbreitung der Paralyse und Tabes.

In allen Erörterungen über die Ätiologie der Paralyse spielt die Erscheinung eine namhafte Rolle, daß dieses Leiden und ihre Schwesterkrankheit ein Vorrecht zivilisierter Nationen bilden, daß sie hingegen bei in niedriger Kulturstufe lebenden Völkern fehlen oder zum mindesten äußerst selten vorkommen, obzwar bei den letzteren die Syphilis vielfach eine weit größere Verbreitung als bei uns erlangt hat. Hingegen führt diese sog. endemische — oft schon in hygienewidrigen Verhältnissen durch extragenitalen Kontakt vor Erreichung der Geschlechtsreife erworbene — Lues, über welche anschauliche Schilderungen aus der Türkei (v. DÜHRING), Bosnien (GLÜCK) und anderen Ländern vorliegen, in viel stärkerem Ausmaße zu tertiären Erkrankungen der Haut und Knochen, als wir sie bei uns zu sehen gewohnt sind.

Eine ins Unermeßliche gewachsene Literatur aus aller Herren Länder beschäftigt sich mit dem interessanten Faktum, daß Paralyse und Tabes in kulturfeindlichem Milieu nicht gedeihen mögen. Alle Versuche, welche die Kuppelung zwischen Paralyse bzw. Tabes und Kultur auf eine Formel zu bringen sich bemühten — verschiedene Empfindlichkeit der Menschenrassen, klimatische Einflüsse, nur bei uns wirksame Hilfsursachen der Paralyse und Tabes usw. — sind als gescheitert anzusehen oder zum mindesten insofern unbefriedigend, als sie keine für alle Fälle ausreichende einheitliche Erklärung zu bieten vermögen. Keine Rasse wird von der Paralyse völlig verschont; andererseits finden sich bei nahe verwandten Völkern massive Unterschiede in der Paralysehäufigkeit. Da Europäer auch in heißen Klimaten von der Paralyse nicht verschont werden und ferner die endemische Lues, wo sie in gemäßigten oder kalten Zonen vorkommt, ebensowenig paralysefreundlich sich zeigt — das gleiche gilt selbstverständlich auch für die Tabes, auch wenn sie in diesen Erörterungen nicht immer besonders erwähnt wird —, läßt sich ein Zusammenhang von Klima und Paralyse nicht herstellen. Die präventive Wirkung der natürlichen Malaria oder auch der der Syphilisansteckung offenbar entgegenwirkende Einfluß der Frambösie vermag wohl für einzelne Regionen unseres Himmelskörpers eine Erklärung abzugeben, nicht aber für malaria- und frambösiefreie Länder. So soll z. B. nach NÄGELSBACH der stark syphilisdurchseuchte Westen von Abessinien keine Malaria besitzen und sich trotzdem einer äußerst geringen Paralyse- und Tabesmorbidität erfreuen. Allerdings hat HERMANS aus den

Schilderungen dieses Autors den Eindruck gewonnen, daß dort endemische Frambösie vorliegen könnte. Daß sich die Geographie der Paralyse nicht mit der des Alkoholmißbrauches völlig deckt, wird heute ebensowenig bezweifelt wie die Tatsache, daß erhöhte körperliche und namentlich geistige Anforderungen die Unterschiede in der Paralysehäufigkeit zwischen kultivierten und unkultivierten Völkern nicht erklären können.

Aus Gründen der Raumbeengung muß ich hier darauf verzichten, die an interessanten Angaben reiche Geographie der Paralyse und Tabes und ihr Verhältnis zur jeweiligen Verbreitung der Syphilis mit zahlreichen Einzelbeispielen zu belegen. Es sei hier nur auf einige einschlägige Arbeiten verwiesen, aus denen weitere Literaturangaben zu entnehmen sind: Révesc, Gärtner, Wilmanns, Plauts Monographie über Paralyse bei Negern und Indianern, Kolb, Berkeley, Hill, Pfister, Kraepelin.

Indes soll an dieser Stelle ein schwerwiegendes Argument nicht verschwiegen werden. Die Auffassung, daß die Lues bei ein primitives Dasein führenden Menschen in der Regel nicht Paralyse und Tabes nach sich ziehe, ringt mit einer anderen Deutung dieser Verhältnisse: die Seltenheit dieser Erkrankungen unter den in Rede stehenden Bedingungen sei nur eine scheinbare. Es wurde behauptet, Paralyse und Tabes entzögen sich unter primitiven Verhältnissen der ärztlichen Erfassung und ärztliche Forschungsreisende seien infolge ungenügender Kenntnis der Sprache nicht in der Lage, ein wahrheitsgetreues Bild von der Paralysehäufigkeit zu gewinnen. Zudem seien anderwärts Paralytiker nicht in dem Maße in Anstalten konzentriert wie bei uns und die einheimischen Ärzte wieder bzw. Heilkundigen seien in der Paralyse- und Tabeserkennung nicht geschult, so daß auch deren Aussagen kein größerer Wert beigemessen werden dürfe. Und so bedarf es wohl keiner eingehenderen Begründung, daß nicht alle zum Teil in wichtigen Details sich widersprechenden Literaturangaben über diesen Gegenstand als bare Münze genommen werden dürfen. Sicherlich haben vorgefaßte, auf der Linie der herrschenden Anschauungen ruhende Meinungen hier vielfach mitgewirkt und wenn manche Autoren zwar die Unmöglichkeit systematischer Untersuchungen eingestehen, aber ihr Urteil damit begründen, daß ihnen während eines kürzeren oder längeren Aufenthalts kein Paralytiker oder Tabiker zu Gesicht gekommen sei, so muß eine derartige Aussage mit größter Vorsicht aufgenommen werden.

Eine Fehldiagnose aus meinen psychiatrischen Lernjahren hat mir diese Schwierigkeiten eindringlich vor Augen geführt. Ein Neger, bei dem ein Erregungszustand ausgebrochen war, war auf Grund manierierter und stereotyper Bewegungen als Katatoniker diagnostiziert worden; seine sprachlichen Äußerungen waren unverständlich, körperliche Symptome nicht nachweisbar. Blut- und Liquoruntersuchung waren damals, weil kein Verdacht auf Paralyse bzw. Lues bestanden hatte — es wurde früher nur bei Luesverdacht, also nicht in dem Umfang wie heute, regelmäßig punktiert — bedauerlicherweise unterlassen worden. Erst die histologische Untersuchung durch Herrn Prof. F. Sioli (Düsseldorf) öffnete uns die Augen, daß wir einen Fall — der an sich ja nicht seltenen — Negerparalyse vor uns gehabt hatten.

Andererseits würde man es wohl mit Recht als Dekret eines grünen Tisches empfinden, wollte man die unter primitiven Daseinsbedingungen beobachtete Seltenheit der Paralyse und Tabes a limine in Abrede stellen und ausschließlich auf Mängel diagnostischer Erfassung zurückführen. Ich halte es für eine dringende Forderung, erst einmal authentisches, allen möglichen Fehlerquellen Rechnung tragendes Material zu beschaffen — durch Studienreisen geübter Paralysediagnostiker und Kenner der einschlägigen Fragen in alle in Betracht kommenden Länder — um dem Beispiele zu folgen, das Kraepelin und Plaut, Wilmanns und Stühmer uns gegeben haben. Ein je breiteres Fundament wir auf diesem Gebiete erwerben, um so eher und unanfechtbarer wird der wahre Sachverhalt ans Licht kommen.

d) Geschichte der Paralyse und Tabes.

Es wird ferner behauptet, daß Paralyse und Tabes auch bei uns nicht immer Begleiter der Syphilis gewesen seien, daß beide Krankheiten, deren Spuren sich nicht viel weiter als ein Jahrhundert zurückverfolgen lassen, in einer früheren Epoche der zentraleuropäischen Syphilis gefehlt hätten oder wenigstens erheblich seltener gewesen seien. Auch hier tritt uns der Einwand entgegen: erst seitdem die Eigenart und Selbständigkeit der paralytischen Erkrankung erfaßt sei [Bayle (1822)], werde die Paralyse erkannt. Früher habe man sie einfach übersehen, ein in der Tat nicht leicht hinwegzudisputierendes Gegenargument.

Freilich ist auch versucht worden, die Wucht desselben abzuschwächen. So hat insbesondere Moebius in einem kleinen Aufsatz hervorgehoben, daß im 19. Jahrhundert nicht wenige berühmte Leute (Lenau, R. Schumann, Donizetti, A. Rethel, Makart, Fr. Nietzsche) der Paralyse verfallen seien. Diese Diagnose lasse sich vielfach ohne weiteres aus der Biographie wie auch heute aus Laienanamnesen — stellen. Die paralytische Natur einer im mittleren Lebensalter auftretenden zur Verblödung und schließlich zum Tode führenden Geisteskrankheit sei kaum zu verkennen. Beim Studium Goethes, argumentiert Moebius weiter, lerne man eine große Reihe von Persönlichkeiten kennen, unter denen einige geisteskrank geworden seien, aber es sei kein einziger Paralytiker darunter. Moebius denkt zwar auch daran, daß die angenommene Seltenheit der Paralyse im 18. Jahrhundert lediglich Ausdruck einer geringen Syphilisverbreitung sein könne, meint aber doch, daß diese Erklärung nicht ausreichen und befriedigen könne.

Mönkemöller, welchem wir eine gründliche Untersuchung über die Geschichte der progressiven Paralyse verdanken, machte darauf aufmerksam, daß in dem psychiatrischen Lehrbuch von Chiarugi (1793) unter hundert ausgezeichneten Krankengeschichten, welche diesem Werke beigefügt sind, fünf Fälle heute als Paralysen angesprochen werden müssen, und noch ein sechster in dieser Richtung verdächtig sei.

Mönkemöller hat jedoch unter 211, allerdings nicht allen nötigen Ansprüchen genügenden Krankengeschichten des Zucht- und Tollhauses in Celle aus den Jahren 1750—1800 keinen Fall ausfindig machen können, der ihm auch beim Waltenlassen weitestgehender Liberalität den Verdacht einer Paralyse nahegelegt hätte.

Auch Krafft-Ebing, Kirchhoff und andere Autoren, welche die ältere medizinische Literatur durchforscht hatten, konnten keinen früheren Zeitpunkt feststellen, zu welchem das Vorkommen paralytischer Erkrankungen einigermaßen glaubhaft gemacht werden konnte. Hildebrand hat behauptet, daß die heilige Hildegard (im 12. Jahrhundert) offenbar die Syphilis und ihre Folgen, darunter auch die Paralyse, gekannt habe, Siegerist bemerkt jedoch zu dieser Interpretation, daß die angezogenen Zitate, im Spiegel der damaligen Zeit betrachtet, doch nicht eindeutig genug seien, um diese Annahme zu rechtfertigen. Das gleiche gilt von Zitaten aus der älteren Literatur überhaupt, welche in den Arbeiten über die Geschichte der Paralyse angeführt zu werden pflegen, so einer Stelle aus Hippokrates, ferner einer Bemerkung bei Willis dem Älteren in seinem Werke „De anima brutorum (1672)“.

Doch hat Cullère einen Fall aufgefunden, der eine andere Beurteilung verdient. Es handelt sich um den Erzbischof von Lyon François Paul de Neuville, gestorben 1751, welcher mit 50 Jahren geisteskrank geworden und acht Jahre später gestorben ist. In seiner Biographie wird als Ätiologie der Krankheit bezeichnet „que lui est venu pour avoir trop aimé les femmes“. Auch Wilmanns stimmt CULLÈRE darin zu, daß dieser Fall die erste uns aus der Geschichte bekannte Erkrankung an Paralyse repräsentiere. CULLÈRE vertritt übrigens bezüglich des geschichtlichen Beginns der Paralyse folgenden Standpunkt: solange die Syphilis in der Menschheit wütet, hat es sicherlich Paralyse gegeben.

Meine Meinung ist folgende: eingedenk des Umstandes, daß ein documentum et silentio niemals den Wert positiver Aussagen beanspruchen darf, läßt es sich heute nicht mehr feststellen, ob die Paralyse in früheren Jahrhunderten (im Verhältnis zur Syphilis) seltener gewesen ist oder gar fehlte. Wer an Stelle dieses non liquet das Vorhandensein oder Fehlen der Paralyse in früheren Zeiten ohne neue und kräftigere Argumente verficht, vertritt eine subjektive Meinung. Für bedenklich halte ich es jedoch, die meines Erachtens nicht zu erweisende Seltenheit der Paralyse bis zum Ausgang des 18. Jahrhunderts als Basis zu weit ausschauenden Hypothesen zu machen.

Die gleichen Erwägungen haben auch mutatis mutandis für die Tabes Geltung, welche in der Mitte des 19. Jahrhunderts ziemlich bekannt war (TODD, STEINTHAL, 1844; die Grundlagen unserer heutigen Kenntnisse über diese Krankheit wurden vornehmlich von ROMBERG, DUCHENNE DE BOULOGNE, LEYDEN gelegt), doch ist das Argument, die Tabes sei bis dahin seltener gewesen oder habe überhaupt gefehlt, in dem in Rede stehenden Zusammenhang nicht mit Nachdruck verfochten worden.

Zu der Frage, ob die Syphilis auch bei uns im Wandel der Zeiten ihren Charakter geändert habe — es wird bekanntlich behauptet, sie sei zu Beginn der Neuzeit in Gestalt bösartiger tertiärer Prozesse in Erscheinung getreten — Stellung zu nehmen, erachte ich mich nicht für kompetent. Es sei nur dazu bemerkt, daß A. NEISSER äußere Umstände, wie das Fehlen rechtzeitiger Therapie, schlechte Ernährungsverhältnisse u. a. für den damaligen malignen Charakter der Syphilis verantwortlich zu machen geneigt war und nicht an eine Wandlung der Syphilis selbst geglaubt hat.

9. Die Frage der Umstimmung des Volkskörpers durch lange Syphilisdurchseuchung als Vorbedingung der Paralyse und Tabes.

So wird die eben erwähnte Behauptung, daß die Syphilis im Laufe von vier Jahrhunderten allmählich ihren Charakter geändert habe, auch dazu benützt, das späte Auftreten der Paralyse zu erklären. Man glaubte sich zu der Annahme berechtigt, daß die Syphilis infolge einer Vererbung der Immunität durch mehrere Generationen dann einerseits ihre Bösartigkeit gegenüber der Haut abstreifen, andererseits neurotrope Eigenschaften erwerben könne. Derartigen Gedankengängen, die auf den ersten Blick sehr bestechend erscheinen, ist jedoch bereits A. NEISSER entgegengetreten. Er widersprach zunächst der These, daß die Syphilis, wenn sie eine bis dahin von ihr unberührte Bevölkerung befalle, sich ausnahmslos als bösartig erweise. In Wirklichkeit kämen sowohl je nach der Disposition der Individuen schwere als leichte Erscheinungen vor. Kürzlich hat KANNER die Meinung geäußert, die Paralyse trete in einem Volke erst nach einer 6—10 Generationen währenden Syphilisdurchseuchung auf, verschwinde aber später wieder; so sei die Paralyse bei den nordamerikanischen Indianern bereits ausgestorben (?).

Das von den Masern gegebene vermeintliche Analogon — schwerer Verlauf bei Einschleppung in eine bisher noch nicht verseuchte Population — erheischt nach A. NEISSER eine andere Erklärung und lasse sich nicht auf die Syphilis übertragen. Der Verlauf der Masern unter den erwähnten Umständen sei nur deshalb und nur scheinbar ein schwerer, weil die Krankheit dann viele Erwachsene befalle, welche bekanntlich eo ipso ernster erkranken. Wir machen diese Infektion als Kinder durch — in diesem Lebensalter verursacht sie nur leichte Erscheinungen — und sind dann als Erwachsene immun.

Ein anderes in diesem Zusammenhang manchmal herangezogenes Beispiel, die Immunität der Neger gegen Staphylokokken finde darin seine Erklärung, daß in in einer früheren Epoche die staphylokokkenempfindlichen Individuen dieser Rasse ausgestorben seien. Es handle sich hier nicht um eine Auswirkung einer ererbten Immunität, sondern um eine Folge der Auslese.

Die Annahme einer sukzessiven Umstimmung der Bevölkerung unter dem Einfluß der syphilitischen Durchseuchung als Ursache des Auftretens von Paralyse und Tabes steht daher auf schwachen Füßen.

10. Paralyse und Tabes, Folge einer zweiten kryptogenen Syphilisinfektion?

Eine andere Theorie (Gauducheau) versucht, die Paralyse auf zwei Syphilisinfektionen zurückzuführen, von denen die zweite unbemerkt verlaufen soll. Wohl gibt es beim Kaninchen auch erscheinungslose Superinfektionen (Kolle und Schlossberger), beim Menschen jedoch ruft, wie bereits früher dargelegt, eine einzige Syphilisinfektion offenbar eine Panimmunität gegen alle anderen Syphilisstämme hervor (Kolle, Jahnel und Lange).

11. Cerlettis Hypothese von der Schutzkraft der kongenitalen Lues gegenüber der Paralyse und Tabes.

Cerletti hingegen hat der kongenitalen Lues, welcher er das Prädikat der verbreitetsten Krankheit verleiht, einen vor späterer Paralyse oder Tabes schützenden Einfluß zugeschrieben. Diese Theorie geht von einer irrigen Voraussetzung, einer Überschätzung der Verbreitung der kongenitalen Lues aus, — deren gelegentliche Übertragung bis ins dritte Glied nicht geleugnet werden soll, deren häufiges Fortwirken in die dritte, ja selbst bis in die achte Generation (Sanchez) eine ganz unbewiesene Behauptung darstellt — und braucht daher nicht in extenso widerlegt zu werden.

Die beiden kontradiktorischen Theorien von Gauducheau und Cerletti lassen sich ohne Zuhilfenahme weiterer Hypothesen mit dem keineswegs seltenen Vorkommen von juveniler Paralyse und Tabes nicht in Einklang bringen.

12. Die zeitlichen Schwankungen in der Paralysehäufigkeit. (Paralysebewegung.)

Schon in älteren Darstellungen der progressiven Paralyse begegnet man öfters der Vorstellung, daß diese Krankheit in Zunahme begriffen sei und neuerdings wird bald von einer Abnahme, bald einer Zunahme der paralytischen Erkrankungen berichtet, kurzum, von zeitlichen Schwankungen der Paralysehäufigkeit, für die das Kennwort „Paralysebewegung" geprägt wurde. Über diesen Gegenstand existiert bereits eine erkleckliche Literatur, welche Interessenten in der Arbeit von Jahreiss vorfinden, so daß diese hier nicht in extenso aufgeführt zu werden braucht.

Die wichtigste Frage, welche uns in diesem Zusammenhang interessiert, ist die, ob die behaupteten Schwankungen der Paralysehäufigkeit nur scheinbare sind. Sie könnten also auf Mängeln der statistischen Erfassung oder anderen nicht ohne weiteres offenkundigen äußeren Ursachen beruhen. Oder aber es könnten sich in der Paralysebewegung lediglich die Diagnosenbewegungen kundgeben. Die Paralysebewegung könnte vielleicht auch nur die Oszillationen der vorausgegangenen Syphilisdurchseuchung widerspiegeln. Oder es könnten in ihr Einflüsse der Syphilisbehandlung zum Ausdruck kommen, gelungene Abortivkuren durch Salvarsan, oder eine gründliche Syphilisbehandlung überhaupt eine Abnahme der Paralyse bedingen; daß andere Autoren wieder eine Zunahme der Paralyse im Gefolge therapeutischer Eingriffe befürchtet haben, soll später noch erörtert werden. Schließlich besteht die Möglichkeit, daß das Verhältnis zwischen Syphilis- und Paralysemorbidität unbeirrt von äußeren Einflüssen (Therapie) keine Konstante repräsentiert und daß sich Zu- und Abnahme paralytischer Erkrankungen in regelmäßigen oder regellosen Pendelschlägen ablösen.

Es sei zunächst betont, daß es tatsächlich Schwankungen der Paralysehäufigkeit als Ausdruck der Syphilisdurchseuchung gibt. So hat HEIBERG, der in Kopenhagen Syphilis- und Paralysemorbidität verglich, festgestellt, daß entsprechend einem Lueskulminationspunkt im Jahre 1869 15 Jahre später eine Steigerung der Paralysefrequenz eintrat, und daß einem weiteren Luesgipfel im Jahre 1886 seiner Erwartung entsprechend im Jahre 1902 zahlreiche paralytische Erkrankungen folgten. Für die Jahre 1916—1917 prognostizierte HEIBERG eine weitere Zunahme der Paralyse für Kopenhagen. Ob diese tatsächlich eingetroffen ist, vermochte ich bisher nicht genau zu eruieren[1].

Die folgenden Betrachtungen kranken an dem unvermeidlichen Übel, daß wir in Deutschland über keine umfassenden und kontinuierlichen Statistiken der Geschlechtskrankheiten verfügen (wie die nordischen Länder sie schon seit Jahren aufstellen) und daher notgedrungen die Fluktuationen der Syphilismorbidität außer acht lassen müssen. BONHOEFFER hatte zur Diskussion gestellt, ob die Abnahme der Paralyse, welche in Berlin schon im Jahre 1913 einsetzte, mit der Salvarsanbehandlung in Zusammenhang zu bringen sei. BUMKE stellte fest, daß in Leipzig die Paralyseaufnahmen von 1911—1916 anstiegen, diesen Gipfel bis 1918 innehielten, um von da ab wieder schnell zu fallen, eine Kurve, die mit den Paralyseaufnahmen der anderen sächsischen Anstalten im wesentlichen übereinstimmte. Auch die Tabesaufnahmen in der Leipziger medizinischen Klinik hatten abgenommen. Ähnliche Schwankungen der Paralysehäufigkeit sind in Breslau, Mecklenburg-Schwerin festgestellt worden. Hingegen ergaben die statistischen Erhebungen in München und Freiburg keine derartige Abnahme der Paralyseerkrankungsziffer. BUMKE glaubt an wirkliche, vermutlich von der Syphilishäufigkeit unabhängige Schwankungen der Paralysemorbidität denken zu müssen, die an verschiedenen Orten zu verschiedenen Zeiten auftreten können und anderwärts wieder gänzlich ausbleiben. Es ist zu hoffen, daß weitere über noch längere Zeiträume sich erstreckende genaue statistische Erhebungen noch mehr Klarheit in dieses Gebiet der Paralysefrage hineintragen werden.

Auch Änderungen des Paralyseverlaufs bzw. seiner Erscheinungen wurden öfters behauptet, so, daß die klassische mit überreicher Produktion kritikloser Größenideen einhergehende Paralyse zugunsten der dementen Formen abgenommen habe. Inwieweit die gelegentlich ausgesprochene Meinung, daß einzelne Symptome wie das Zähneknirschen (KRAFFT-EBING) immer seltener bei der Paralyse zur Beobachtung gelangt, auf Täuschung bzw. äußeren Ursachen beruht, kann hier nicht untersucht werden.

13. Die geringe Paralyse- und Tabesmorbidität der Syphilitiker und ihre Erklärungsversuche. Die Hilfsursachen der Paralyse und Tabes.

Glücklicherweise wird nicht jeder Syphilitiker tabisch oder paralytisch, sondern nur ein kleiner Teil aller Infizierten.

[1] J. SMITH, der die Paralyse- und Syphilismorbidität in Kopenhagen von 1866—1925 verglichen hat, fand jedoch große Schwankungen der Paralysehäufigkeit, welche der Lueskurve keineswegs immer korrespondieren; in letzterer Zeit ist nach seinen Erhebungen trotz Zunahme der Syphilis die Paralyse seltener geworden.

Es ist außerordentlich schwer, ein zutreffendes Bild von der Häufigkeit der Paralyse und Tabes bei syphilitisch infizierten Individuen zu gewinnen. FOURNIER hatte die Häufigkeit der Paralyse bei Syphilitikern als 10% angenommen. MATHES gelangte bei katamnestischer Erfassung der Syphilitiker der Jenenser medizinischen Klinik zu 1—2% Paralytiker, PICK und BANDLER zu 3,7% bei Verfolgung der Syphilitiker der Prager deutschen dermatologischen Klinik. BUMKE machte darauf aufmerksam, daß bei allen Statistiken aus dermatologischen Kliniken die unbehandelten Syphiliker verloren gehen; andererseits müsse der Neurologe, der nur die nervöse Lues behandle, von vornherein auf Erhebungen dieser Art verzichten.

Die wertvollsten Unterlagen zur Beurteilung dieser Frage haben uns die Untersuchungen von MATTAUSCHEK und PILCZ geliefert. Die hier angedeuteten Schwierigkeiten konnten MATTAUSCHEK und PILCZ in glücklicher Weise dadurch umgehen, daß sie die Syphilisansteckung österreichischer Offiziere, über welche, ebenso wie über alle späteren Erkrankungen, genaue Aufzeichnungen vorlagen, als Basis zu ihrer Untersuchung auswählten. Sie konnten feststellen, daß von 4134 Syphilitikern ungefähr *5%* (*4,75%*) an *Paralyse*, *2,37%* an *Tabes* und ein wenig mehr als *3%* (*3,19%*) an *Lues cerebrospinalis* erkrankt waren. AEBLY hat diese Angaben einer Revision unterzogen, um die etwas zu kurze Beobachtungsdauer der letzten Jahrgänge dieser Statistik auszugleichen. Er gelangte dabei zu einer Schätzung der Paralysehäufigkeit auf *10%* (10% ± 3%). W. WEINBERG nahm eine Paralysemorbidität der Syphilitiker von 7% an. PILCZ und MATTAUSCHEK machen ferner darauf aufmerksam, daß nach HOCHSINGERs Katamnesen bei kongenital-luetischen Kindern auch hier die Morbidität (Paralyse einschließlich der Fälle von reflektorischer Pupillenstarre mit Migräne) 4,81% betrage.

Die auffallende Tatsache, daß nur ein geringer Bruchteil aller Syphilitiker paralytisch oder tabisch wird — oder in der HOCHEschen Formulierung, daß etwa 90% der Luetiker diesen Folgen entrinnen —, hat zu einer Reihe von Erklärungsversuchen geführt, welche darin gipfeln, daß noch eine weitere von außen kommende Schädlichkeit hinzukommen müsse, um die Syphilis zur Erzeugung von Paralyse und Tabes zu befähigen. Die auf diesem Gedankengang aufgebauten Theorien möchte ich als anthropozentrische zusammenfassen, weil sie bald Einflüssen der menschlichen Lebensweise, bald Eingriffen von Menschenhand in den Syphilisverlauf eine entscheidende Bedeutung für die Paralyseentstehung zusprechen.

Hilfsursachen der Paralyse und Tabes.

Während man vor der Erkenntnis der syphilitischen Natur der in Rede stehenden Krankheiten ihre Ursache in sexuellen Ausschweifungen, Alkoholmißbrauch, körperlichen und geistigen Überanstrengungen erblickte, ließ man in einer späteren Entwicklungsphase der Metasyphilislehre die ursächliche Rolle der Syphilis nur für die Majorität der Paralyse- und Tabesfälle gelten, bei anderen Fällen, bei denen etwa der anamnestische Syphilisnachweis versagte, wurde bald diese, bald jene der bereits erwähnten Ätiologien angeschuldigt. Als schließlich die Überzeugung, daß die Syphilis eine Conditio sine qua non der Paralyse- und Tabesentstehung bilde, sich allgemein durchgerungen hatte, degradierte man die anderen früher als mehr oder weniger gleichberechtigt angesehenen Ursachen der Paralyse zu Hilfsursachen und glaubte durch eine derartige Konzeption die Erscheinung in befriedigender Weise motivieren zu können, daß die Syphilis nur ausnahmsweise, nur dann, wenn auch die Hilfsursachen zuträfen, Paralyse oder Tabes nach sich ziehe. Doch ist der Kurs dieser Hilfsursachen immer mehr gesunken und gegenwärtig genießen sie kaum mehr Kredit. So dürfte es heute keinem Widerspruch begegnen, wenn alle diese Hilfsursachen für die Paralyse- bzw. Tabesentstehung als unerheblich bezeichnet werden. Die nunmehr ausschließlich historische Bedeutung der Hilfsursachen rechtfertigt ihre ganz summarische Darstellung, die aber doch nicht völlig unterbleiben soll, weil einige derselben in praktische Fragen (Unfall- und Militärbegutachtung) hineinspielen.

Die Tatsache, daß gelegentlich chronischer Alkoholismus zu geistigen Schwächezuständen führt, die der Paralyse ähneln können, berechtigt ebensowenig dazu, Alkohol und Paralyse in einen ätiologischen Konnex zu bringen — daß Räusche Syphilisansteckung begünstigen, steht auf einem anderen Blatt — wie die Erscheinung, daß der Wegfall von Hemmungen im Beginn der Paralyse manche Kranke dem Alkohol in die Arme treibt. Auch alkoholfrei lebende Individuen können paralytisch werden.

Auch das Thema Tabak und Paralyse ist in negativem Sinne beantwortet.

Die in der Vorgeschichte von Paralytikern übrigens recht seltene Bleivergiftung vermag lediglich eine Encephalopathica saturnina hervorzurufen, deren Abgrenzung von der Paralyse früher manchmal Schwierigkeiten bereitete.

Das Trauma spielt in der Ätiologie der Paralyse keine nennenswerte Rolle. Nur ist es manchmal nicht leicht, in Fällen, wo ein Kopftrauma dem Ausbruch der Paralyse unmittelbar vorausging, den Nichtzusammenhang zu erweisen und aus diesem Grunde entscheiden manche Autoren praktisch im Zweifelsfalle zugunsten des Kranken (HOCHE). Andererseits liegt der Annahme einer Beziehung zwischen Trauma und Paralyse oft eine Verwechslung zwischen Ursache und Wirkung zugrunde: die im Beginn der Paralyse bereits vorhandene Ungeschicklichkeit und mangelnde Umsicht setzt derartige Kranke leichter Unfällen aus. Auch kann ein paralytischer Insult ein Trauma vortäuschen bzw. zu Kopfverletzungen führen.

Auch körperliche Überanstrengungen, welche früher namentlich in der Ätiologie der Tabes figurierten und in EDINGER (Aufbrauchstheorie) ihren letzten Verteidiger fanden, werden heute für die Entstehung dieser Krankheit als belanglos angesehen. Gegenwärtig stehen auch die meisten Autoren auf dem Standpunkt, daß sich ein Zusammenhang zwischen Kriegsdienst und Paralyse bzw. Tabes wissenschaftlich nicht erweisen läßt. Daß Überanstrengungen und Entbehrungen für die bereits ausgebrochene Erkrankung nicht gerade zuträglich sind, vermag an dieser Auffassung nichts zu ändern, wie denn unter den Folgen der Kriegsernährung Paralytiker (aber auch andere Geisteskranke) in den Anstalten rascher und in größerem Umfange zugrunde gingen als in Zeiten normaler Ernährung.

Daß geistige Arbeit, Gemütsbewegungen an der Entstehung der Paralyse unbeteiligt sind, lehrt die Existenz einer juvenilen Paralyse. Und im gleichen Sinne spricht die im Jugendalter auf dem Boden der kongenitalen Syphilis auftretende Tabes gegen die ursächliche Bedeutung aller erst im späteren Leben wirksamen Hilfsursachen.

Zum Schlusse sei als Beispiel dafür, welche Faktoren man heute noch mit der Paralyseentstehung in Zusammenhang bringt, folgendes Kuriosum erwähnt: der sexuelle Präventivverkehr, den ein Autor in einer im Jahre 1928 erschienenen Arbeit allen Ernstes dieser Wirkung bezichtigt.

14. Die Vaccinationshypothese.

Eine moderne, paradox anmutende Hypothese hat einen Eingriff von Menschenhand in das Naturgeschehen — eine der größten Segnungen der Kultur —, für die Entstehung der Paralyse verantwortlich zu machen gesucht: die Schutzpockenimpfung. Diese gleichzeitig und unabhängig in drei Köpfen (SALOMON, DARASZKIEWICZ, KOLB, von letzterem Autor übrigens nur mit größter Reserve zur Diskussion gestellt) entstandene Anschauung stützt sich im wesentlichen auf Geschichte und Geographie der Paralyse. Es trifft wohl zu, daß die genauere Kenntnis der Paralyse der Schutzpockenimpfung (von JENNER zuerst 1796 vorgenommen) auf dem Fuße folgte. Eines steht jedoch fest, daß bereits vor der JENNERschen Entdeckung Fälle beschrieben worden sind, die man nicht anders als Paralysen deuten kann; hier seien besonders die 5 bzw. 6 Beobachtungen von CHIARUGI (1793) hervorgehoben. Man muß sich hier, wie PLAUT und ich dargelegt haben, hüten, einen naheliegenden Trugschluß zu begehen, nämlich aus rein zeitlichen und nicht einmal kongruenten Beziehungen solche kausaler Art herzustellen. Der Aufschwung, den die Heilkunde zu Beginn des 19. Jahrhunderts im Rahmen der allgemeinen Kulturentwicklung genommen hat, hat natürlich auch mehrere untereinander ganz unabhängige Erscheinungen gezeitigt, die immer allgemeinere Durchführung der Schutzpockenimpfung und die ärztliche Erfassung von Krankheitsformen, insbesondere auch der progressiven Paralyse. PLAUT hat sich auf seiner Forschungsreise nach Amerika auch mit der Schutzpockenhypothese beschäftigt. Er konnte auch pockennarbige Paralytiker in Mexiko ausfindig machen. Bei drei Paralytikern (zwei davon waren Neger im St. Elizabeth Hospital in Washington) war vermutlich die Impfung vor Ausbruch der Paralyse unterblieben. In Cuba, wo gerade 23 Jahre zuvor mit der systematischen Impfung begonnen worden war, fanden sich trotzdem auffallend wenig Paralysen. PLAUT und ich haben in besonderen Untersuchungen dargelegt, daß die streng spezifische nur gegen Vaccine bzw. Variola gerichtete Immunität nach der Impfung auf den Verlauf anderer Infektionen keinen Einfluß auszuüben vermag, daß ferner eine besondere präventive (etwa der Malariainfektion analog zu setzende) Heilwirkung der Pocken auf den syphilitischen Prozeß nicht für die Unterschiede in der Paralysehäufigkeit in blatterndurchseuchten und von dieser Geißel freien Ländern zu erklären vermag.

PLAUT und ich haben ferner tierexperimentelle Untersuchungen über diese Fragen angestellt. Es gelang nicht, weder durch vorherige noch durch spätere Kuhpockenimpfung bei mit verschiedenen Syphilisstämmen infizierten Kaninchen neurotrope Wirkungen auszulösen bzw. zu steigern. Auch ließen sich in Gehirnen von menschlichen Paralysefällen Vaccinekeime nicht auffinden, so daß die Annahme einer Symbiose zwischen Vaccine und Syphilisspirochäten im Paralytikerhirn in keiner Weise gestützt erscheint.

Schon vor der Vaccinationshypothese hatten einige Autoren das Rätsel der Paralyse durch Symbiose der Syphilisspirochäten mit einem anderen (meist als invisibel angesehenen) Mikroorganismus zu erklären versucht (HEIM, GRIMALDI, MARCHAND), ohne allerdings Tatsachen zugunsten dieser Anschauung vorbringen zu können. MILIAN berichtete auf der Tagung der Pariser neurologischen Gesellschaft (9.—10. Juli 1920) u. a., daß er Meerschweinchen mit Liquor von Paralytikern geimpft habe und daß diese Tiere unter fünf Fällen zweimal tuberkulös geworden seien. Dieser Autor deutet seine Befunde im Sinne einer „syphilitico-bacillären Symbiose“. Doch ist die Überzeugungskraft dieser Anschauung eine so geringe, daß diese Versuche nicht einmal zu Nachprüfungen — welche in diesem Falle sehr leicht zu eindeutigen Resultaten hätten führen müssen — Anstoß gegeben haben.

Was speziell die Beziehungen der Impfung zur Paralyse anlangt, so darf diese Hypothese auf Grund der von PLAUT und mir berichteten Experimente, der Einwände von KOLB, von EINSIEDEL, WILMANNS, KRAEPELIN, NONNE, GALEWSKY, ARNOLD und KOPP wohl definitiv als erledigt gelten, zumal keine neuen Argumente zu deren Gunsten beigebracht worden sind.

15. Frühbehandlung der Syphilis und ihre Beziehungen zur Paralyse- und Tabesentstehung.

Eine weitere moderne Theorie macht einen anderen menschlichen Eingriff in den natürlichen Ablauf der Ereignisse für die Entstehung dieser Krankheiten verantwortlich: die antisyphilitische Behandlung. Während man früher dieselben Krankheiten auf therapeutische Unterlassungssünden — ob zu Recht, soll noch erörtert werden — zurückzuführen versucht hat, hat man jetzt den Spieß umgedreht.

Als Hauptvertreter dieser Anschauung sind einerseits GÄRTNER, andererseits WILMANNS zu nennen. Ersterer erblickt das Wesentliche in einem jede Person einzeln treffenden (individuellen) Faktor, letzterer macht ganz allgemein die antisyphilitische Therapie für die Paralyse und Tabes verantwortlich.

a) Gärtners Theorie.

Gärtner sieht das Wesen der Paralyse in einer Allergieschwäche, welche zwar auch spontan vorliegen könne, aber unter dem Einfluß einer frühzeitigen und unzureichenden (nicht sterilisierenden) Behandlung mit Vorliebe sich entwickle. Nach Gärtner gehöre zur Paralyseentstehung zwar eine gewisse Disposition. Die Rolle der Therapie bestehe darin, daß sie zwar die leicht erreichbaren Spirochäten der Haut vor Ausbildung der Gewebsumstimmung zu beseitigen vermöge, aber nicht die in die Meningen und Cerebralgefäße eingedrungenen Spirochäten zu vernichten imstande sei. Beim Vorhandensein einer gewissen anlagemäßig vorgebildeten Schwäche der Schutzfunktionen komme es unter diesen Umständen zum Auftreten einer paralytischen Erkrankung.

Die Gärtnersche Theorie würde zwar eine Erklärung für die Seltenheit der Paralyse bei unkultivierten Völkern abgeben, sie versagt aber gegenüber den bei uns nicht seltenen Fällen von Paralyse und Tabes, bei denen eine Behandlung des Individuums nicht stattgefunden hatte, vielfach auch nicht stattfinden konnte, weil die syphilitische Infektion unerkannt geblieben war.

b) Wilmanns' Theorie.

Wilmanns hingegen erblickt das Maßgebende in einer biologischen Umwandlung der Spirochäten, also der Ausbildung einer Arzneimodifikation mit neurotropen Tendenzen, welche dieser Autor als begrenzt vererbbar anspricht. Ursprünglich habe die Lues die Neigung besessen (in früheren Jahrhunderten und bei unkultivierten Völkern hat sie sie noch heute), in ihrem Verlaufe in einem sehr großen Prozentsatz zu Tertiarismus zu führen. Mit der gründlichen Behandlung werde die Lues leicht und bleibe es, wenn sie auf andere Personen weiter übertragen würde, selbst wenn letztere sich keiner Behandlung unterziehen. Paralyse und Tabes, welche parallel mit der Durchführung systematischer Kuren an Häufigkeit zugenommen haben, sprechen auf spezifische Behandlung kaum mehr an. Bei konsequenter Behandlung innerhalb einer Bevölkerung gewinnen die neurotropen Stämme schließlich die Oberhand. Auf diese Weise treten bei unkultivierten Völkern durch Berührung mit der abendländischen Zivilisation Paralysen auf, zuerst in den Städten bzw. in den besser situierten Bevölkerungsschichten; dies lasse sich nur durch den Einfluß der Therapie oder den Import neurotroper Spirochätenstämme erklären. Wilmanns hat zwar sein Glaubensbekenntnis dahin abgelegt, daß die antisyphilitische Therapie die Metalues züchte, möchte aber dieser Erkenntnis keinen Einfluß auf das zukünftige therapeutische Handeln einräumen. Der Raummangel verbietet es mir, alle von Wilmanns vorgebrachten Stützen seiner Anschauung eingehend zu diskutieren. Nur sei gesagt, daß die Geographie der Paralyse vorerst nur mit größter Reserve sich in dieser Richtung verwerten läßt. Denkbar ist allerdings, daß bei unkultivierten Völkern die dermotrope oder, präziser ausgedrückt, tertiophile Syphilis überwiegt, und gerade die endemische Form ihres Auftretens könnte bewirken, daß die meisten Individuen schon vor Eintritt der Geschlechtsreife die Krankheit erwerben und vor einer Infektion mit neurotroper Lues geschützt sind. Jahnel und Lange haben auf Grund von Frambösiestudien die Vermutung geäußert, daß unsere Syphilis einerseits und Frambösie andererseits Pole einer Erscheinungsreihe darstellen, zwischen welchen die endemische Lues stehe, welche ja in manchen Belangen mit der Frambösie mehr verwandt ist, als die bei uns zur Beobachtung gelangenden Syphilisformen. Die Anschauung, daß die Frambösie, weil vor der Syphilisansteckung bis zu einem gewissen Grade schützend, der Ausbreitung der Lues entgegenwirke, ist mehrfach schon geäußert worden. Es wäre auch denkbar, daß die Durchseuchung einer Population mit endemischer Lues der Einschleppung neurotroper Stämme einen Riegel vorschiebt. Wird mit wachsender Kultur der endemischen Syphilis der Boden entzogen, dann können neurotrope Syphilisstämme sich dort niederlassen. Die Neurotropie muß nicht Folge eines Kontaktes der Parasiten mit antiluetischen Arzneimitteln sein. Ich halte es für viel wahrscheinlicher, daß von Haus aus neurotrope und nichtneurotrope Syphilisstämme existieren. Freilich möchte ich nicht unterlassen besonders hervorzuheben — davon wird noch in einem späteren Kapitel die Rede sein —, daß die Existenz besonderer neurotroper Spirochätenstämme bzw. nichtneurotroper Stämme durchaus hypothetisch ist. Vielleicht kann das experimentelle Studium von Syphilisstämmen mit besonderer Berücksichtigung solcher der endemischen Lues uns auf diesem Gebiete weiterführen. Vorläufig steht die Frage noch offen, ob das Syphilisvirus in bezug auf Neurotropie bzw. Fähigkeit der Paralyse- und Tabeserzeugung einheitlich ist oder ob es in mehrere Unterarten mit verschiedener Affinität im Zentralnervensystem zerfällt. Es muß ferner berücksichtigt werden, daß größere Zerstörungen der Haut und Knochen nur bei indolenten, sich gegen jede Behandlung sträubenden Personen angetroffen werden und daß auch bei uns tertiäre Krankheitsäußerungen meist im Keime erstickt werden. Die hauptsächlichste Lücke in der WILMANNSschen Beweisführung erblicke ich darin, daß die Umwandlung der dermotropen in die neurotrope Lues nur aus ganz allgemeinen Argumenten erschlossen werden kann. Der Wunsch, die Geographie der Paralyse auf eine sichere Basis zu stellen, ist mehrfach ausgesprochen worden. Vorerst wird man ein Gefühl der Unsicherheit kaum überwinden können, wenn man diesen zahlreichen, der beliebigen Überprüfung entrückten Angaben gegenübersteht. Auch vergangene Zeiten können wir nicht mehr zurückrufen und die überlieferten Dokumente sind meist spärlich und vieldeutig. Den geschichtlichen Beweis für die WILMANNSsche Anschauung halte ich nicht für geführt, einmal weil die Behauptung des Fehlens (oder, was gleichbedeutend wäre) einer extremen Seltenheit der Paralyse in früheren Jahrhunderten weder im positiven noch im negativen Sinne entschieden ist und vor allem, weil wir über keine ausreichenden Angaben der Häufigkeit der Syphilis und deren Behandlung aus früheren Jahrhunderten verfügen. WEICHBRODT hat darauf aufmerksam gemacht, daß gerade zu der Zeit, in die man die Geburtsstunde der Paralyse vielfach zu verlegen beliebt, eine Reaktion gegen die Quecksilberbehandlung eingesetzt hatte. Damals wurde die Syphilis vielfach überhaupt nicht behandelt und wirkte sich trotzdem in milden Erscheinungsformen aus.

Weiter glaubt WILMANNS sich zu der Behauptung berechtigt, daß gegenwärtig auch bei uns die Paralyse in den Bevölkerungskreisen häufig sei, welche sich in der Regel einer sachgemäßen Behandlung unterwerfen. Das Gegenstück bilden z. B. Gewohnheitsverbrecher, bei denen trotz starker Syphilisdurchseuchung Paralyse nur selten zur Beobachtung gelange.

WILMANNS gibt zu, daß die von ihm geäußerten Anschauungen aus Theorien bestehen, welche sich auf wenig gesicherten Tatsachen aufbauen und die gewiß nicht restlos befriedigen können. Auch SPIELMEYER hält einstweilen eine Vervollständigung der WILMANNSschen Argumente für notwendig und hebt hervor, daß die nach der Theorie als Ausdruck der Salvarsanbehandlung zu erwartende Zunahme der Paralyse sich nicht eingestellt habe.

Vom experimentell-biologischen Standpunkte wäre zu der WILMANNSschen Theorie noch folgendes zu bemerken. Zunächst liegen Erfahrungen, die mit der Eindeutigkeit beliebig oft reproduzierbarer Experimente darzutun vermöchten, daß beim Menschen Syphilisstämme durch entsprechend starken und ausgedehnten Kontakt mit Medikamenten biologische Modifikationen im Sinne der ihnen von WILMANNS zugedachten Bestimmung der Erzeugung von Paralyse und Tabes eingehen, überhaupt nicht vor. Wir können heute, wenn wir einem frisch angesteckten Syphilitiker gegenüberstehen, weder feststellen, inwieweit die Spirochäten in früheren Epochen durch Antiluetica verändert worden sind, noch auch angesichts unserer Paralytiker und Tabiker das Quantum der vom Individuum aufgenommenen Syphilisheilstoffe genau bestimmen.

Letzten Endes spitzt sich die WILMANNSsche Hypothese auf die Annahme einer Lues nervosa zu und gibt dieser nur insofern eine andere Fassung, als sie sich zur Erklärung einer vorhandenen, bzw. immer wieder neu entstehenden Neurotropie sich nicht auf immanente Fähigkeiten der Syphilisspirochäten zu berufen braucht, sondern für die Ausbildung neurotroper Modifikationen gleich eine bestimmte Erklärung zur Hand hat. Indes verfügen wir heute noch über keine Methoden, um etwa im Wege des Tierexperiments den Nachweis zu erbringen, daß ein gegebenes Syphilisvirus zur Erzeugung von Paralyse und Tabes befähigt ist, noch vermögen wir in einem solchen Falle etwa durch Prüfung der Arzneiresistenz zu bestimmen, ob dieses Virus gegenüber anderen Syphilisstämmen eine Vergangenheit vieler Arzneibekanntschaften voraus hat. Als Kern der WILMANNSschen Hypothese bleibt eine biologische Analogie zurück: daß Protozoen unter der Einwirkung von Arzneimitteln eine auch auf spätere Generationen nahezu unbegrenzt vererbbare Giftfestigkeit erwerben können. Indes pflegt das Auftreten solcher Arzneimodifikationen nicht mit einer Umwandlung der übrigen biologischen, insbesondere pathogenen Qualitäten einherzugehen. Die Fähigkeit protozoischer Krankheitserreger — denen die Spirochäten zum mindesten sehr nahestehen —, im Nervengewebe zu parasitieren, ist entwicklungsbiologisch uralt und bedarf auch für den Spezialfall der Paralyse- und Tabesentstehung innerhalb eines historischen Zeitraums nicht einer anthropozentrischen Erklärung. Es sei nur an die bekannten Beispiele der Schlafkrankheit, der Dourine, der Chagaskrankheit und das Persistieren von Recurrensspirochäten im Gehirn der weißen Maus (BUSCHKE und KROÓ) und des Kaninchens (PLAUT) erinnert, ganz besonders aber auf das Eindringen von Syphilisspirochäten in das Mäusegehirn (SCHLOSSBERGER) hingewiesen.

So lange es nicht möglich ist, der WILMANNSschen Annahme experimentelle und exakt überprüfbare Stützen zu verleihen, werden wir dieser und ähnlichen Theorien ablehnend gegenüberstehen müssen. Wir müssen von den Anhängern der therapeuto-genetischen Paralyseentstehung mit Fug und Recht stringentere Beweise fordern.

Die tierexperimentellen, an Recurrensspirochäten vorgenommenen Untersuchungen (STEINER), so interessante und ergebnisreiche Detailerfahrungen sie uns geliefert haben, vermögen die WILMANNSschen Gedankengänge nicht in wirksamer Weise zu fundieren. ,,Der eigentliche Beweis wird natürlich an der menschlichen Syphilis zu erbringen sein" bemerkt hierzu SPIELMEYER. Übrigens hat auch STEINER selbst hervorgehoben, daß der Modellversuch mit Recurrensspirochäten immer nur Analogieschlüsse erlaube, die keine absolute Beweiskraft besitzen.

In jüngster Zeit sind gegen die WILMANNSschen Folgerungen von mehreren Seiten Bedenken erhoben worden (KOLLE und LAUBENHEIMER, BRUHNS u. a.).

Wenn auch WILMANNS selbst aus seiner therapeuto-genetischen Paralysehypothese nicht die Konsequenz einer Udenotherapie bei den ersten Luesstadien gezogen hat, so sind doch solche Gedankengänge geeignet, die Behandlung der frischen Lues auf falsche Bahnen zu lenken und im Einzelfalle die Unterlassung mancher sonst als indiziert angesehener Wiederholungskur zu rechtfertigen. Ich möchte daher diese Ausführungen nicht schließen, ohne auch einen Dermatologen (STÜHMER) zum Wort kommen zu lassen: „Ganz abwegig aber muß es sein, bei der Unvollkommenheit unseres Wissens dem Gedanken nachzuhängen, daß wir mit unserer Behandlung die Immunität zerschlügen und damit katastrophale Entwicklungen in der Folgezeit verursachten." Auch die Rundfrage JADASSOHNs bei führenden Dermatologen ergab keine Zunahme der Paralyse und Tabes im Gefolge der Salvarsanbehandlung.

16. Die Frage der Lues nervosa (besonderer neurotroper Syphilisstämme).

Die zahlreichen größtenteils noch zu erörternden Theorien der Paralyse- und Tabesentstehung lassen sich im allgemeinen in zwei Gruppen teilen. Entweder wird der Nachdruck auf besondere Eigenschaften des Erregers gelegt oder es wird eine bestimmte Beschaffenheit des Organismus der Erkrankten in erster Linie zur Erklärung herangezogen. Die Lehre, daß Paralyse und Tabes besonderen neurotropen Syphilisstämmen ihr Dasein verdanken, kurz Lues nervosa oder Syphilis à virus nerveux genannt, erfreute sich lange Zeit großer Beliebtheit und muß auch heute noch ernstlich erwogen werden. ERB definierte diese Konzeption folgendermaßen: „Formen der Syphilis, welche mit ihrer Schädigung mit Vorliebe das Nervensystem heimsuchen, deren Krankheitserreger selbst oder vermittels der von ihnen erzeugten Blutmischung (Toxine, Antitoxine) gerade auf die nervösen Elemente eine besonders schädliche Wirkung ausüben."

Ehe in eine Erörterung dieser Frage eingetreten sei, erscheint es zweckmäßig, den Begriff der Lues nervosa enger zu umschreiben. Ein Teil der Autoren versteht unter Lues nervosa eine Syphilis, welche häufiger als die gewöhnliche Lues zu Erkrankungen des Zentralnervensystems schlechthin führe, ein anderer will die Bezeichnung nur für jene Syphilisformen gelten lassen, welche Paralyse und Tabes erzeugen. Bei der auch im Verlaufe dieser Darstellung wiederholt betonten Sonderstellung der Paralyse und Tabes unter den syphilitischen Erkrankungen des Zentralnervensystems halte ich es für wünschenswert, den Ausdruck Lues nervosa nur für diejenigen supponierten Syphilisformen zu reservieren, welche die Fähigkeit der Paralyse- und Tabeserzeugung besitzen sollen. Übrigens hat A. PILCZ an Stelle der Benennung Lues nervosa den Ausdruck paralysogene Lues vorgeschlagen. Wir wollen den folgenden Erörterungen diese engere Definition zugrunde legen.

SANGUINETI unterscheidet übrigens auch bei Paralytikern zwei Spirochätenvarietäten, eine neurotrope, bei welcher Sekundärserscheinungen sowie Infektion der Ehegatten und Nachkommen ausbleiben, ferner eine dermotrope mit gewöhnlichem Luesverlauf. Bei Paralysen auf dermotroper Grundlage will SANGUINETI eine Mesarteriitis an den Gefäßen des Circulus arteriosus Willisii gefunden haben. Die Lehre von der Lues nervosa geht auf interessante klinische Beobachtungen zurück, wo mehrere aus einer Quelle infizierte Individuen größtenteils paralytisch oder tabisch geworden sind. Sehr eindrucksvoll sind die Fälle, welche MOREL-LAVALLÉE mitgeteilt hat. MARTHA X. war im Jahre 1870 die Maitresse eines Studenten der Medizin. Er starb 1873 an syphilitischer Meningitis. 1871 hatte sie ein Verhältnis mit einem zweiten Medizinstudenten; er heiratete später, hatte gesunde Kinder und starb 1888 an Paralyse. Das gleiche Schicksal ereilte einen dritten Studenten, welcher mit ihr im Jahre 1872 Beziehungen unterhalten hatte, der Vater gesunder Kinder wurde und ebenfalls 1882 an Paralyse starb. Ebenso ging es einem Chemiker, der an Paralyse, und einem Ingenieur, der an einer syphilitischen Geisteskrankheit zugrunde ging. Später hat man sogar einen sechsten Mann ausfindig gemacht, der seine Lues bei demselben Mädchen erworben hatte und an Paralyse erkrankt war. Die

Fälle von BROSIUS, wo unter sieben Glasbläsern, die sich gleichzeitig infiziert hatten, sechs tabisch oder paralytisch geworden sind, sind bereits in einem früheren Kapitel erwähnt worden. Die Literatur enthält noch mehrere ähnliche Angaben. Hier sei jedoch von vorn herein eines wichtigen Einwandes gedacht: Bei einer so verbreiteten Krankheit, wie die Syphilis, müssen auch rein zufällig, nach arithmetischen Gesetzen, gelegentlich gehäufte Paralyse- und Tabeserkrankungen zur Beobachtung gelangen, welche aus einer Infektionsquelle entstammen. Solche Fälle werden leicht als etwas Besonderes angesehen, während sie in Wirklichkeit lediglich ein Produkt des Zufalls sein können. In der Tat läßt sich auf diese Weise die hier zur Erörterung stehende Frage nicht entscheiden und es müßte der persönlichen Auffassung überlassen bleiben, ob man den Argumenten der Anhänger oder Gegner dieser Lehre mehr Beweiskraft zugestehen will. Mit Recht hat AEBLY hervorgehoben, daß die Umkehr der Medaille fehle, d. h.: nur wenn alle Fälle bekannt wären, welche mit der betreffenden Infektionsquelle in Berührung gekommen sind, nicht nur einzelne Beobachtungen, können gültige Schlußfolgerungen abgeleitet werden. Dies ist aber niemals der Fall. Diese Frage läßt sich nur auf der Basis einer exakten Statistik angehen. Einen derartigen Versuch hat O. FISCHER unternommen. O. FISCHER suchte bei seinem Material festzustellen, wie oft Männer paralytischer Frauen an Paralyse erkranken und hat diese Zahl mit der gesamten Paralysemorbidität der Syphilitiker verglichen. FISCHER fand bei seinem Material 10,5% konjugale Paralyse. FISCHER hat diesen Prozentsatz mit dem von PICK und BANDLER verglichen, weil es sich bei dieser Statistik um die gleiche Bevölkerung handelte. PICK und BANDLER hatten nämlich die Schicksale von Syphilitikern verfolgt und festgestellt, daß nur 3,7% derselben der Paralyse zum Opfer gefallen waren. FISCHER erblickt darin, daß seine Ziffern wesentlich höher sind, einen zahlenmäßigen Beweis für die Existenz einer Lues nervosa. HIRSCHL und MARBURG haben demgegenüber darauf hingewiesen, daß das Material von FISCHER zu klein sei, um derartig weitgehende Schlußfolgerungen zu erlauben. Ferner haben die Wiener Autoren betont, daß die tatsächlichen Ziffern der Paralysemorbidität der Syphilitiker noch nicht genau feststehen. Stellt man sich auf den Boden der Ansicht von AEBLY, daß die Paralysemorbidität der Syphilitiker generell auf 10% zu schätzen sei, so sind die FISCHERschen Ziffern gegenstandslos. AEBLY hat ausdrücklich betont, daß ein bedeutend höherer Wert als 10% bei derartigen Untersuchungen, wie sie O. FISCHER angestellt hat, gefunden werden müßte, um die Existenz einer Lues nervosa zu beweisen.

Von dermatologischer Seite hat sich WIRZ kürzlich eingehend mit dieser Frage beschäftigt und konnte bei seinen Beobachtungen, auf das richtige Vergleichsmaterial bezogen, keine Häufung konjugaler Metalues feststellen; WIRZ lehnt daher die Hypothese der Lues nervosa ab.

Auch die Anhänger der Lehre von der Lues nervosa müssen zugeben, daß die gewöhnliche Lues ebenfalls zuweilen Paralyse und Tabes hervorzurufen vermag und daß auch eine Lues nervosa, deren Existenz vorausgesetzt, keineswegs regelmäßig diese Folgen verursacht. Da wir nicht wissen, wie oft die gewöhnliche Lues zur Paralyse führt, in welcher Häufigkeit die Lues nervosa dies vermag und in welchem Prozentsatz die Lues nervosa unter den verschiedenen Syphilisstämmen einer bestimmten Gegend vertreten ist, wird diese Fragestellung viel komplizierter als es zunächst scheinen mag; die statistische Bearbeitung derartiger Fragen, welche auch aus anderen Gründen mit vielen Schwierigkeiten zu kämpfen hat, wird dadurch noch weiter erschwert, so daß auf diese Weise das Problem nicht gelöst werden kann. Übrigens sei an dieser Stelle eine interessante Angabe von MATTAUSCHEK und PILCZ erwähnt, daß die ungarische Lues mit besonderer Häufigkeit zur Paralyse und Tabes führe.

Ein zweiter Weg, der Lösung des uns hier beschäftigenden Problems näher zu kommen, besteht darin, die Paralysespirochäten mit Spirochäten aus den Läsionen anderer syphilitischer Krankheitsprodukte zu vergleichen und nach morphologischen oder biologischen Unterschieden zu suchen. Die Frage nach etwaigen morphologischen Unterschieden haben besonders interessante Untersuchungen von NOGUCHI aufgeworfen, welcher Forscher drei verschiedene Unterarten der Spirochaeta pallida beschrieben hat.

NOGUCHI machte nämlich bei der Kultivierung von Spirochäten die Beobachtung, daß gewisse Pallidastämme dicker waren als andere. Er beschrieb einen mittleren oder gewöhnlichen Typus von 0,25 μ Dicke, einen von dickerem Kaliber (0,3 μ) und einen von dünnerem (0,2 μ). NOGUCHI hat gefunden, daß die Windungen des dicken Typus ganz regelmäßig erscheinen, während die des dünneren seichter sind und enger beieinander stehen, ausgenommen die distalen typisch geformten Partien. NOGUCHI konnte feststellen, daß diese Charakteristica während zahlreicher Übertragungen ein ganzes Jahr hindurch unverändert bestehen blieben. Auch erwähnte NOGUCHI, daß der dünnere Spirochätentypus eine lebhaftere Beweglichkeit aufwies als der dickere. Die Art der Läsionen, welche diese drei Stämme im Kaninchenexperiment hervorriefen, wies mehrere Unterschiede auf, auf die hier nicht näher eingegangen werden kann. Es sei jedoch noch erwähnt, daß NOGUCHI einmal den dünneren Stamm gleichzeitig mit einem von mittlerer Dicke in ein und demselben Schanker vergesellschaftet vorfand. NOGUCHI selbst hat sich nicht zu der Frage geäußert, zu welchem Stamme nach seiner Ansicht die Paralysespirochäten gehörten. Vielleicht war ihm auch eine derartige Angabe wegen der Schwierigkeit, die Paralysespirochäten auf Kaninchen in Passagen zu halten, nicht möglich. NICHOLS und HOUGH haben aus dem Liquor eines Falles von Neurorezidiv im Sekundärstadium der Lues nach Salvarsanbehandlung einen Syphilisstamm gewonnen, den sie auf dem Kaninchenhoden hielten. Sie stellten fest, daß dieser Stamm dem dicken Typus von NOGUCHI angehöre (ZINSSER und HOPKINS haben dies jedoch bestritten) und sehr häufig zur Generalisation führe. Indes lassen sich diese Angaben nicht zugunsten einer Annahme einer Lues nervosa in dem hier erörterten Sinn verwerten, da das Ausgangsmaterial nicht von einem Paralytiker stammte. Und doch wäre es von großer Bedeutung, wenn die Feststellung gelungen wäre, ob Paralysespirochäten einem ganz bestimmten morphologischen Typus angehören. Dann bestünde bereits im Stadium der primären und sekundären Lues die Möglichkeit, anzugeben, ob ein derartiger Paralysestamm vorliegt. Doch ist eine derartige Aussage nicht so leicht möglich, als es zunächst den Anschein haben mag; denn die erwähnten morphologischen Unterschiede sind nur an den lebenden Parasiten festgestellt worden. In gefärbten Präparaten, namentlich in mit Silber imprägnierten Schnitten, ist die Dicke der einzelnen Exemplare eo ipso eine außerordentlich verschiedene. Auch muß damit gerechnet werden, daß in einer einzelnen Rasse größere und kleinere, dickere und dünnere Individuen vorkommen. Demnach müßten aus zahlreichen Zählungen bzw. Messungen, welche keineswegs technisch einfach sind, die mittleren Werte berechnet werden. Übrigens hat I. A. F. PFEIFFER auf Grund seiner Untersuchungen behauptet, daß alle die genannten drei Stämme NOGUCHIs aus Paralytikerhirnen gewonnen werden können und daß nach seinen Untersuchungen die Existenz einer besonderen neurotropen, morphologisch faßbaren Varietät nicht anzunehmen sei. Zu der NOGUCHIschen Behauptung, daß er aus einem Substrate sowohl einen dünnen wie einen dicken Stamm isoliert habe, sei bemerkt, daß darin kein Widerspruch liegt. So ist z. B., wenn auch äußerst selten, behauptet worden, daß bei ein- und demselben Lungenkranken gleichzeitig der humane und bovine Typus der Tuberkelbacillen gefunden worden sei. Auch ist an die Möglichkeit zu denken, daß es sich bei den erwähnten Spirochätenbefunden verschiedener Morphologie nicht um differente Stämme, sondern um Variationen handelt, die möglicherweise nur durch wenige Generationen in deutlicher Ausprägung vorhanden sind.

Mir selbst ist es nicht gelungen, irgendwelche morphologische Differenzen von Paralysespirochäten gegenüber Syphiliserregern anderer Provenienz festzustellen. Man trifft bei dem gleichen Paralysefall sowohl dicke als dünnere Exemplare an, solche mit regelmäßigen Windungen, andere mit unregelmäßigen Windungen, in der Mitte oder an den Enden. Daß in der Färbbarkeit der Paralysespirochäten gegenüber den gewöhnlichen Lueserregern kein Unterschied besteht, wurde bereits erwähnt und entgegengesetzt lautende, wohl auf einem zufälligen Versagen der Giemsafärbung beruhende Angaben einiger Autoren richtiggestellt.

Auch die interessanten Tierversuche von LEVADITI und MARIE sind, wie bereits in einem früheren Kapitel dargelegt, im Lichte unserer heutigen Kenntnisse nicht mehr beweiskräftig; das Virus neurotrope der Pariser Autoren ist offenbar kein Syphilisstamm, sondern die Spirochaeta cuniculi. Auch die

Erfahrungen, die über die Syphilisimmunität der Paralytiker gewonnen wurden, lassen sich nicht zugunsten der Annahme einer Lues nervosa verwerten, wenn sie natürlich allein die Annahme einer solchen nicht zu widerlegen imstande sind.

Der Fall von FIOCCO — eine angebliche Reinfektion bei einem Falle von Lues cerebri — vermag angesichts der weit zahlreicheren kontradiktorischen, durchwegs negativ verlaufenen Ergebnisse von Syphilis-Überimpfungsversuchen auf Paralytiker eine Zweiteilung der Spezies der Syphilisspirochäten in eine neurotrope und eine dermotrope Varietät nicht zu begründen.

LEVADITI und MARIE haben bei ihren Untersuchungen die Teilfrage, in welche Beziehungen ihr neurotropes Virus zu den Zentralorganen der Versuchstiere tritt, vernachlässigt. Auf der Basis der von mir gegebenen Aufklärung — daß dieses Virus mit der originären Kaninchenspirochätose identisch ist — erledigt sich auch diese Fragestellung von selbst. Denn etwaige Veränderungen im Zentralnervensystem bei originärer Kaninchenspirochätose würden weder für das Verhalten der echten Syphilis noch der Spezies humana etwas besagen. Übrigens sind zwar von einem rumänischen Autor (BRIESE) bei einem mit spontaner Kaninchenspirochätose behafteten Tier entzündliche Veränderungen am Zentralnervensystem gefunden worden; nach meinen eigenen unveröffentlichten Untersuchungen sind solche zum mindesten keine konstante Begleiterscheinung dieser Krankheit, und wo sie gefunden werden, wirft sich die Frage auf, ob sie nicht lediglich den Ausdruck einer komplizierenden, ätiologisch ganz anders bedingten spontanen Encephalitis bilden.

Im Lichte der erst jüngst gewonnenen Kenntnisse über die Existenz einer — geographisch betrachtet — sehr verbreiteten weiteren Spontanerkrankung des Kaninchengeschlechts, der Spontanencephalitis, müssen auch frühere Angaben über zentralnervöse Veränderungen bei syphilitischen Kaninchen, welche natürlich dieser Fehlerquelle keine Rechnung tragen konnten, revidiert werden.

Es läßt sich also heute nicht mehr feststellen, ob die von früheren Autoren bei syphilitischen Kaninchen erhobenen Befunde am Zentralnervensystem syphilitischer oder spontanencephalitischer Provenienz sind; denn die ätiologische Differenzierung zwischen beiden Prozessen läßt sich auf histopathologischem Wege nicht führen, es sei denn, daß das recht seltene Vorkommen von Cysten des Encephalitozoon cuniculi in einem histologischen Präparate eine Aussage in dem Sinne gestattet, daß hier eine Spontanencephalitis oder, präziser ausgedrückt, zum mindesten eine Komplikation mit spontaner Kaninchenencephalitis vorliegt. Alle älteren Angaben über zentrale Veränderungen bei syphilitischen Kaninchen kranken daher an dem Mangel, daß früher keine Möglichkeit bestand, ein Urteil darüber zu gewinnen, ob die Tiere schon vor der Syphilisimpfung gesund bzw. frei von entzündlichen Veränderungen am Nervensystem waren.

Nun hat PLAUT ein Verfahren angegeben — die Untersuchung des mit Hilfe seiner Methode der Suboccipitalpunktion gewonnenen Kaninchenliquors —, das in weitgehendem Maße eine Aussage darüber ermöglicht, ob ein lebendes Kaninchen frei von entzündlichen Veränderungen des Zentralnervensystems ist oder nicht. Entzündliche Prozesse im Zentralnervensystem und dessen Hüllen pflegen sich wie beim Menschen in Liquorveränderungen kundzugeben. Deshalb dürfen für experimentelle Untersuchungen am Zentralnervensystem nur solche Kaninchen Verwendung finden, deren Liquor normal befunden wurde.

PLAUT, MULZER und NEUBÜRGER hatten gefunden, daß ein Syphilisstamm, der sogenannte Mulzerstamm, ziemlich regelmäßig nach Hodenimpfung Liquoralterationen beim Kaninchen hervorrief, während bei anderen Stämmen (z. B. dem TRUFFI-Stamm) solche nur ausnahmsweise auftraten. Die genannten Autoren sind dem Einwand, daß die Liquorveränderungen durch ein gleichzeitig im Impfmaterial befindliches anderes Virus hervorgerufen sein könnten, vor allem durch den Hinweis darauf begegnet, daß der Mulzerstamm aus menschlichem Blut — über dessen Keimfreiheit im Verhältnis zu anderen Ausgangssubstraten keine Worte zu verlieren sind — gewonnen worden ist. Weiter haben PLAUT und MULZER durch intratestikuläre Verimpfung eines solchen Kaninchenhirns, dessen Träger mit dem Mulzerstamme (in die Hoden) infiziert worden war, den Nachweis erbringen können, daß das Zentralnervensystem Spirochäten beherbergte. Freilich wird man angesichts der großen Schwierigkeiten, welche durch die Kontamination mit einer spontanen oder accidentellen Encephalitis des Kaninchens gegeben sind, bei der Deutung vereinzelter Versuchsergebnisse große Vorsicht walten lassen müssen. Nur größere Versuchsreihen gestatten, die hier angedeuteten Fehlerquellen völlig auszuschließen. Eine weitere Schwierigkeit wird dadurch verursacht, daß der biologische Nachweis der Syphilisspirochäten nicht mit der gleichen Präzision funktioniert, wie etwa die Übertragung von recurrensspirochätenhaltigen Organen.

Wie verwickelt die Verhältnisse auf diesem Gebiet zur Zeit liegen, kann am besten dadurch illustriert werden, daß erfahrene Kenner der experimentellen Syphilis (BROWN und PEARCE) einerseits der Verwertung von histologischen Veränderungen im Zentralnervensystem des Kaninchens recht skeptisch gegenüberstehen, andererseits in eigenen Untersuchungen das Vorkommen von Spirochäten im Kaninchenliquor nach Hodenimpfung nachgewiesen und Liquorveränderungen (Zellvermehrung) angetroffen haben.

Was schließlich das Kaninchenparalysevirus anbetrifft, das PLAUT, MULZER und NEUBÜRGER nach Verimpfung von Paralytikerhirn auf intratestikulärem Wege im Zentralnervensystem dieser Tiere vorgefunden hatten, haben diese Autoren wegen des konstant negativen Ausfalls der Spirochätenuntersuchung auf biologischem Wege, d. h. seiner Unfähigkeit, beim Kaninchen die Merkmale der experimentellen Syphilis hervorzurufen, von vornherein keine pathogenetische Relation mit dem paralytischen Krankheitsvorgange angenommen, obgleich dieses Virus beim Kaninchen eine der menschlichen Paralyse histopathologisch nicht unähnliche Form von Encephalitis hervorgerufen hatte. Weitere Untersuchungen machten es immer wahrscheinlicher, daß dieses Virus mit dem Syphiliserreger nicht identisch ist, auch sein regelmäßiges Vorkommen in den Zentralorganen von Paralytikern ließ sich nicht erweisen.

HOFF und POLLAK hatten behauptet, daß im Gefolge von subduralen Injektionen von Paralytikerliquor (nach Schädeltrepanation) sich bei Kaninchen charakteristische Liquorbefunde und ein entsprechender histopathologischer Prozeß eingestellt hatte. Tabikerliquor besaß nach ihrer Angabe diese Fähigkeit nicht. Da diese Behauptungen bei einer Nachprüfung durch PLAUT nicht bestätigt werden konnten, erübrigt sich eine Diskussion der von den genannten Autoren aus ihren Befunden gezogenen Folgerungen.

Nun können die histologischen Bilder der durch die erwähnte Spontanerkrankung des Kaninchens bedingten Encephalitis den experimentellen Encephalitiden verschiedener Genese auf das äußerste ähneln. Daß gewiß gelegentlich auch bei Außerachtlassung der geschilderten Kautelen die Spontanencephalitis sich in eine Versuchsreihe einschleichen kann (LEVADITI und NICOLAU, BONFIGLIO u. a.) wurde bereits erörtert. So ist die Erforschung der Nervensyphilis im Kaninchenexperiment mit vielen Schwierigkeiten verbunden, indem einerseits Einzelresultate kaum etwas besagen und andererseits das Arbeiten mit einem großen, zahlreiche Kontrollserien einschließenden und daher äußerst kostspieligem Apparate auch nicht immer eine adäquate Ausbeute zu versprechen vermag. Es ist daher ohne weiteres verständlich, daß die Inangriffnahme hierher gehöriger Fragestellungen zur Zeit nur wenig Anreiz zu bieten vermag und nur größeren Instituten vorbehalten bleiben kann.

Daß die mit dem Mulzerstamme und den sogenannten Paralysestämmen gewonnenen Versuchsresultate nicht imstande sind, die Existenz einer Lues nervosa in der hier erörterten Bedeutung — als besondere Befähigung zur Erzeugung von Paralyse und Tabes — zu erweisen, hat PLAUT betont, indem er darlegte, daß die im Tierexperiment erhaltenen Ergebnisse mit den am Menschen gemachten Erfahrungen nicht in allen Punkten übereinstimmen. Die wesentlichste Differenz ist in der bereits mehrfach erwähnten Tatsache gegeben, die PLAUT auf Grund seines Materials von Familienangehörigen paralytischer Kranker erneut erhärten konnte, daß die nämliche Luesquelle, welche ein Individuum zum Paralytiker oder Tabiker gemacht, bei vielen anderen Infizierten diese Fähigkeit nicht ausgeübt hat. PLAUT hat daher die Möglichkeit der Existenz von früh- und spätneurotropen Syphilisstämmen erörtert, die ersteren mit einer besonderen Neigung, frühsyphilitische Liquorveränderungen auf den Plan zu rufen, die letzteren Erzeuger von Paralyse und Tabes. Das Vorkommen frühneurotroper Stämme ist bisher nur durch Tierexperimente nahegelegt. Eindeutige Ergebnisse über diese Frage beim Menschen stehen noch aus.

Daß unter Umständen Syphilisstämme im Tierexperiment neurotrope Qualitäten gewinnen können, geht aus den jüngsten Untersuchungen SCHLOSSBERGERs hervor. Syphilisspirochäten dringen wohl bei der Maus ziemlich regelmäßig ins Zentralnervensystem ein (SCHLOSSBERGER), beim Kaninchen bekanntlich nur ausnahmsweise. Hingegen ging ein Syphilisvirus, das (nach Impfung unter die Rückenhaut) im Mäusehirn gelebt hatte, auch ins Kaninchenhirn (nach Skrotalimpfung) über, und zwar bemerkenswerterweise in 4 Passagen.

Daß das Problem der Spätneurotropie — der Lues nervosa s. str. — trotz vieler Bemühungen von der Lösung noch weit entfernt ist, bedarf nach dem Gesagten keiner näheren Begründung. F. SIOLI hatte ebenfalls in einer früheren Arbeit die uns hier interessierenden Fragestellungen präzisiert und die Möglichkeit erörtert, daß die Spirochäten einerseits von vornherein eine besondere Neigung besitzen könnten, im Zentralnervensystem sich zu lokalisieren und zu gedeihen (er sprach von einer „echten“ oder „primären“ Neurotropie), andererseits durch ihren langen Aufenthalt im Wirtsorganismus eine biologische Umwandlung erfahren und dadurch zur Paralyseerzeugung befähigt werden könnten („erworbene“ oder „sekundäre“ Neurotropie).

Unter der Voraussetzung, daß die behauptete Seltenheit der Paralyse und Tabes bei endemischer Syphilis nicht nur scheinbar, sondern de facto existiert, könnte auch das Verhalten der endemischen Lues als Stütze für die dualistische Auffassung der Neurotropie, bzw. zugunsten des Vorkommens einer Frühneurotropie herangezogen werden, wofür ja auch die Diskrepanz zwischen den häufigen frühsyphilitischen Liquorbefunden und der relativen Seltenheit von Paralyse und Tabes in unseren Verhältnissen sprechen würde. So haben SICARD, LÉVY-VALENSI, LACAPÈRE, L. FOURNIER u. a. auf die Häufigkeit positiver Liquorbefunde bei Arabern und der eingeborenen Bevölkerung Algiers hingewiesen. Auch sei hier noch einmal daran erinnert, daß der paralyse- und tabesfeindlichen tertiären Syphilis Liquorveränderungen (auch manifeste Erkrankungen des Zentralnervensystems) keineswegs fremd sind (KYRLE, FLEISCHMANN, ARZT und FUHS u. a.). Wenn wir auch hier noch sehr im Dunkeln tappen, so dürfen wir doch hoffen, daß das Studium der endemischen Syphilis Licht in die Frage neurotroper Spirochätenstämme bringen wird.

Wir (JAHNEL und LANGE) hatten die Vermutung geäußert, daß Syphilis nostras, endemische Syphilis und die Frambösie Glieder einer Erscheinungsreihe darstellen könnten, erstere durch Betonung, letztere durch den Mangel von (natürlich Spät-)Neurotropie ausgezeichnet. Die endemische Syphilis würde in diesem Belange der Frambösie nahestehen. Durch eine derartige Annahme erhielte das Problem der Lues nervosa — das für uns nur als eine immanente ursprüngliche Funktion denkbar ist — eine etwas andere Fassung. Es sei jedoch ausdrücklich hervorgehoben, daß eine derartige Annahme nicht mehr wie eine Vermutung sein kann, die zu erweisen oder zu widerlegen Aufgabe weiterer Untersuchungen bilden muß.

Auch ist die Vermutung ausgesprochen worden, daß die im Kapitel der Paralysebewegung erörterten örtlichen Unterschiede in der Paralysehäufigkeit auf regionären Differenzen in der Verteilung neurotroper Spirochätenstämme beruhen könnten. So hatten MATTAUSCHEK und PILCZ den Eindruck gewonnen, daß eine in Ungarn akquirierte Syphilis mit besonderer Vorliebe Paralyse erzeuge.

Diejenigen Autoren, welche die Paralyseentstehung restlos auf die Neurotropie gewisser Spirochätenstämme zurückzuführen zu können glauben, pflegen auch dieser Lues nervosa die Eigenschaft zu vindizieren, keine oder nur geringfügige Hauterscheinungen hervorzurufen. Die meines Wissens zuerst von BROADBENT (1874) erkannte, bald darauf von RINECKER (1877) bestätigte, besonders jedoch von neueren Autoren unterstrichene Tatsache, daß die *Lues der Paralyse- und Tabesanwärter leicht zu sein pflegt*, spielt in den gegenwärtigen Diskussionen über diese Frage eine große Rolle und wird von beiden Hauptlagern, sowohl den Anhängern der Lues nervosa als auch denjenigen Autoren, welche in der Abwehrschwäche des erkrankten Organismus das Ausschlaggebende sehen, im Sinne ihrer theoretischen Anschauungen gedeutet. Hier sei nur erwähnt, daß keine genügenden Anhaltspunkte vorliegen, um die Annahme neurotroper Spirochätenstamme mit obligater Frühbenignität in dem hier erörterten Sinne zu rechtfertigen. Hingegen liegen Beobachtungen vor, daß die nämliche Lues bei einem Individuum eine Paralyse, bei einem anderen tertiäre Haut- und Knochenerkrankungen hervorgerufen hat. Die Erfahrung, daß die Lues in der Vorgeschichte von Paralytikern und Tabikern quoad Hauterscheinungen sich in der Regel gutartig manifestiert, soll natürlich in keiner Weise angetastet werden.

Für die Frage neurotroper Syphilisstämme sind Analogien bei einer verwandten Krankheitserregergruppe, den Trypanosomen, von großem Interesse. So hat SPIELMEYER festgestellt, daß ein Stamm des Trypanosoma brucei nach wiederholten Kaninchenpassagen eine Änderung seines biologischen Verhaltens erfuhr. Er tötete Hunde erst in 10—15 Wochen (während ursprünglich die

Infektion bei diesen Tierspezies bereits in 5—8 Tagen letal endigte) und fand, daß mit dieser Virulenzabschwächung sich die Fähigkeit einstellte, Degenerationen der hinteren Rückenmarkswurzeln bzw. Opticusatrophie zu erzeugen. Es verdient noch hervorgehoben zu werden, daß der von SPIELMEYER verwendete Trypanosomenstamm die Eigenschaft, ein tabesähnliches Krankheitsbild zu erzeugen, plötzlich wieder einbüßte.

Auch beim Herpesvirus hat man nicht nur Stämme mit verschiedengradiger Neurotropie (für das Kaninchen) kennen gelernt, sondern auch die Erfahrung gemacht, daß das nämliche Virus in den einzelnen Gliedern einer Tierpassagenkette in bezug auf seine Affinität zum Zentralnervensystem ein außerordentlich variables Verhalten an den Tag zu legen vermag.

Kehren wir wieder zur menschlichen Syphilis in unseren Verhältnissen zurück, so läßt sich zusammenfassend sagen, daß die Frage, ob es besondere spätneurotrope Syphilisstämme gibt — O. FISCHER hat sogar versucht, diese in paralyso- und tabophile Virusquellen aufzuteilen — immer noch nicht spruchreif ist. Jedenfalls läßt sich die Erscheinung, daß der eine Syphilitiker paralytisch oder tabisch wird, viele andere hingegen nicht, keineswegs geradlinig auf immanente neurotrope Tendenzen der Infektionsquelle zurückführen.

17. Die „Abwehrschwäche“ des Paralytiker- und Tabikerorganismus. KRAEPELINs Anschauung.

Die übrigen Theorien der Paralyse und Tabes gipfeln in der Vorstellung, daß nicht in besonderen Eigenschaften der Spirochäten, sondern in der Beschaffenheit des Wirtsorganismus, in dem Individuum, das ausschlaggebende Moment für das Zustandekommen dieser Krankheiten zu suchen sei.

KRAEPELIN hatte ganz allgemein in einer Herabsetzung der Widerstandsfähigkeit, in einem Versagen der Schutzeinrichtungen bei Individuen und ganzen Völkern eine wichtige Bedingung der Paralyseentstehung erblickt.

a) Verschiedene Paralysehäufigkeit bei Mann und Weib.

Eine wesentliche Stütze würde die hier in Rede stehende Theorie finden, wenn sich die Angaben derjenigen Autoren durchgehend bestätigten, daß Unterschiede in der Paralysehäufigkeit bei beiden Geschlechtern nicht nur das Spiegelbild verschiedengradiger Syphilisdurchseuchung aufzeigen, sondern ceteris paribus eine stärkere bzw. schwächere Resistenz der syphilitischen Infektion gegenüber zum Ausbruch bringen.

NEUMANN vertrat noch im Jahre 1859 die Anschauung, daß die Paralyse ein ausschließliches Vorrecht des stärkeren Geschlechts bilde und begründete diese Behauptung mit der uns heute äußerst naiv anmutenden Erklärung, daß der Coitus für die Frau weniger angreifend sei als für den Mann. Analoge Deutungsversuche, wie etwa der, daß die natürliche Paralyseresistenz des Weibes an die menstruellen Vorgänge gebunden sei und daß das Klimakterium hingegen zur Paralyse disponiere (BAILLARGER, LUNIER) interessieren uns ebenfalls heute nur mehr historisch. Für diejenigen Autoren, welche dem Tabak einen hervorragenden Anteil an der Paralyseentstehung zuschrieben (GUISLAIN, KRAFFT-EBING u. a.) verstand sich eigentlich die Seltenheit der weiblichen Paralyse von selbst.

Lange Jahre hindurch erblickte man in der geringeren Paralysehäufigkeit bei den Frauen lediglich den Niederschlag einer selteneren Syphilisansteckung als beim Mann. Die großen Unterschiede in der Häufigkeit der weiblichen Paralyse nach sozialer Stellung, Beruf usw. sind in der Tat im wesentlichen auf diesen Faktor zurückzuführen. Aus einer tabellarischen Zusammenstellung GÄRTNERs ergibt sich, daß je eine paralytische Ehefrau auf 3,7 paralytische Schauspieler entfällt; bei subalternen Beamten beträgt dieses Verhältnis 1 : 16,6, bei höheren Beamten 1 : 46,2. Hingegen fand sich bei 140 paralytischen Ärzten dieser Zusammenstellung keine einzige konjugale Paralyse. Andererseits fordert unter den häufigen Berufsinfektionen ausgesetzten Hebammen die Paralyse zahlreiche Opfer. Daß sich die wirkliche Zahl der Paralysen unter den Prostituierten so schwer erfassen läßt, liegt naturgemäß daran, daß diese Individuen im Zeitpunkt manifester paralytischer Erkrankung meist ihren früheren Beruf nicht mehr ausüben. In die Vorstellung, daß die Unterschiede der Paralysehäufigkeit bei beiden Geschlechtern restlos auf ihren zahlenmäßigen Anteil an der syphilitischen Infektion zurückzuführen seien, schienen sich ältere Literaturangaben sehr gut einzufügen, daß bei juveniler Paralyse die Beteiligung beider Geschlechter ungefähr die gleiche sei (ALZHEIMER u. a.). Neuere Untersuchungen, von T. SCHMIDT-KRAEPELIN an dem großen Material der Münchener Klinik vorgenommen, haben jedoch gezeigt, daß auch bei der juvenilen Paralyse das männliche Geschlecht zahlenmäßig überwiegt, und zwar im Verhältnis von 2 : 1, eine Relation, die der bei erwachsenen Paralytikern der gleichen Klinik erhobenen von 2,41 : 1 völlig entspricht.

Daß andererseits die den erwähnten Annahmen zugrunde liegende stillschweigende Voraussetzung, die Syphilisdurchseuchung des männlichen Geschlechtes betrage ein Multiplum der Ziffern beim Weibe, einer Revision bedarf, geht aus neueren Untersuchungen hervor. Dabei sollen die die höheren sozialen Schichten betreffenden, natürlich anders zu bewertenden Unterschiede der Luesmorbidität der Geschlechter außer Ansatz bleiben, weil sie in den großen Zahlen der die breite Masse des Volkes erfassenden Statistiken keine nennenswerte Rolle spielen. PLAUT und EHRISMANN konnten nämlich bei Serienuntersuchungen an dem Material der Münchener psychiatrischen Klinik den Nachweis führen, daß die Syphilishäufigkeit beim Mann nur um ein geringes prävaliert (um 20%), indem bei Männern 10%, bei Frauen 8,3% Lues festgestellt wurde. Die letztere Ziffer stimmt fast völlig mit dem von SAENGER an dem Material der Münchener Frauenklinik erhobenen Prozentsatze (8,6%) überein und daß HUBERT (innere Klinik von ROMBERG in München) zu einer etwas höheren (9,9%), die Syphilishäufigkeit seiner Männer (9,1%) sogar übersteigenden Ziffer gelangte, dürfte nach PLAUT und EHRISMANN eine andere Erklärung finden. Die inneren Kliniken werden bekanntlich von zahlreichen Patienten wegen syphilitischer Erkrankung aufgesucht.

„Der Unterschied der Paralysehäufigkeit zwischen den Geschlechtern findet somit keine ausreichende Erklärung in der verschiedenen Häufigkeit der syphilitischen Infektion, vielmehr führt die Syphilis bei Männern häufiger als bei Frauen zur Paralyse“ (PLAUT und EHRISMANN).

Eine befriedigende Erklärung für die geringere Anfälligkeit des weiblichen Geschlechts für die paralytische Erkrankung steht noch aus. Amerikanische Autoren (MOORE, SOLOMON u. a.) haben die relative Resistenz der Frau gegenüber der Paralyse dem Einfluß der Gestation zugeschrieben. Diese Theorie vermag zwar nicht die niedrigeren Ziffern der an juveniler Paralyse erkrankenden Mädchen verständlich zu machen; auch sonst sind schlüssige Beweise für sie nicht beigebracht worden. Doch muß das aus der verschiedenen Bevorzugung der Geschlechter durch die Paralyse sich ergebende Problem noch weiter durchforscht werden.

Was nun die Tabes angeht, so beträgt nach den Erhebungen von E. MENDEL in den niederern Volksschichten das Verhältnis der Morbidität bei Mann und

Frau 3 : 1, während in höheren Kreisen eine tabische Frau erst auf 8—10 männliche Tabiker entfällt. Damit stimmen im wesentlichen die Angaben anderer Autoren überein, welche von HIRSCHL und MARBURG zusammengestellt sind und hier nicht in extenso wiedergegeben werden können. Manche Autoren haben die Anschauung vertreten, daß die Vorliebe der Paralyse für die Männer durch eine gewisse Bevorzugung der Frauen seitens der Tabes entgolten werde (O. FISCHER). Diese Behauptung stützt sich darauf, daß in Statistiken von konjugalen Erkrankungen, falls diese bei Mann und Frau in verschiedener Form auftreten, die Tabes bei der Frau mehr als doppelt so häufig angetroffen wird. Weiter ließen sich in diesem Sinne die Angaben MARBURGs verwerten, der bei juveniler Tabes ein Verhältnis zwischen weiblichen und männlichen Patienten von 4 : 3 errechnete. Mit dieser aus einem ausgewählten und kleinen Material abgeleiteten Anschauung steht allerdings die oben erwähnte Tatsache in Widerspruch, daß, wenn man ein größeres Material überblickt, auch die Tabes bei Männern in ausgesprochener Weise überwiegt. Wie die in den genannten, die konjugale und juvenile Paralyse betreffenden Statistiken zum Ausdruck kommende Bevorzugung des weiblichen Geschlechts durch die Tabes zu erklären ist, entzieht sich meiner Beurteilung.

b) Körperbau und Disposition zur Paralyse und Tabes.

Lassen wir die unterschiedliche Häufigkeit der Paralyse bei den beiden Geschlechtern außer acht, so hat man schon vor KRETSCHMER den Versuch gemacht, die Disposition zur Paralyse aus dem Körperbau zu erschließen. So hat MIGNOT hervorgehoben, daß unter Paralytikern große und kräftige Individuen, „schöne Männer", besonders häufig anzutreffen seien, also, wie ich es ausdrücken möchte, Individuen, welche von der Liebe des weiblichen Geschlechts und zwangsläufig von venerischer Ansteckung begünstigt sind. R. STERN hat als erster eine Affinität der Paralyse und Tabes zu bestimmten Körperbautypen angenommen. Für diesen Autor deckt sich die Veranlagung zur Paralyse mit dem muskulösen Breitwuchs, während der Hochwuchs wieder mehr der Tabes den Weg bereiten soll. R. STERN hat diese Bereitschaft, an Paralyse oder Tabes zu erkranken, letzten Endes auf die jeweilige Blutdrüsenformel, die pluriglanduläre Konstitution zurückgeführt. Diese Formulierung des „paralytico (und tabico) nato" hat indes nur wenig Anklang gefunden und darf heute als erledigt gelten. Gewiß ist nicht zu leugnen, daß bei der Paralyse Blutdrüsenerkrankungen vorkommen können, wenn diese auch meist nicht leicht zu fassen sind. Doch handelt es sich hier meist nicht um der paralytischen Erkrankung den Weg ebnende Anomalien; wenn solche tatsächlich einmal bei einem Paralytiker oder Tabiker vorkommen, so sind diese als zufällige, pathogenetisch unerhebliche Komplikationen zu bewerten. Daß Funktionsstörungen der endokrinen Apparate als Teil- oder Folgeerscheinungen der paralytischen Erkrankung auftreten können, hat natürlich eine andere Bedeutung. KRAEPELIN hatte schon früher besonderen Wert auf die Beobachtung gelegt, daß im Verlaufe der paralytischen Erkrankungen sich markante Stoffwechselstörungen einstellen. Er hat die Möglichkeit erörtert, daß in einer Stoffwechselstörung das biologische Zwischenglied gegeben sein könne, das zur Erklärung der langen Inkubationszeit heranzuziehen sei. Doch meinte KRAEPELIN, daß unser heutiges Wissen fruchtbare Diskussionen über dessen mutmaßliche Natur noch nicht erlaube. KRAEPELIN hielt auch die Annahme nicht für genügend gesichert, daß die Stoffwechselstörungen der Paralytiker der Erkrankung bestimmter Territorien des Zentralnervensystems ihre Entstehung verdanken.

Neuere Untersuchungen von GRÜNDLER, sowie von GOZZANO haben auch einen Zusammenhang zwischen klinischem Bild (manische und melancholische, schizoide und demente Verlaufsarten) und Körperbauform (einerseits pyknisch und andererseits leptosom-dysplastisch) herzustellen versucht.

c) Erbliche Belastung und Paralysedisposition.

Die Frage der hereditären Belastung der Paralytiker ist, wie die anderer Geisteskranker, naturgemäß öfters erörtert worden. Früher ist die Bedeutung dieses Momentes für die Paralyseentstehung vielfach übertrieben worden. Auch die sogenannten Degenerationszeichen können heute nicht mehr als Stigma der Paralysebelastung gelten.

Neuere, nach den exakten Methoden der Erblichkeitsforschung angestellte Untersuchungen haben ergeben, daß Paralytiker zwar in geringerem Grade erblich belastet sind als andere Geisteskranke, jedoch in etwas höherem Maße als geistig gesunde Individuen. Hingegen spielt die arteriosklerotische Belastung bei Paralytikern eine größere Rolle, welche Tatsache bereits BAYLE aufgefallen war und von neueren Autoren (E. MENDEL, JUNIUS und ARNDT, DIEM, KOLLER, PERNET, DONNER) bestätigt worden ist. Letzterer Autor hat namentlich darauf hingewiesen, daß die starke direkte Mehrbelastung mit Schlaganfällen und Arteriosklerose, welche bei Paralytikern vorgefunden werde, ausschließlich auf dem Konto der Väter dieser Kranken figuriert, während bei den Müttern keine größere Neigung zu den genannten Gefäßprozessen anzutreffen ist.

MEGGENDORFER hat darauf hingewiesen, daß gewisse psychische Verfassungen, z. B. Psychopathien, zur Akquisition der Lues besonders disponieren und daß die geringe Mehrbelastung der Paralytiker gegenüber den Gesunden auf dieses Moment zurückgeführt werden könnte. MEGGENDORFER vertritt den Standpunkt, daß die Disposition zur Paralyse auf dem Gebiete der Schutzvorrichtungen des Organismus gegen Infektionskrankheiten liegen dürfte, eine Disposition, welche analog der psychischen Heredität auch familiär in Erscheinung treten könnte.

Wie dem auch sei, so sind wir heute noch nicht in der Lage, die Disposition zur paralytischen Erkrankung genauer zu präzisieren und erbbiologisch zu erfassen.

Daß früher öfters der Versuch gemacht worden ist, die Disposition zur Paralyse auf eine Anlageschwäche des Zentralnervensystems zurückzuführen, und daß man diese auch in anatomischen Merkmalen (Anomalien von Hirnwindungen u. dgl.) greifen zu können geglaubt hat, braucht nicht näher ausgeführt zu werden.

d) Die Frage der Unzulänglichkeit der biologischen Defensivkräfte. JAKOBs Theorie von der ungenügenden unspezifischen Abwehr des Paralytikerhirns.

Die Theorien, welche im folgenden zur Erörterung gelangen sollen, basieren auf der Annahme einer Insuffizienz der Abwehrmechanismen. An sich klingt es ja recht plausibel, daß der Körper allmählich in seinem Kampfe gegen die Spirochäten erlahmt und daß dann die Paralyse (bzw. Tabes) zur Entwicklung gelangt. Bei der völligen Unklarheit, die bezüglich aller Details der Pathogenese dieser Krankheiten besteht, erscheint die erwähnte Annahme in dieser ganz allgemeinen Fassung als eine automatische Konsequenz des Tatbestandes. Mithin kann es nicht wundernehmen, daß der weitere Ausbau dieser Theorie zu spezielleren Formulierungen gelangte.

So hat A. JAKOB den Versuch unternommen, diese Theorie durch anatomische Befunde und auch durch den Hinweis auf das Verhalten der Luetinreaktion zu stützen. Ich hatte schon früher darauf hingewiesen, daß ein Vergleich der histologischen Veränderungen im Zentralnervensystem bei Paralyse und Lues cerebri nicht unbedingt zu der Schlußfolgerung zwinge, daß bei ersterer die Abwehrreaktion des Gewebes eine ungenügende sei. Wenn z. B. jemand sich in jungen Jahren infiziert und in höherem Alter nach jahrzehntelangem Wohlbefinden an gummöser Syphilis erkrankt, die Gummen nicht abheilen oder ein Gumma dem anderen folgt, haben da nicht auch die Abwehrkräfte des Körpers versagt? Es liegt doch nahe, aus der Tatsache, daß sowohl Paralyse als auch tertiäre Syphilis erst nach längerem Bestehen der Infektion in Erscheinung treten (erstere allerdings meist nach größerer Inkubationszeit), den Schluß zu ziehen, daß bei beiden Erscheinungsformen dieser Infektion die Abwehrkräfte erlahmt sind und daß gegenüber der Syphilis, welche nach einem sprichwörtlich gewordenen Satze eines der berühmtesten Kenner dieser Krankheit (A. FOURNIER) „wohl häufig schläft, aber nie stirbt", überhaupt die Abwehrmaßnahmen des Organismus ungenügend sind. Daß die bereits eingehend erörterte Hautimmunität der Paralytiker gegenüber Reinfektionen ebenfalls als Abwehrvorgang gedeutet worden ist, braucht nicht näher begründet zu werden. Doch sei hier an die bereits früher erwähnte erfolgreiche Reinfektion bei einem Paralytiker erinnert — für die offenbar durch die intensive Salvarsanbehandlung der Boden geschaffen war. Bei diesem Falle gelang, nachdem die Primärläsion der artefiziellen Reinfektion abgeheilt war, eine zweite künstliche Syphilisübertragung nicht mehr, die Haut war wieder immun geworden. Dieser Fall zeigt deutlich, daß selbst nach manifest gewordener Paralyse der Organismus sehr wohl imstande ist, dieses Immunitätsphänomen neu hervorzubringen.

Freilich könnte man sich mit der Annahme behelfen, daß im Moment der Paralyseentstehung das Gehirn gewissermaßen isoliert seine ihm früher verfügbaren Abwehrkräfte eingebüßt habe. Aber auch eine derartige Annahme vermögen wir noch nicht ausreichend zu begründen. Ich habe übrigens schon früher darauf hingewiesen, daß auch im Zentralnervensystem des Paralytikers gewisse Schutzkräfte am Werke sein müssen. Das geht vor allem aus dem Schwanken der Parasitenzahl in verschiedenen Paralytikergehirnen und offenbar auch in den verschiedenen Phasen des paralytischen Krankheitsvorganges hervor. Die Vermehrung der Spirochäten im Paralytikergehirn erfolgt nicht schrankenlos kontinuierlich. Sonst wäre die Paralyse eine noch viel rascher verlaufende, in kürzester Frist tödlich ausgehende Erkrankung.

JAKOB bezeichnete die Paralyse als eine maligne Syphilis des Gehirns, weil sie keine spezifischen Abwehrreaktionen hervorzubringen vermöge. Nur unter gewissen Bedingungen finde man häufiger Ansätze zu tertiären Gewebsreaktionen im Paralytikerhirn, namentlich bei Fällen, die im paralytischen Anfall gestorben sind bzw. oft an Anfällen gelitten hatten. SPIELMEYER hat jedoch darauf hingewiesen, daß die von A. JAKOB gegebene Deutung seiner histologischen Befunde unzutreffend ist, indem JAKOB die Häufigkeit gummöser Veränderungen im Paralytikerhirn weit überschätzt. Dadurch entfallen die Stützen der JAKOBschen Hypothese.

Offenbar sind die Beziehungen zwischen Erreger, Abwehrkräften des Körpers und dem histologischen Prozeß so verwickelt, daß wir noch weit davon entfernt sind, sie auf eine einfache Formel bringen zu können. Daß wir in den histologischen Hirnveränderungen nicht den unmittelbaren Ausdruck der biologischen Abwehrbestrebungen sehen dürfen, lehren vor allem sehr interessante Feststellungen, welche BREINL und SINGER bei der experimentellen Fleckfieberinfektion des Meerschweinchens erhoben haben. Die durch Blutüberimpfung von Fleckfieberkranken bei Meerschweinchen erzeugte Exanthematicusinfektion, welche sich durch subcutane Übertragung des Hirns erkrankter Tiere auf andere Meerschweinchen unbegrenzt übertragen läßt, ruft bei dieser Tierspezies ein typisches Krankheitsbild hervor, vor allem eine charakteristische Temperaturkurve und bestimmte histologische Veränderungen im Zentralnervensystem. Das Gehirn enthält bei manifester Infektion zahlreiche Fleckfieberkeime (etwa 100 000 Infektionsdosen). Durch bestimmte Vorbehandlungsmethoden gelingt es, Meerschweinchen gegen Fleckfieber in gewissem Sinne zu immunisieren, d. h. nach Einverleibung von virulentem Material bleibt die Fieberreaktion aus. Auch Hirnveränderungen lassen sich im gegebenen Zeitpunkt nicht nachweisen, trotzdem das Gehirn derartig immunisierter Tiere die gleiche große Virusmenge wie unvorbehandelte Kontrollen enthält. Wir stehen also hier vor einem paradoxen Phänomen: *Die Abwehr* äußert sich *nicht in einer Behinderung der Vermehrung bzw. Propagation der Krankheitserreger*, jedoch in einem *Ausbleiben* der *klinischen* und *anatomischen Erscheinungen.*

Angesichts der Unklarheit, die über all diesen Verhältnissen noch herrscht, werden wir gut daran tun, auch bei der Paralyse uns vorerst einer biologischen Ausdeutung des histopathologischen Prozesses zu enthalten.

e) WEILsche Permeabilitätstheorie.

Andere Autoren haben die Stelle, deren Läsion die paralytische Erkrankung letzten Endes verursachen soll, angeben zu können geglaubt: die sogenannte Blutliquorschranke. Die Permeabilität der Meningen — welcher gerade in jüngster Zeit wieder aktuell gewordenen Frage zahlreiche Untersuchungen gewidmet worden sind — ist bekanntlich bei der Paralyse gesteigert. Offenbar ist diese Erscheinung von dem chronisch entzündlichen Zustand der Gefäße abhängig. WEIL hat die Ansicht ausgesprochen, daß die mit einer Erhöhung ihrer Durchlässigkeit einhergehende Veränderung der zentralen Gefäße das primäre Moment darstelle, welches die Hirndegenerationen zur Folge habe. Meines Erachtens stellt die erhöhte meningeale Permeabilität wahrscheinlich nicht die Ursache, sondern die Folge des paralytischen Prozesses dar, und zwar nur eine Folge, durch deren Bedeutung für die Ernährung des Hirngewebes und für die Entstehung von pathologischen Veränderungen der Hirnsubstanz wir heute noch nichts Sicheres aussagen können. Auch ist es nicht geklärt, ob dieses Moment bei der Propagation der Krankheitserreger eine nennenswerte Rolle spielt.

GENNERICH faßt die erhöhte Permeabilität nicht als gesteigerte Durchlässigkeit der Meningeal- und Hirngefäße, sowie des Plexus auf, sondern als krankhafte Durchlässigkeit der Hirnhäute. Infolgedessen soll Liquor in die Hirnsubstanz eindringen und diese gewissermaßen auslaugen. Die GENNERICHsche Theorie enthält unbewiesene Annahmen, so daß sie keinen Anspruch auf eine befriedigende Erklärung des paralytischen Krankheitsvorganges zu erheben vermag.

f) HAUPTMANNs Anschauung über die Unfähigkeit des Paralytikers zu phagocytärer Abwehr.

Auch auf eine Unfähigkeit der phagocytären Abwehrkräfte des Organismus hat man die Paralyse zurückzuführen versucht. Eine im wesentlichen auf dieser Annahme fußende Theorie ist von HAUPTMANN aufgestellt worden. HAUPTMANN ist der Meinung, daß ein abwehrstarker Organismus die Spirochäten durch Phagocytose bekämpfe, als deren Ausdruck er die sekundärsyphilitischen Hauterscheinungen ansieht. Der abwehrschwache Organismus, welcher schon von der Infektion ab eigentlich Metaluetiker sei, entbehre dieses Kampfmittels; dem entspreche die relative Seltenheit oder das völlige Fehlen von Hauterscheinungen in der Vorgeschichte von Paralytikern.

HAUPTMANN glaubt ferner, daß beim abwehrschwachen Organismus die Spirochäten nicht intracellulär, sondern extracellulär vernichtet würden. Nehmen wir gleich zu diesem Kern der HAUPTMANNschen Lehre Stellung, wie ich es in einem Referat über seine Arbeit bereits getan habe, so ist folgendes zu sagen: Wenn man bei einem Bruchteil der Syphilitiker, der später paralytisch wird, eine Abwehrschwäche des Organismus voraussetzt, so ist dies zunächst nur eine Umschreibung des Tatbestandes. Hingegen ist die Annahme, daß die Fähigkeit zur Abwehr in den Phagocyten gelegen sei, eine willkürliche, welche durch Tatsachen nicht gestützt werden kann. SPIELMEYER hat mit Recht demgegenüber darauf hingewiesen, daß auch bei anderen Syphilisformen keineswegs regelmäßig Phagocyten angetroffen werden, und daß man solchen auch im Paralytikerhirn begegnen könne. SPIELMEYER beruft sich namentlich auf den von SCHOB veröffentlichten Fall, welcher in handgreiflicher Weise die Tatsache illustriert, daß auch im Paralytikerhirn unter gewissen Bedingungen phagocytäre Erscheinungen auftreten können. HAUPTMANN nimmt weiter an, daß bei extracellulärem, nach Art eines parenteralen Eiweißabbaues erfolgenden Unterganges der Spirochäten toxische Substanzen entstünden, welche mit einer Affinität zum Zentralnervensystem begabt seien und auch das Endothel der Gefäße schädigen. Die Folge davon sei wieder eine Steigerung der meningealen Permeabilität, ein Undichtwerden der Blutliquorschranke. Für HAUPTMANN ist die toxische Natur der auf diese Weise ins nervöse Parenchym übertretenden Substanzen keine Conditio sine qua non, er meint, daß auch der vermehrte Übergang von normalen Serumbestandteilen und Stoffwechselprodukten den gleichen Effekt zustande bringen könne. Diese neueste Fassung der HAUPTMANNschen Theorie erklärt die Metalues aus einem Zusammenwirken der lokalen Spirochätenanwesenheit in der nervösen Substanz (welche aber allein nicht zur Erklärung aller Erscheinungen auf klinischem und pathologisch-anatomischem Gebiet genüge) mit dem Undichtwerden der Blutliquorschranke und der dadurch erfolgenden toxischen Schädigung des Zentralnervensystems. HAUPTMANN denkt auch an die Möglichkeit, daß die Spirochäten erst bei den Individuen festen Fuß im Zentralnervensystem fassen könnten, bei denen durch die Permeabilitätssteigerung die Abwehrfähigkeit der Zentralorgane Not gelitten habe. Indes ist, wie bereits auseinandergesetzt, noch völlig unbewiesen, daß phagocytäre Vorgänge das regelmäßige Abwehrphänomen bei der Syphilis darstellen. Ebenso vermögen wir auch über die Folgen des supponierten extracellulären Spirochätenzerfalls nicht das geringste auszusagen. Die HAUPTMANNsche Annahme, daß die durch parenterale Verdauung entstandenen Spirochäteneiweißzerfallsprodukte die supponierte toxische Komponente des paralytischen Prozesses repräsentieren, ist durchaus willkürlich, desgleichen die Behauptung einer Gefäßschädigung auf diesem Wege. Bei der Verwertung der gesteigerten meningealen Permeabilität in pathogenetischen Theorien muß bedacht werden, daß dieses Phänomen auch eine Folge, eine Teilerscheinung des paralytischen Prozesses, ein klinischer Ausdruck der entzündlichen Vorgänge am Gefäßapparat sein kann. Daß die Permeabilität der Meningen, das primäre Moment, die übrigen Komponenten des paralytischen Krankheitsvorganges sekundär bedingt sein sollen, erscheint mir, wie oben bereits auseinandergesetzt, unwahrscheinlich, ist zum mindesten nicht erwiesen. Wie sehr HAUPTMANN Bedenken hat, mit diesen Ideenkombinationen eine akzeptable Erklärung des paralytischen Krankheitsgeschehens gegeben zu haben, geht daraus hervor, daß er auch eine weitere seinen bisherigen Ausführungen widersprechende Möglichkeit zugibt: auch ein abwehrstarker Organismus könne paralytisch werden, wenn die Infektion mit in ihrer Virulenz abgeschwächten Spirochäten erfolgt sei. Solche wenig virulente Spirochäten können nach der

Ansicht HAUPTMANNs unter der Einwirkung von Arzneimitteln oder der natürlichen Abwehrkräfte des Organismus aus voll virulenten Spirochäten hervorgegangen sein. Damit setzt HAUPTMANN die von ihm abgelehnte Lehre der Lues nervosa de facto wieder in ihre Rechte ein und nimmt auch die WILMANNSsche Theorie in sein System auf. Sobald aber die HAUPTMANNschen Gedankengänge ihr ursprüngliches Ziel, die Pathogenese der paralytischen Erkrankung als Abwehrschwäche zu deuten, überschreiten und ganz anders gerichtete Hypothesen in sich aufnehmen, werden sie zu einer Gleichung mit vielen Unbekannten.

Von anderen Autoren hat SKALWEIT den Kern der HAUPTMANNschen Thesen übernommen und dabei den Versuch gemacht, die behauptete Abwehrschwäche durch eigene Untersuchungen auf die Basis von Tatsachen zu stellen. Er fand nämlich in Blutuntersuchungen nach dem Muster des SCHILLINGschen Hämogramms bei Paralytikern fast ausnahmslos niedrige Lymphocytenwerte bis Lymphopenie, beim Hirnsyphilitiker dagegen stets eine mehr oder weniger starke Lymphocytose. Er stellte ferner fest, daß im Gefolge einer Malariabehandlung beim Auftreten einer Remission die Lymphocytenwerte denen bei der Hirnlues angenähert sind, beim Ausbleiben einer deutlichen Besserung jedoch wieder unter diesen Wert sinken. Indes bedürfen diese Angaben noch einer umfangreichen Nachprüfung, ehe sie im Sinne der hier erörterten pathogenetischen Anschauung verwertet werden können.

Schon IDELSOHN hatte im Jahre 1899 behauptet, daß zwar das Blut normaler und tabischer Individuen auf den Staphylococcus pyogenes aureus regelmäßig parasiticid wirke, Paralytikerblut jedoch meist nicht. Wenn Paralytikerblut dennoch diesem Krankheitserreger gegenüber feindliche Eigenschaften besitze, so seien diese auf die am Vortage erfolgte Einnahme von Chloralhydrat zurückzuführen. Indes liegen Bestätigungen der IDELSOHNschen Angaben nicht vor und JOLLY, aus dessen Klinik die Arbeit stammt, hat in einem Nachwort die Tatsache hervorgehoben, daß Paralytiker bei guter Pflege Infektionen überstehen können und daß diesen Kranken nicht generell eine verminderte Resistenz zugesprochen werden dürfe.

PLAUT erbrachte den Nachweis, daß Leukocyten von Paralytikern im Vergleich mit denen anderer Personen keine Herabsetzung ihrer phagocytären Fähigkeiten zeigen; auch ist das Freßvermögen von Leukocyten im Paralytikerserum bzw. Liquor kein schlechteres als in den entsprechenden Körperflüssigkeiten nichtparalytischer Individuen. Auch die Trypanozidie des Paralytikerserums gegenüber tierischen nicht menschenpathogenen Trypanosomen ist keineswegs herabgesetzt. Mit Recht hat ferner PLAUT hervorgehoben, daß Paralytiker die Malaria- und Recurrensinfektion nicht nur meist gut überstehen, sondern auch — ebenso wie andere nicht paralytische Individuen — nach Ablauf derselben eine ausgesprochene Immunität erwerben. Auch SPIELMEYER ist zu der Ablehnung der HAUPTMANNschen Gedankengänge gelangt. Ferner haben A. JAKOB, KLARFELD gegen die Annahme einer unspezifischen Wirkung des Spirochätenabbauprozesses Bedenken erhoben.

Ich möchte in diesem Zusammenhange an die von mir bereits früher erwähnte Beobachtung jenes von WEICHBRODT intensivst behandelten Paralytikers erinnern, bei welchem im Gegensatz zu den unbehandelten Fällen eine Reinfektion haftete. Nimmt man an, daß die Reinfektion nur angehen konnte, weil durch die starke Kur die Spirochäten vernichtet worden waren, so wäre im Sinne der Theorie von der Abwehrschwäche zu erwarten gewesen, daß nach Einführung virulenter Spirochäten der paralytische Prozeß neu aufzuflackern begonnen hätte, was nicht geschehen ist. Andererseits hat jedoch die künstliche Reinfektion „Immunkräfte" auf den Plan gerufen, denn als wir ein halbes Jahr später eine zweite Reinfektion versuchten, bildete sich kein Primäraffekt:

die Haut war wieder immun geworden. Diese Beobachtung beweist, daß der Organismus des Paralytikers, und zwar nach bereits manifest gewordener Hirnerkrankung, sehr wohl imstande ist, Abwehrmechanismen gegenüber den Spirochäten in Gang zu setzen. Und wir müssen bekennen: in den beiden Bedingungen allein, der fragwürdigen phagocytären Abwehrschwäche des Organismus und der Anwesenheit lebender Spirochäten können die Voraussetzungen der floriden Paralyse nicht gegeben sein. Nimmt man aber zu einem weiteren hypothetischen Faktor seine Zuflucht, so würde dadurch nur eine weitere Unbekannte eingeführt und eine Lücke unseres Wissens zwar verhüllt, aber nicht ausgefüllt werden.

g) Blutgruppenzugehörigkeit und Paralysedisposition.

Daß man, wie bei der Suggestivkraft neuer Errungenschaften nicht anders zu erwarten ist, auch bestimmte Blutgruppen (AB) mit der Disposition zur Paralyse in Zusammenhang zu bringen versucht hat (WILCZKOWSKI), daß hingegen JACOBSON keine andere Blutgruppenverteilung wie bei Nichtparalytikern finden konnte, sei nur kurz erwähnt. Zwischen Blutgruppenzugehörigkeit und Form der Paralyse konnte A. PILCZ keine engeren Beziehungen erkennen, ebensowenig wie zwischen ersterer und Reaktionsfähigkeit auf Malaria- oder Recurrensinfektion.

h) Schutzfunktion der Haut und Paralyse.

Schon HAUPTMANN hat die Erscheinung, daß Paralytiker und Tabiker in ihrer Vorgeschichte meist nur geringfügige Hautmanifestationen aufzuweisen haben, als Baustein in seiner Hypothese zu verwerten gesucht, und zwar mit der Unterstellung, daß schwache Hautsymptome einer Unfähigkeit zu stärkerer Abwehr gleichzusetzen seien. Andere Autoren haben jedoch gerade in der geringen Ausprägung von Sekundärerscheinungen einen Ausdruck der Verteidigung von seiten des Hautorgans erblickt und das abwehrtüchtige Integument einem abwehrschwachen Zentralnervensystem gegenübergestellt. So hatte R. KRAUS schon vor längerer Zeit die Ansicht geäußert, daß der syphilitische Primäraffekt wohl imstande sei, eine Immunität der Haut, nicht aber der inneren Organe zu erzeugen. A. NEISSER hatte demgegenüber hervorgehoben, daß ihm eine derartige Annahme weder durch klinische noch durch experimentelle Erfahrungen gestützt erscheine. Daß andere Autoren auch die übrigen Organe — oder auch nur einzelne, z. B. die Aorta — in diesen Belangen zum Zentralnervensystem in einen Gegensatz stellten, ist bereits früher erwähnt worden. E. HOFFMANN hatte eine besondere biologische Funktion der Haut (Esophylaxie) angenommen, vermöge deren sie Schutz- und Heilstoffe zu produzieren imstande sei, die die inneren Organe und das Nervensystem im Kampf gegen Parasiten und deren Gifte unterstützen und vor ihnen behüten. Soweit diese Anschauungen durch Erfahrungen bei anderen Krankheiten (BLOCH u. a.) begründet werden, sei auf das Kapitel der Immunbiologie der Haut verwiesen.

Die Erscheinung, daß gerade in tropischen Ländern Paralyse und Tabes selten sind, hat man auf eine vermehrte Schweißabsonderung, auch auf die Wirkung der intensiven Sonnenbestrahlung zurückzuführen versucht (E. HOFFMANN, HULDSCHINSKY, CARRIÈRE).

i) Unzureichende natürliche Immunität des Zentralnervensystems und Anpassung der Spirochäten an dieselbe (SÉZARY).

SÉZARY hat die Anschauung vertreten, daß das Zentralnervensystem eine gewisse natürliche Immunität gegenüber den Spirochäten besitze, die aber nicht genüge, vor diesen Erregern völlig zu bewahren, sondern nur deren Entwicklung hemme. Andererseits partizipiere das Zentralnervensystem nicht an den Immunvorgängen des übrigen Organismus. Infolgedessen können sich die Spirochäten allmählich an das zentrale Nervengewebe anpassen und schließlich hier Veränderungen hervorrufen. So erkläre sich nach seiner Auffassung die Entstehung von Paralyse und Tabes.

k) Immunschwäche des Zentralnervensystems, Steinersche Theorie.

In neueren Arbeiten hat Steiner den Gegensatz zwischen Haut und Hirn in bezug auf ihre Abwehrmöglichkeiten pathogenetisch zu verwerten gesucht. Steiner zieht zur Begründung der Immunschwäche des Zentralnervensystems vor allem Erfahrungen bei experimenteller Recurrens heran, zu denen er selbst durch zahlreiche Experimente wichtige Beiträge geliefert hat. Indes lassen die bei Recurrensinfektion der Muriden, bei denen bekanntlich die Spirochäten im Gehirn persistieren, gewonnenen experimentellen Ergebnisse auch in den hier erwähnten Belangen keine bindenden Schlüsse auf die Syphilis des Menschen zu. Auch läßt sich eine generelle Unfähigkeit des Zentralnervensystems zu Abwehrreaktionen nicht behaupten; so verleiht z. B. das Überstehen einer peripheren (cornealen) Herpesinfektion beim Kaninchen Immunität gegen eine sonst tödliche subdurale Impfung. Indessen lassen sich solche bei neurotropen, invisiblen Virusarten gewonnene Erfahrungen selbstredend nicht auf den Syphiliserreger übertragen.

Die Frage, ob das Zentralnervensystem zur Antikörperbildung befähigt ist, ist kürzlich von Illert, sowie von Grabow und Plaut im Kaninchenexperiment unter Verwendung verschiedener Antigene positiv beantwortet worden. Zudem hat Plaut den Nachweis erbracht, daß das Eindringen von Recurrensspirochäten in das zentrale Gewebe beim Menschen mit einer lokalen Bildung spezifischer Antikörper einhergeht. Plaut mahnt daher zur Vorsicht gegenüber der Anschauung, das von den Schutzstoffen des Blutes abgesperrte Nervensystem sei Spirochäteninfektionen wehrlos preisgegeben. In diesem Zusammenhang interessieren auch die Untersuchungen von F. Georgi über Gehirnantikörper, welche dieser Autor mit Hilfe von Gehirnextrakten im Blut und Liquor von spätsyphilitischen Nervenerkrankungen vorgefunden hat.

l) Entstehung von Paralyse und Tabes durch besondere Lokalisation der Spirochäten.

Schließlich ist es auch denkbar — auch diese Anschauung tritt uns in der Literatur in verschiedener Form entgegen —, daß Paralyse und Tabes letzten Endes durch besondere Lokalisationen der Erreger bestimmt werden, welche etwa in einem gewissen Prozentsatz der syphilitischen Infektionen eintreten. Bekanntlich ist auch der Verlauf der frischen Syphilis kein einheitlicher und gleichförmiger; und das gleiche gilt auch für die nichtnervösen Spätformen. Namentlich begegnen wir einer von Fall zu Fall außerordentlich variablen Lokalisation der Krankheitserscheinungen, deren letzte Ursachen wir heute noch nicht aufzuklären vermögen. Warum der eine Syphilitiker an Gummen der Haut, der andere an solchen des Knochensystems, ein dritter der inneren Organe erkrankt, vermögen wir ebensowenig in befriedigender Weise zu begründen wie die Tatsache, warum die Tuberkulose uns bald als Lungenleiden, bald als Lupus, als Knochenerkrankung oder Meningitis entgegentritt. Um diesen Gedankengang auf die uns hier interessierenden Krankheitsformen anzuwenden, so könnte man sich vorstellen, daß die Spirochäten nur in einem Bruchteil der Fälle während der Dispersion der Erreger durch den Organismus bestimmte für die spätere paralytische oder tabische Erkrankung prädestinierende Lokalisationen einnehmen. Dann wäre ein distributives Moment das Wesentliche. Auch manche Details dieser Erkrankungen, warum der eine Syphilitiker paralytisch, der andere tabisch, ein dritter amaurotisch wird, würden unter der Annahme verständlich, daß die Keime — ob rein zufällig, oder vielleicht doch schließlich durch konstellative Faktoren bedingt, ist in diesem Zusammenhang unerheblich — an sehr verschiedenen Plätzen ausgesät werden. Der ganz allgemein gehaltenen Behauptung, daß diese Aussaat schon während des Sekundärstadiums stattfinde, begegnen wir öfters in pathogenetischen Erörterungen. Indes läßt sie sich einstweilen weder beweisen noch endgültig widerlegen. Daß der Weg zur Paralyse und Tabes über die frühsyphilitische latente Meningitis, den „meningealen Katarrh", führen soll, erscheint schon deswegen nicht ohne weiteres plausibel, weil die Häufigkeit der frühsyphilitischen Liquorbefunde sich mit der relativen Seltenheit der Paralyse und Tabes kaum in Einklang bringen läßt. Aber natürlich könnte die für die Paralyse- bzw. Tabesentstehung ausschlaggebende Deponierung der Krankheitserreger in das Zentralnervensystem auch auf diese Weise erfolgen.

Schon die große Zahl der Hypothesen, welche zur Erklärung der Paralyse- und Tabesgenese aufgestellt worden sind und die in den verschiedensten Abwandlungen uns immer noch aufgetischt werden, beweist, daß diese unser Kausalbedürfnis hinsichtlich der letzten Ursache von Paralyse und Tabes nicht zu befriedigen vermögen. Alle enthalten unbewiesene Annahmen, viele stehen in unlösbaren Widersprüchen mit den Tatsachen.

Solange uns solche Überlegungen Lücken unseres Wissens aufzeigen, vermögen sie der Tatsachenforschung den Weg zu weisen. Sobald sie aber den Tatsachen Gewalt antun, zuviele Unbekannte in ein Gedankengebäude aufnehmen oder sogar Hypothetisches über tatsächliches Wissen stellen, müssen sie zurückgewiesen werden. Die beherzigenswerten Worte, welche HOCHE gegen diese jetzt in Mode stehende Denkrichtung gesagt hat, sind gerade hier sehr am Platze. Und so müssen wir am Schlusse dieser langen Erörterung über die pathogenetischen Paralysetheorien bekennen, *daß wir über die Bedingungen, die das einzelne syphilitische Individuum zum Paralytiker oder Tabiker machen, noch gar nichts Zuverlässiges wissen.*

V. Die Bedeutung der Inkubationszeit der Paralyse und Tabes in der Pathogenese dieser Krankheiten.

1. Die wichtigsten Tatsachen über die Inkubationszeiten.

Unter den vielen Rätseln, welche uns die Pathogenese der Paralyse und Tabes aufgibt, beansprucht die Tatsache besondere Aufmerksamkeit, daß diese Erkrankungen der Infektion nicht unmittelbar auf dem Fuße folgen, sondern von ihr durch eine lange Wartezeit getrennt sind. Die Vorbereitungszeit der Paralyse und Tabes wird durchschnittlich mit etwa 10—15 Jahren angegeben.

Mit Rücksicht auf die Bedeutung dieser Inkubationszeit für die Pathogenese der Paralyse und Tabes seien noch einige Einzelerfahrungen mitgeteilt. An die Spitze der folgenden Erörterungen müssen wir jedoch eine Bemerkung setzen, deren Wichtigkeit nicht genug hervorgehoben werden kann. Eine exakte Bestimmung der Inkubationszeit bei der Paralyse — und nur unbedingt zuverlässige Angaben können zu Schlußfolgerungen verwertet werden — ist meist schwerer, als es zunächst scheinen mag. Die Angaben der Kranken, auch wenn sie nicht bloß allgemein gehalten sind, sondern bestimmter klingende Daten enthalten, dürfen nur mit größter Vorsicht als bare Münze genommen werden. Denn es handelt sich um „Paralytiker“. Und selbst Geistesgesunde sind bekanntlich keineswegs immer in der Lage, den Infektionstermin präzise zu nennen. So hat KRAEPELIN darauf hingewiesen, daß die sehr häufige Aussage der Paralytiker über eine 10 jährige Dauer der Zwischenzeit mit der Vorliebe der Kranken für „runde Zahlen“ zusammenhängen dürfte. Ferner muß bedacht werden, daß nicht immer das primäre Geschwür und lokale Rezidivformen mit wünschenswerter Schärfe auseinandergehalten werden, ja daß das erstere völlig unbemerkt bleiben kann. Kurz gesagt, *die anamnestische Methode der Feststellung des Infektionstermines ist mit vielen Fehlerquellen behaftet.* Weit brauchbarere Unterlagen über diesen Punkt vermag hingegen die katamnestische Verfolgung von frisch infizierten Individuen zu liefern auf dem von MATTAUSCHEK und PILCZ so erfolgreich beschrittenen Wege. Allerdings gehen bei einer Statistik, welche von dermatologischem Material ihren Ausgang nimmt, alle unbehandelten Syphilitiker verloren (BUMKE).

Die von MATTAUSCHEK und PILCZ katamnestisch verfolgten mit Lues infizierten Offiziere, von denen schon öfters die Rede war, lieferten bezüglich der Inkubationsfrist folgendes tabellarisch zusammengefaßtes Ergebnis:

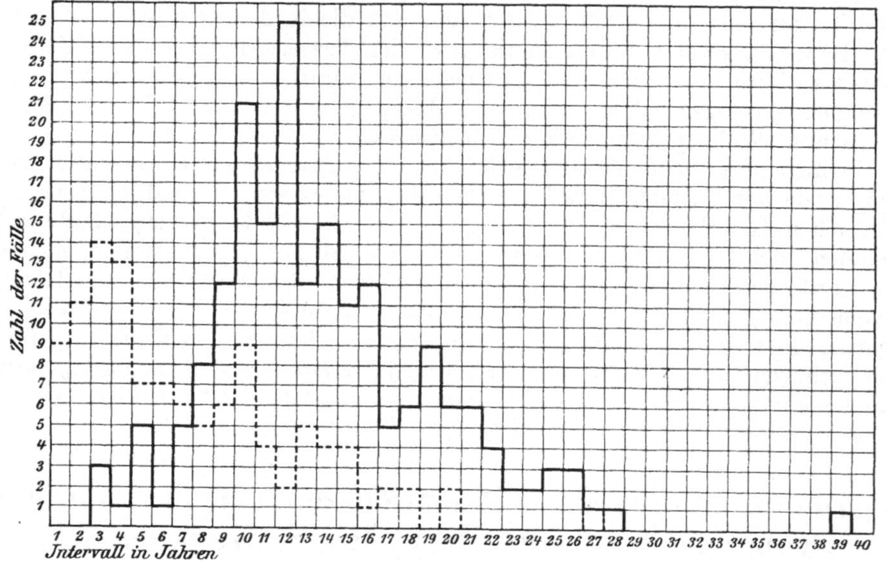

—— Paralysis progressiva. ---- Lues cerebrospinalis.

Abb. 21. Tabelle II aus MATTAUSCHEK und PILCZ Z. Neur. Orig. Bd. 8, S. 140.

Aus dieser Tabelle ergibt sich die bedeutsame Tatsache, die auch KRAEPELIN besonders unterstreicht, daß kurze Inkubationszeiten bei Paralyse und Tabes selten beobachtet werden und daß — im Gegensatz zur Lues cerebri, bei welcher bereits das erste und zweite Ansteckungsjahr reichlich vertreten ist — eine gewisse Wartefrist so gut wie nie unterschritten wird. So wirft sich angesichts derjenigen kasuistischen Mitteilungen, welche über sehr kurze Vorbereitungszeiten berichten, von selbst jedesmal die Frage auf, ob es sich wirklich um Paralyse oder Tabes handelte und nicht um Verwechslungen mit Lues cerebri bzw. spinalis, eine Frage, in der der Sektionsbefund das letzte Wort sprechen muß. So muß darauf verzichtet werden, hier alle diese Literaturangaben wiederzugeben und kritisch zu überprüfen; es sei nur erwähnt, daß JAKOB einen Paralysefall mit einer Inkubationszeit von eineinhalb Jahren und OSTERTAG einmal ein Intervall von 9 Monaten bei einer allerdings aus einer luetischen Meningitis hervorgegangenen Paralyse mitgeteilt hat. Während es feststeht, daß die weitaus überwiegende Mehrzahl aller paralytischen und tabischen Erkrankungen im Mannesalter und Senium innerhalb der genannten Frist nach der Infektion ausbricht, ist die Frage, ob die Paralyse- und Tabesfähigkeit jenseits eines bestimmten Ansteckungsabstandes völlig erlischt, noch nicht in befriedigender Weise beantwortet. Doch enthält die Literatur einige Angaben von großen Distanzen seit der Infektion. So hat Ollivier in einer Arbeit über senile Paralyse einen Fall mit einer Inkubationszeit von 44 Jahren mitgeteilt und Mattauschek und Pilcz erwähnen als Seltenheit eine Beobachtung, bei welchem die Paralyse erst 39 Jahre nach der Ansteckung aufgetreten ist.

2. Infektionsalter und Inkubationszeiten.

Bei der juvenilen Paralyse ist die durchschnittliche Inkubationszeit von Meggendorfer mit 14,2 Jahren angegeben worden, T. Schmidt-Kraepelin stellte das durchschnittliche Erkrankungsalter für das männliche Geschlecht mit 11—12 Jahren, für das weibliche 14 Jahre fest.

Bei der juvenilen Paralyse setzte die Erkrankung in den Fällen von Takéouchi (3 Jahre, 11 Monate) und Pirilae besonders frühzeitig ein. In letzterem Falle hatte das Kind mit 3 Monaten Papeln, mit einem halben Jahre traten Krämpfe auf und im Alter von 1 Jahr 3 Monaten erfolgte der Tod; hier beruht die Paralysediagnose auf dem Ergebnis der histologischen Untersuchung des Zentralnervensystems.

Großes Interesse erheischen die Beziehungen zwischen Infektionsalter und Inkubationszeit der Paralyse und Tabes. Schon im Jahre 1909 hatte Plaut darauf aufmerksam gemacht, daß es nach einigen Literaturmeldungen den Anschein habe, als sei bei im Greisenalter erworbener Syphilis die Inkubationszeit der Paralyse auffallend kurz und hatte genauere Erhebungen über diese Frage angeregt. Hirschl und Marburg hatten dann die Anschauung vertreten, daß die Paralyse um so später ausbreche, je jünger das Individuum bei der Erwerbung der Lues gewesen sei, während Mattauschek und Pilcz der Annahme einer derartigen Relation gegenüber sich ziemlich reserviert verhielten. Auf Grund einer groß angelegten Untersuchungsreihe gelangte Meggendorfer zu dem Schlusse: Je älter das Individuum zur Zeit seiner syphilitischen Infektion war, um so schneller trat im allgemeinen die Paralyse auf und umgekehrt. Bei Verwertung seines eigenen Materials und des von Mattauschek und Pilcz gelangte Meggendorfer zu folgenden Aufstellungen·

Meggendorfers Material 782 Fälle.

Alter zur Zeit der Infektion	11—15	16—20	21—25	26—30	31—35	36—40	41—45	46—50	51—60	Jahre
Inkubationszeit	23,7	20,1	16,3	12,7	10,7	9,2	8,0	7,3	5,0	,,

Beobachtungen von Mattauschek und Pilcz 422 Fälle.

Bei Infektion von	11—15	16—20	21—25	26—30	31—35	36—40	41—45	Jahren
eine Inkubationszeit von	25,7	17,2	14,4	13,9	12,1	12,8	8,7	,,

Gegenüber dem Einwande, daß bei spät infizierten Paralytikern kürzere Inkubationsfristen überwiegen müssen — aus dem einfachen Grunde, weil die in höherem Alter angesteckten Individuen längere Inkubationszeiten gar nicht erleben können —, weist Meggendorfer darauf hin, daß die Abnahme der Latenzzeiten verhältnismäßig größer sei als die Abnahme der Lebenserwartung. Kraepelin hat dazu bemerkt, daß die Absterbeordnung zwar die erhaltenen

Zahlen stark beeinflussen mag, daß sie aber das gänzliche Fehlen der ganz kurzen Vorbereitungszeiten bis fast zum 30. Ansteckungsjahre nicht zu erklären imstande sei. WIESEL, LAUTER, KRAEPELIN gelangten bei Bearbeitung dieser Fragestellung zu ähnlichen Zahlen wie MEGGENDORFER. MATZDORFF und ECKHARDT fanden die gleiche Gesetzmäßigkeit bei der Tabes.

Nur eine Kategorie paralytischer Erkrankungen fällt aus dieser Gesetzmäßigkeit heraus: die juvenile Paralyse, deren Inkubationszeit mit der durchschnittlichen Vorbereitungszeit bei Erwachsenen völlig übereinstimmt. Zur Erklärung dieser in der juvenilen Paralyse vorliegenden Ausnahme hat MEGGENDORFER eine verminderte Resistenz des jugendlichen Organismus angenommen. Ich muß gestehen, daß mich diese eine unbewiesene Hilfsannahme enthaltende Deutung nicht vollauf befriedigen kann und sich mir immer wieder der Gedanke an die Möglichkeit eines statistischen Kunstproduktes bei Aufstellung der erwähnten Regel aufdrängt. Daß die Vorbereitungszeit der juvenilen Paralyse völlig mit der der Erwachsenen übereinstimmt, ist ein Faktum von nicht zu unterschätzender Wichtigkeit, wenn man sich obendrein vor Augen hält, daß die juvenile Paralyse die einzige Gruppe paralytischer Erkrankungen repräsentiert, bei der die Ansteckungszeit fast stets bekannt ist. Andererseits könnte man eher eine stärkere Widerstandsfähigkeit des Jugendalters gegenüber der Paralyse behaupten, wenn man die viel längere Krankheitsdauer (fast dreimal so groß als bei Erwachsenen, KRAEPELIN) bedenkt. Indes darf nicht vergessen werden, daß Inkubationszeit und Krankheitsdauer durchaus nicht parallel laufen und gleichgesetzt werden dürfen. Es könnte sein, daß die regelmäßige Abnahme der Inkubationszeiten mit zunehmendem Alter durch einen Fehler bedingt ist, der noch nicht erkannt, vielleicht auch gar nicht so leicht zu erkennen ist. Ob das Resultat ein anderes würde, wenn man statt den Vergleichszahlen der allgemeinen Absterbeordnung eine solche von syphilitischen Individuen heranziehen würde — denn die Lues verkürzt nach den Erfahrungen der Lebensversicherungsgesellschaften, auch wenn sie nicht zu klinisch manifesten nervösen oder viszeralen Erkrankungen führt, die Lebensdauer — wage ich nicht zu sagen. Ebensowenig möchte ich mir ein Urteil darüber erlauben, ob der Fehler auf dem Gebiete der Gedächtnispsychopathologie liegt, analog den „runden Zahlen", ob etwa ältere Paralytiker den Abstand von der Infektion niedriger schätzen als jüngere. Und die einzige Statistik, welche mit der Unsicherheit des Infektionstermines nicht belastet ist, die von MATTAUSCHEK und PILCZ, ist wieder in anderer Richtung nicht uneingeschränkt brauchbar, weil ein Teil des Materials, wie AEBLY gezeigt hat, nicht genügend lange beobachtet werden konnte.

3. Antiluetische Behandlung und Inkubationszeit.

Außer dem Ansteckungsalter wurde der antisyphilitischen Therapie von manchen Autoren ein Einfluß auf die Inkubationszeit zugeschrieben. Mit Rücksicht auf die gegensätzlichen Standpunkte, welche die Autoren hinsichtlich der Beziehungen von Paralyse, bzw. Tabes zur Frühbehandlung der Syphilis einnehmen, ist diese Teilfrage gegenwärtig aktuell. Wer in der Behandlung ein Mittel zur Verhütung der Paralyse und Tabes erblickt, wird eine Verlängerung der Inkubationszeit, wer die Therapie der Verursachung dieser Folgekrankheiten anschuldigt, eine Verkürzung der Vorbereitungsfrist erwarten. Es kann natürlich auch sein, daß die Luesbehandlung nach keiner Richtung hin von Bedeutung ist. Daß die chemotherapeutische Behandlung das Intervall zwischen Infektion und Krankheitsausbruch zu verkürzen vermag, wurde öfters behauptet, sowohl für die Paralyse (NONNE, LAUTER u. a.) als auch für die Tabes (KRON, MENDEL und TOBIAS u. a.). Da andere Autoren in der Therapie einen die Vorbereitungszeit verlängernden Faktor erblicken (z. B. DETERMANN), andere jeglichen Einfluß derselben auf das natürliche Krankheitsgeschehen leugnen (COLLINS), erscheint es heute nicht gerechtfertigt, Hypothesen an die Behauptungen von derartigen Inkubationsverkürzungen anzuknüpfen, solange die tatsächlichen Grundlagen noch nicht genügend fundiert sind. Für MEGGENDORFER, der, wie erörtert, die Inkubationszeit mit dem Infektionsalter in Beziehung gesetzt hat, ist die inkubationsverkürzende Wirkung der Therapie nur eine scheinbare: in späterem Lebensalter Infizierte lassen sich meist gründlicher behandeln, Jüngere sind in dieser Beziehung lässiger.

Anschließend wäre noch manches über Paralyseverlauf (z. B. stationäre Paralyse), über die juvenile und senile Form der Erkrankung usw., auch unter dem Gesichtswinkel der Pathogenese zu sagen. Dies würde jedoch weit ins klinische Gebiet führen, weshalb von einer Erörterung dieser Dinge, die in dem folgenden Kapitel von G. STEINER ohnehin ausführlich behandelt werden, hier abgesehen sei.

B. Die pathologische Anatomie der Syphilis des Nervensystems.

I. Pathologische Anatomie der „Nervensyphilis im engeren Sinne“.

Diesem Kapitel, das alle Formen syphilitischer Nervenleiden mit Ausnahme der Paralyse und Tabes, deren Sonderstellung auch anatomisch begründet ist, umfassen soll, seien einige Bemerkungen zu der wichtigen Vorfrage vorausgeschickt, welche pathologisch-anatomischen Erscheinungsformen als syphilitisch angesprochen werden dürfen[1]. Ein Blick in die neurologische Literatur lehrt, daß viele Krankheiten zu Unrecht der (namentlich kongenitalen) Lues in die Schuhe geschoben worden sind. Auf Behauptungen dieser Art, soweit sie offenkundig von unerfahrenen und in der Logik wissenschaftlicher Beweisführung nicht geschulten Autoren stammen, braucht hier nicht weiter eingegangen zu werden. Manche solcher Auswüchse stammen aus einer Zeit, in der die Feststellung der Syphilis sich lediglich auf den klinischen Befund, bzw. anamnestische Befragung oder unkritische Verwertung vermeintlicher luetischer Stigmata stützte. Heute dürfen wir nur solche Krankheiten als syphilitisch bedingt anerkennen, bei denen regelmäßig eine vorausgegangene Infektion sich ermitteln läßt bzw. das moderne Rüstzeug zur Syphiliserkennung, namentlich die Serodiagnostik ein Recht dazu gibt. So hat HOMÉN im Jahre 1890 ganz kurz, im Jahre 1892 sehr ausführlich ein eigenartiges familiäres Nervenleiden mit Lebercirrhose beschrieben und die Wahrscheinlichkeit eines Zusammenhangs mit der Lues hereditaria tarda ausgesprochen; der damalige Stand der diagnostischen Hilfsmittel ließ übrigens eine sichere Aussage über

[1] Es kann nicht Aufgabe dieser gedrängten Übersicht sein, allgemeine neurohistologische Kenntnisse zu vermitteln. Bezüglich aller etwa auftauchenden Fragen sei auf SPIELMEYERS „Histopathologie des Nervensystems“, Berlin: J. Springer 1922, oder auf SCHRÖDER, P.: „Einführung in die Histologie und Histopathologie des Nervensystems“, 2. Aufl., Jena 1920, oder auf JAKOB, A.: „Normale und pathologische Anatomie und Histologie des Großhirns“, Handbuch der Psychiatrie, herausgegeben von ASCHAFFENBURG, Leipzig-Wien 1927, verwiesen.

diesen Punkt nicht zu. KINNIER-WILSON hat später darauf aufmerksam gemacht, daß die Darstellung der HOMÉNschen Fälle völlig auf die von ihm als Leiden sui generis erkannte WILSONsche Krankheit, die hepatico-lenticuläre Degeneration, eine von der Lues unabhängige Erkrankung passe. Daß es heute jedoch möglich ist, die namentlich bei selteneren Krankheitsbildern drohende Klippe einer falschen ätiologischen Deklaration zu vermeiden, beweist die Arbeit SPIELMEYERs über die juvenile Form der amaurotischen Idiotie, wo dieser Autor trotz der nachgewiesenen luetischen Infektion des Vaters seiner drei Fälle einen Kausalnexus mit der Syphilis nicht statuiert hat.

Daß auch die biologischen Reaktionen irreführen können, lehrt das Beispiel der tuberkulösen Meningitis, bei welcher, wenn sie durch latente seropositive Lues kompliziert ist, infolge der gesteigerten Durchlässigkeit der Meningen die Wassermannschen Reagine aus dem Blute in den Liquor übertreten können (ZALOZIECKI, HAUPTMANN, PLAUT und SPIELMEYER, JAHNEL). Doch vermag in diesen Fällen die histopathologische Untersuchung und vor allem der Nachweis von Tuberkelbacillen in den Hirnhäuten den Sachverhalt klarzustellen. Nebenbei bemerkt gestattet die moderne Histopathologie des Nervensystems, selbst die Kombination von Paralyse und tuberkulöser Meningitis richtig zu diagnostizieren, wie eine Beobachtung SPIELMEYERs beweist. Eine weitere Schwierigkeit ist dadurch gegeben, daß gelegentlich zu einer latenten, sich auf einen positiven Liquorbefund beschränkenden Lues eine organische Nervenkrankheit nichtsyphilitischer Genese hinzugesellen kann. Ich habe einen Fall erlebt, die Gattin eines Paralytikers mit positivem Liquor, welche an einer auch vom Ophthalmologen als tabisch angesehenen Opticusatrophie und schweren epileptiformen Anfällen litt. Diese Patientin starb plötzlich im Status epilepticus. Die Sektion deckte wider Erwarten keinen „spezifischen" Prozeß als Grundlage der schweren Hirnsymptome auf, sondern es fand sich ein Fibrosarkom der Dura in der vorderen Schädelgrube, ein Befund, der die cerebralen Symptome sehr wohl zu erklären vermag. Ähnliche Beobachtungen sind in NONNEs Werk mitgeteilt. Auch enthält die Literatur weitere Mitteilungen dieser Art, welche bei der vornehmlich klinisch-diagnostischen Bedeutung dieser Angelegenheit hier nicht breit erörtert werden können.

Es ist hier nicht der Ort, die pathologisch-anatomische Differentialdiagnose der Syphilis, namentlich gegenüber der Tuberkulose in extenso zu erörtern. Wenn auch der Erregernachweis — bei Lues häufiger als bei Tuberkulose — des öfteren versagt, sollte man in zweifelhaften Fällen ihn doch jedesmal versuchen.

Durch ein weiteres Beispiel sei die Unspezifität anscheinend spezifischer Veränderungen belegt. Die obliterierende Endarteriitis ist kein ausschließliches Eigentum der Lues. Sie kommt u. a. auch als Ausdruck einer Cysticerkeninfektion vor, welche auch in anderen Belangen (Meningealveränderungen) eine täuschende Ähnlichkeit mit den analogen syphilitisch bedingten Prozessen aufweisen kann (ASKANAZY, HENNEBERG u. a.). Es kann nicht genug scharf betont werden: *Wir kennen keine Zelle, keinen histopathologischen Komplex, der für Lues unbedingt pathognomisch ist.*

Im Sekundärstadium der Lues beobachtet man vor allem Entzündungen der weichen Rückenmarks- und Hirnhäute, denen die bekannten Alterationen der Cerebrospinalflüssigkeit korrespondieren. Man findet Einlagerungen von Plasmazellen und Lymphocyten in die weichen Hirnhäute, gelegentlich auch in Gefäßscheiden. Diese Infiltrate sind in wechselnder Lokalisation und Ausprägung vorhanden. Niemals aber trifft man die diffusen Veränderungen an, wie sie die progressive Paralyse charakterisieren. Leider verfügen wir bisher nur über wenige Sektionsbefunde von im Sekundärstadium verstorbenen Syphilitikern. Fälle, bei denen zwar eine Autopsie vorgenommen worden, aber eine genaue histologische Untersuchung des Zentralnervensystems unterblieben ist, lassen sich natürlich in keiner Weise verwerten. Bei einem Falle von M. FRÄNKEL waren weder makroskopische noch mikroskopische Veränderungen im Zentralnervensystem vorhanden, doch hebt NONNE, auf dessen Abteilung dieser Fall beobachtet wurde, hervor, daß die Untersuchung sich keineswegs über das ganze Nervensystem erstreckt hatte. Mithin können — und diesen Einwand kann man bei allen negativen Untersuchungsbefunden dieser Art machen — tatsächlich vorhandene Veränderungen der Untersuchung entgangen sein. In einem Fall von A. JAKOB, der im unmittelbaren Anschluß an eine Salvarsaninfusion ad exitum gelangt war, fanden sich ausgedehnte entzündliche Veränderungen in den Meningen. Im Falle von DELBANCO und A. JAKOB, einem vier Jahre nach der Infektion freiwillig in den Tod gegangenen Syphilitiker mit positivem Liquorbefund wurden in der Pia des Hirns und Rückenmarks isolierte Infiltrate gefunden. WOHLWILL konnte das Zentralnervensystem einer Syphilitikerin mikroskopisch untersuchen, welche ein Vierteljahr nach der Ansteckung an einer Lungentuberkulose zugrunde gegangen war; dieser Autor konnte bei ihr keinerlei auf Lues verdächtige Veränderungen im Zentralnervensystem entdecken.

Schon ALZHEIMER war es bekannt, daß bei Individuen, welche früher eine Syphilisinfektion erworben, aber an anderen Krankheiten zugrunde gegangen waren, hier und da im Zentralnervensystem entzündliche Infiltrate, zuweilen in nicht unerheblichem Ausmaße, vorhanden sein können, auch wenn klinische Hinweise auf nervöse bzw. corticale Erkrankungen nicht vorlagen. WOHLWILL hatte Gelegenheit, das Zentralnervensystem von 42 Spätsyphilitikern histologisch zu untersuchen. Zieht man jene Fälle ab, bei denen wegen fehlender Krankenhausbeobachtung eine nicht diagnostizierte Paralyse, Tabes oder ein schwerer syphilitischer Prozeß des Zentralnervensystems erst bei der Autopsie entdeckt worden war, so fanden sich perivasculäre Infiltrate in sechs Fällen, dreimal kleine Zerfallsherde anscheinend mit gewissen der Endarteriitis der kleinen Hirngefäße verwandten Capillarveränderungen in Zusammenhang stehend, dreimal infiltrativ-meningitische Prozesse in der Pia, ein Fall unter diesen ist dadurch bemerkenswert, daß die meningealen Veränderungen durchaus den bei Tabes vorkommenden entsprechen. In einem Falle wurde ein kleines Granulom der Pia vorgefunden. 22 Fälle des WOHLWILLschen Materials wiesen keinerlei auf Syphilis zu beziehende Alterationen am Zentralnervensystem auf. Auch WARTHIN erwähnt, daß er entzündliche Veränderungen, welche er für latente Lues als charakteristisch angibt, wie in anderen Organen, auch im Zentralnervensystem vorgefunden habe. Auf diesem Gebiet bleibt weiterer Forschung noch vieles vorbehalten. Namentlich stehen noch genauere Untersuchungen darüber aus, ob, wie von manchen Autoren angenommen wurde, so z. B. schon von KNORRE im Jahre 1849, entsprechend der Vielgestaltigkeit der Hautausschläge auch im Zentralnervensystem — sit venia verbo — Papeln bzw. anderen syphilitischen Hautefflorescenzen analoge spezifische Prozesse sich differenzieren lassen. Auch Erhebungen über die genauere Topographie der erwähnten entzündlichen Veränderungen wären wünschenswert.

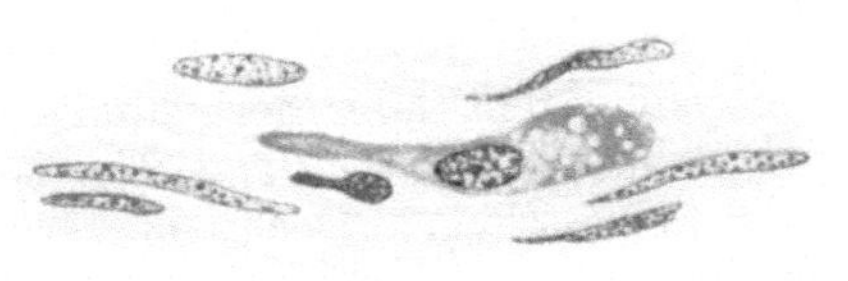

Abb. 22. Stark ausgezogene Plasmazelle und langgestreckter Lymphocyt (?), offenbar in Wanderung begriffen. Pia bei sekundärer Lues ohne zentrale Symptome. (Aus SPIELMEYER: Histopathologie des Nervensystems. Berlin: Julius Springer 1922.)

Die übergroße Mehrzahl aller „syphilitischen" Nervenkrankheiten weist anatomisch den Charakter *tertiärer* Prozesse auf.

Auch die *Neurorezidive* nach therapeutischen Eingriffen besitzen keine speziellen anatomischen Charaktere, wie sie auch klinisch mit verschiedenen spontanen syphilitischen Manifestationen zusammenfallen, so daß die folgenden Erörterungen auch für die verschieschiedenen Typen von Neurorezidiven Geltung haben.

Vorausgeschickt sei, daß Erkrankungen der *Schädelknochen* und *Wirbelsäule* — deren Darstellung nicht Aufgabe dieses Kapitels ist — auf das Zentralnervensystem übergreifen können. Doch ist dies keineswegs häufig der Fall; namentlich gilt dies von der Syphilis des Rückgrats. Das mag daher rühren, daß tertiäre Prozesse bei uns überhaupt seltener geworden sind, überdies heute tertiäre Knochenerkrankungen durch die Therapie frühzeitig erstickt werden. In einem Falle von schwerer Lues des Craniums, den ich zu beobachten Gelegenheit hatte, hatte die Patientin konsequent jegliche, sogar interne Medikation verweigert. AUTHENRIETH und GLÜCK, ferner FISCHER, HOBS haben Fälle beschrieben, wo ulceröse Prozesse der hinteren Rachenwand auf die Halswirbel übergingen und dadurch schwere nervöse Störungen hervorriefen. ASPRAY beschrieb einen Fall von luetischer Osteoarthritis des I. und II. Halswirbels.

Bei STROEBE fand ich übrigens einen, allerdings durch keine Kasuistik belegten Hinweis, daß auch ein ulcerierender Primäraffekt im Pharynx in seltenen Fällen zur Usur der Halswirbelkörper führen könne. Schließlich vermag — das sei, obwohl in ein späteres Kapitel gehörend, hier eingefügt — auf ähnliche Weise ein analoger Effekt zustande kommen, nämlich eine Rückenmarkskompression durch tabische Arthropathie der Wirbelsäule (SPILLER).

Die tertiären Prozesse im Zentralnervensystem teilt man herkömmlicherweise ein I. *in Gefäßerkrankungen*, 2. *die syphilitische Meningitis*, 3. *Gummen*. Diese Aufzählung enthält zugleich ihre Häufigkeitsskala. Doch sei hervorgehoben, daß es sich hier nur um Typen handelt, welche in schematischer Reinheit so gut wie niemals vorkommen. In Wirklichkeit handelt es sich fast stets um Mischformen, unter denen bald diese, bald jene Komponente überwiegt. Aus didaktischen Gründen sei mit der Schilderung des *Gummas* begonnen, wobei, wie bei der Darstellung der später zu schildernden Prozesse die allgemein pathologisch-anatomischen Grundlagen vorausgesetzt, bzw. auf ihre Erörterung in dem BENDAschen Kapitel verwiesen werden muß. Den Mutterboden der Gummen bildet das Bindegewebe der Häute bzw. der Gefäße des Zentralnervensystems. Aus der Bindegewebeentstehung der Gummen wird es erklärlich, daß diese Bildungen vorzugsweise in den Meningen, den angrenzenden Rindenteilen, an den Hirnnerven angetroffen werden. Doch sind Gummen in der Tiefe des Gehirns, in der Marksubstanz, in den Zentralganglien beschrieben worden. An der Konvexität des Gehirns nimmt der in Rede stehende Prozeß meist von der Dura seinen Ausgang. Hier gelten Stirn- und Scheitellappen als Lieblingssitze der gummösen Neubildungen. An der Basis des Gehirns pflegen Gummen die Chiasmagegend, den interpedunkulären Raum zu bevorzugen (VIRCHOW, H. OPPENHEIM), doch ist keine andere Stelle der Hirnbasis gegen die Ansiedlung dieser Syphilome gefeit. Im Gegensatz zur Konvexität bildet an den geschilderten Prädilektionsorten der Basis nur selten die Dura, gewöhnlich das arachnoideale Gewebe, die Matrix der gummösen Bildungen. Die syphilitische Neubildung kann entweder isoliert oder — das ist das häufigere — multipel auftreten. Für den pathologischen Anatomen haben die Gummen des Zentralnervensystems bald nur mehr noch historisches Interesse. Ihre Häufigkeit nimmt stetig ab, vor allem hat die moderne Luestherapie unter den gummösen Sektionsbefunden stark aufgeräumt.

Von Fällen mit multiplen Gummen von Hanfkorngröße (die mikroskopische Dimensionen aufweisenden allerkleinsten Bildungen dieser Art können bei dieser dem makroskopischen Befund geltenden Schilderung nicht berücksichtigt werden) bis zu Walnuß-, selbst Hühnereigröße führen fließende Übergänge zu den häufigeren Fällen, wo die Gummiknoten in eine schon freiem Auge als verdickt und getrübt erkennbare Meninx eingebettet liegen. Bei genauerer Betrachtung lassen sich in dieser „derbe schwartenartig verdickte Partien erkennen, welche mit graurötlichen oder gelblichen, sulzig-speckigen Gebieten abwechseln" (H. OPPENHEIM). Häufig sind auch die Hirnnerven knotig aufgetrieben. Wir haben hier das Bild der gummösen basalen Meningitis vor uns. Die Hirnnerven können nicht bloß durch eine gummöse Perineuritis bzw. Infiltration Schaden erleiden, selbst atrophisch werden, es kann auch analog wie bei den Gefäßen — dies sei schon hier der Schilderung der vasalen Erkrankungen vorweggenommen — durch benachbartes Granulationsgewebe zu einer Kompression kommen, welche bei Gefäßen die gleichen Ernährungs-

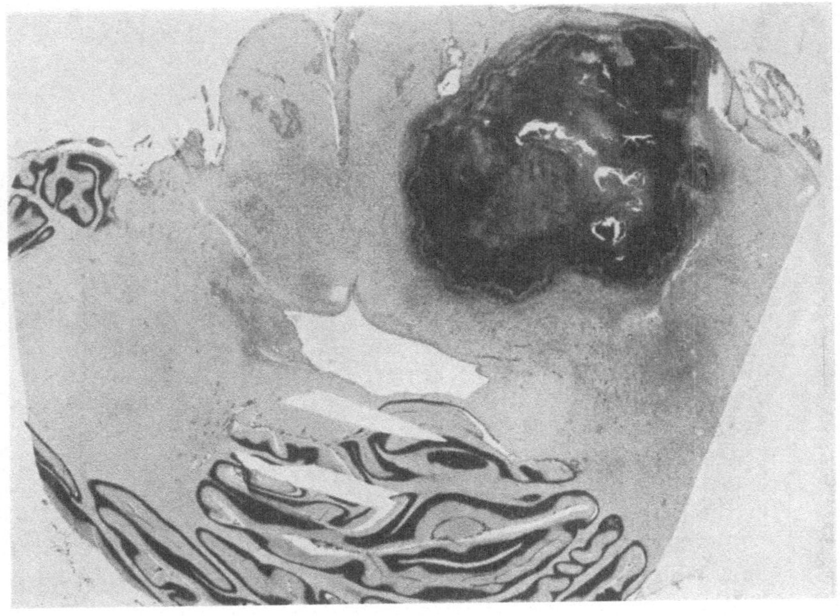

Abb. 23. Gumma im verlängerten Mark.
(Nach einem Präparat der Psychiatrischen Klinik München.)

störungen des Gewebes zur Folge haben kann wie eigentliche Gefäßprozesse. Die gummöse Entzündung kann von den Hirnhäuten auf die darunter liegenden Teile der Rinde übergreifen. Man spricht dann von einer Encephalitis bzw. Meningoencephalitis bzw., wenn der Prozeß auch die Marksubstanz ergriffen hat, von Encephalomyelitis gummosa. Stets ist zum Unterschiede von der Paralyse die Beteiligung des Nervengewebes eine sekundäre. Mit diesen Andeutungen will ich mich begnügen, da Beschreibungen ohnehin den zahlreichen in der Natur vorkommenden Erscheinungsformen, welche sich durch Kombination der verschiedenen Prozesse — die noch dazu in ihrer Intensität und Ausbreitung wechseln — ergeben, ohnehin nicht gerecht werden können. Auch bei der meningealen Hirnsyphilis pflegt das Rückenmark an dem meningealen Prozeß zu partizipieren; dies hat schon NISSL betont.

Es verdient besonders hervorgehoben zu werden, daß es außer der *„gummösen" Meningitis* auch eine *einfache uncharakteristische Meningitis* auf syphilitischer Grundlage gibt, welche sich erst unter harten Kämpfen hat durchsetzen müssen, offenbar weil das Dogma, es gebe nur gummöse Hirnhautentzündungen, ihre Anerkennung suggestiv verhindert hatte. Heute wissen wir ja auch, daß in anderen Organen ebenfalls ähnliche Prozesse, welche tertiären Charakters ermangeln, in den Spätstadien angetroffen werden können. Das Vorkommen von *nichtgummösen Meningitiden*, das schon H. Oppenheim behauptet hatte, ist vor allem durch die gründlichen Untersuchungen von Karl Krause sichergestellt worden. Dieser Autor definiert den Krankheitsvorgang folgendermaßen: „Sie ist charakterisiert durch eine völlige Infiltration der Meningen, besonders ihrer Gefäße, und durch Neubildungsvorgänge an den fixen Zellen des Bindegewebes und der Gefäße der Meningen mit Übergreifen dieser Veränderungen auf Gefäße der Hirnsubstanz." Bei diesen Meningitiden beherrscht je nach dem Alter des Prozesses bald die infiltrative, bald

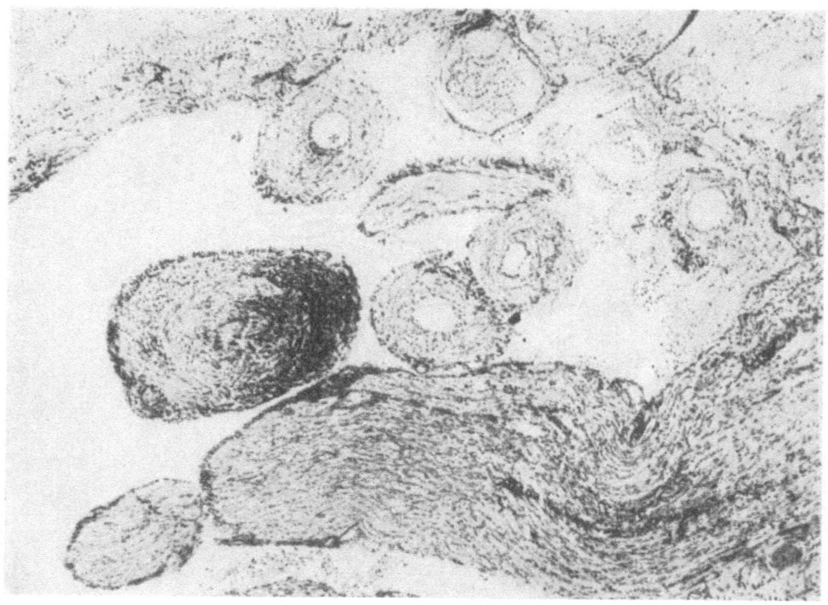

Abb. 24. Basale Meningitis mit Neuritis und Endarteriitis. (Nach einem Präparat der Psychiatrischen Klinik München.)

die hyperplastische Komponente das histologische Bild. „Der primäre Vorgang ist jedoch die Infiltration" (Krause). Den weiteren Ausspruch Krauses, daß das makroskopische Aussehen der Häute nicht annähernd eine Vorstellung von der Verbreitung der entzündlichen Veränderungen zu geben vermöge, möchte ich auf Grund eigener Erfahrungen unterstreichen. In der Tat können auch makroskopisch intakte Meningen bei der mikroskopischen Untersuchung sich schwer erkrankt erweisen.

Unter den syphilitischen Gefäßerkrankungen nimmt die *nach* Heubner *benannte Form von Endarteriitis* einen hervorragenden Platz ein. Wenn auch schon einigen früheren Autoren ein Zusammenhang zwischen Syphilis und Gefäßerkrankungen aufgefallen war, so gebührt doch Heubner das Verdienst, diese Form genau beschrieben und in ihrer Bedeutung erkannt zu haben. Bezüglich der histopathologischen Details dieses Prozesses, der in einer eigenartigen, vielfach beetartigen Intimawucherung besteht, sei, um Wiederholungen zu vermeiden, auf das Bendasche Kapitel verwiesen. Ebenso kann auch des vergangenen Streits, ob dieser Prozeß vom Inneren des Gefäßes oder den äußeren Gefäßhäuten seinen Ausgang nimmt (HEUBNER versus BAUMGARTEN, sowie KÖSTER) hier nicht eingegangen werden; es sei nur erwähnt, daß heute die Auffassung allgemein zur Geltung gelangt ist, daß dieser als primäre entzündliche Erkrankung der Adventitia beginne und nach innen fortschreite. Um diese Anschauung auch mit einem parasitologischen Befund zu belegen, sei erwähnt, daß in BENDAS Fall in den äußeren Schichten der Media Spirochäten gefunden wurden, von denen BENDA sagen konnte, daß sich diese im Gegensatz zu ihren fast ubiquitären Vorkommen bei kongenitaler Lues auf den histologisch-spezifisch veränderten Krankheitsherd beschränkten. Daß die reine HEUBNERsche Endarteriitis, welche sich in ihrem Endstadium ohne Entzündungserscheinungen repräsentiert, als Residuum eines abgelaufenen inflammatorischen

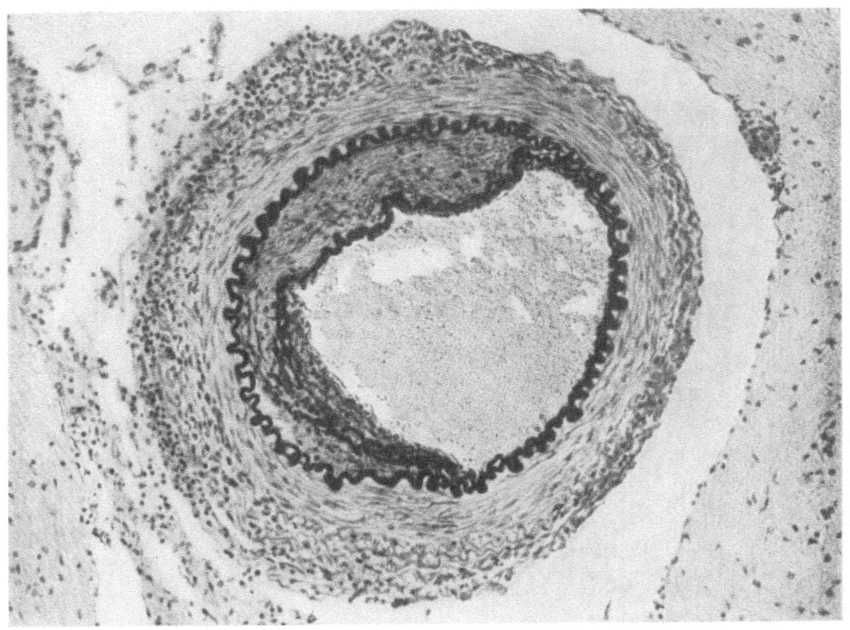

Abb. 25. HEUBNERsche Endarteriitis.
(Nach einem Präparat der Deutschen Forschungsanstalt für Psychiatrie in München.)

Prozesses aufzufassen sei, hat meines Wissens JÜRGENS zuerst ausgesprochen. Die weitere Diskussion, welche sich an die HEUBNERsche Mitteilung angeschlossen hatte, ob der Prozeß als für Syphilis spezifisch anzusehen sei, hat zwar übereinstimmende Veränderungen bei ätiologisch anders geklärten Krankheiten aufgedeckt, aber an der hervorragenden Bedeutung der HEUBNERschen Gefäßerkrankung für die Pathologie der cerebralen Lues nicht zu rütteln vermocht. Auch das Vorkommen von gummösen Gefäßwandveränderungen ist beschrieben worden (LANCEREAUX, MARCHAND, P. SCHROEDER), doch sind diese im Verhältnis zur HEUBNERschen Endarteriitis Raritäten. Auch trifft man bei syphilitischen Meningitiden Bilder an, wo der Entzündungsprozeß von der Umgebung auf die Gefäße übergegriffen hat; je nach dem vorzugsweisen Sitz der Infiltrate kann man von Peri-, Meso-, bzw. Panarteriitis sprechen. Daß sich aus dieser Erscheinung nicht ausnahmslos eine obliterierende Endarteriitis entwickeln muß, sei nur kurz erwähnt. Was die Lokalisation des HEUBNERschen Prozesses anbetrifft, so werden die vorderen Hirnarterien, die Arteria fossae Sylvii am häufigsten von ihm ergriffen. Doch können auch andere Arterien, Bestandteile des Circulus arteriosus oder ihre Verzweigungen, in dieser Weise erkranken. Oft ist die HEUBNERsche Erkrankungsform auf kleine Bezirke und kurze Strecken beschränkt. Wenn die HEUBNERsche Gefäßerkrankung höhere Grade erreicht, kann es zu Ernährungsstörungen im Bereich des Versorgungsgebietes des betreffenden Gefäßes, bzw. wenn das Lumen völlig obliteriert oder thrombosiert, zu Erweichungsherden im zentralen Gewebe kommen. Diese Erweichungsherde welche je nach ihrem Sitz und ihrer Größe sowie ihrer Zahl sehr mannigfache

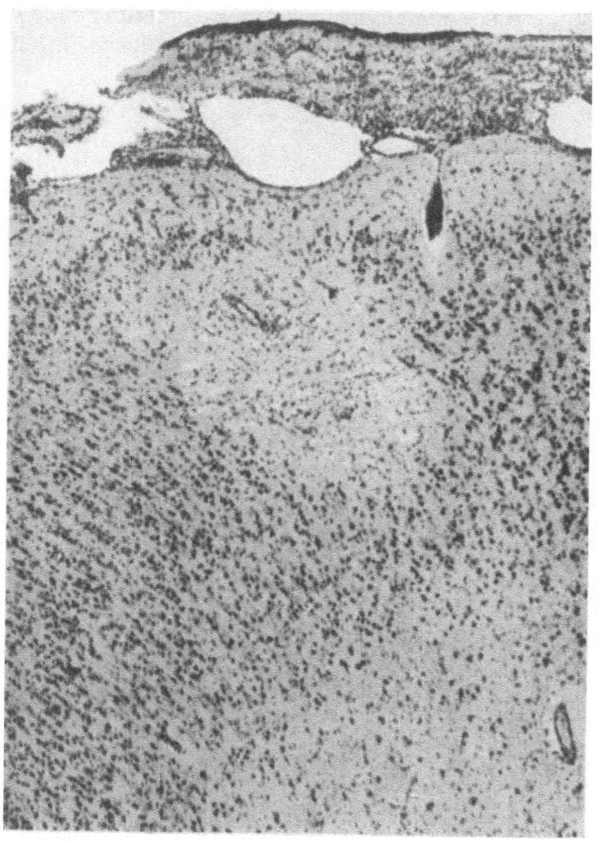

Abb. 26. Verödungsherd in der Hirnrinde bei syphilitischer Gefäßerkrankung. (Nach einem Präparat der Deutschen Forschungsanstalt für Psychiatrie in München.)

zentrale Ausfallserscheinungen verursachen können, spielen in der Klinik der Nervensyphilis eine große Rolle. Daß die durch sie verursachten Ausfälle irreparabel sind, folgt automatisch aus der Tatsache, daß Regenerationen im reifen Zentralorgan des Menschen nicht eintreten können. Seltener werden Gefäßrupturen, bzw. Blutungen als Folge syphilitischer Gefäßerkrankungen beobachtet. Aneurysmenbildungen kommen zwar auf syphilitischer Basis vor, sind aber relativ selten.

Einer besonderen Besprechung bedarf eine Form syphilitischer Gefäßerkrankungen, auf welche NISSL im Jahre 1903 unsere Aufmerksamkeit gelenkt und die er „*diffuse*“, „*nicht entzündliche*“ *Hirnlues* benannt hat. Sie führt auch den Namen *Endarteriitis der kleinen Hirngefäße*. NISSL hatte seinerzeit den Nachdruck auf das Fehlen von Adventitialinfiltraten bei seinem Falle gelegt. Später sind jedoch Beobachtungen mitgeteilt worden, bei denen gleichzeitig Infiltrate von verschiedener Intensität in den Gefäßscheiden vorhanden waren. Es handelt sich bei diesem Leiden um eine im großen und ganzen seltene Erkrankung, doch sind seit NISSLs Beschreibung mehrere Fälle dieser Art veröffentlicht worden [ALZHEIMER (einige Fälle), SAGEL, ILBERG, A. JAKOB (einige Beobachtungen), L. FREUND, F. SIOLI u. a.]. Der Fall NISSLs wurde später von WILMANNS und RANKE eingehend beschrieben. Daß gelegentlich identische Gefäßveränderungen das histologische Bild der progressiven Paralyse komplizieren können, hat NISSL bereits in seiner ersten Mitteilung hervorgehoben. Kennzeichnend für diesen Prozeß ist eine „geradezu verblüffende Wucherung der Intimazellen“ (NISSL). Die Endothelkerne sind geschwollen,

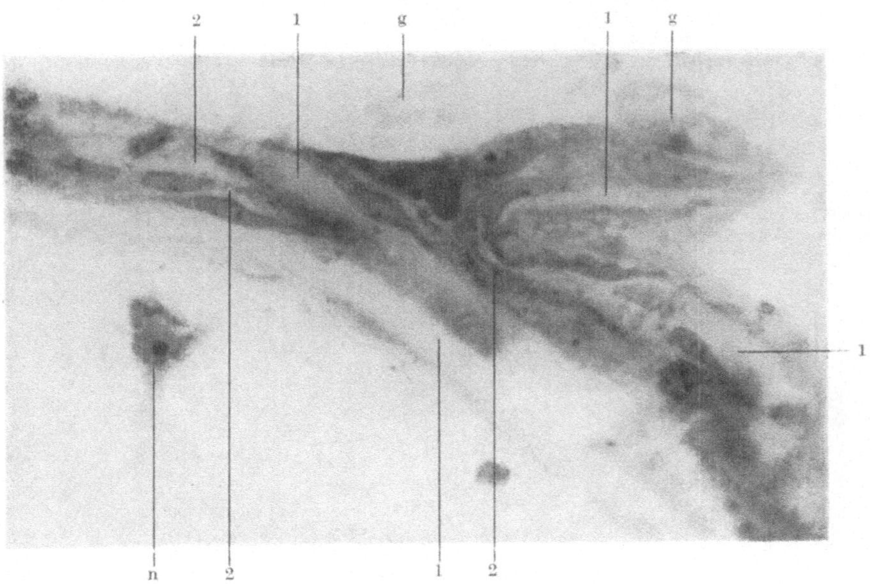

Abb. 27. Capillare mit enormer Adventitial- und Endothelwucherung mit 4 sicheren Lumina (bei 1) und einigen in ihrer Bedeutung fraglichen Rinnen (bei 2). n Nervenzelle. g Gliaprotoplasma. (Aus WILMANNS und RANKE: „Fall Schänzchen“ in NISSLs Beiträgen zur Frage nach der Beziehung zwischen klinischem Verlauf und anatomischem Befund bei Nerven- und Geisteskrankheiten. Berlin: Julius Springer 1913. Bd. 1, H. 1.)

reich an basichromatischen Substanzen; als Ausdruck der floriden Proliferation trifft man öfters Mitosen an. An diesen Wucherungsvorgängen partizipieren auch die Adventitialelemente. Es kommt zu Sproß- und Brückenbildung zwischen den, übrigens in ausgesprochener Weise vermehrten Capillaren, Vermehrung der Elastica und zum Auftreten reichlicher Adventitialnetze. Infolge der Schwellung der Gefäßwandelemente kann es zu einer Verkleinerung, ja zum völligen Schwinden der Lumina kommen. Andere Bilder erwecken den Eindruck, als ob sich eine ganze Reihe von Lumina gebildet hätte. Häufig beobachtet man „Zellhaufen aus morphologisch großenteils nicht unterscheidbaren endothelialen und adventitialen Elementen, und innerhalb dieser Zellhaufen Lücken und Rinnen, die vermutlich Gefäßlumina sind, ohne daß aber die Lumina von einer deutlich in sich geschlossenen Gefäßwand umgrenzt wären“ (RANKE). Dieser Prozeß ist nicht nur auf die Hirnrinde beschränkt, auch in der Marksubstanz trifft man erhebliche entarteriitische Vorgänge an. Die Glia weist eine gewaltige protoplasmatische Wucherung auf. Die Gliakerne sind außerordentlich vermehrt und erreichen oft eine beträchtliche Größe. Vielfach gelangen regressive Veränderungen an der Glia zur Beobachtung. Eine besondere Neigung zur Gliafaserproduktion ist jedoch nicht festzustellen. Die Ganglienzellen weisen zum Teil das Bild der chronischen Erkrankung auf,

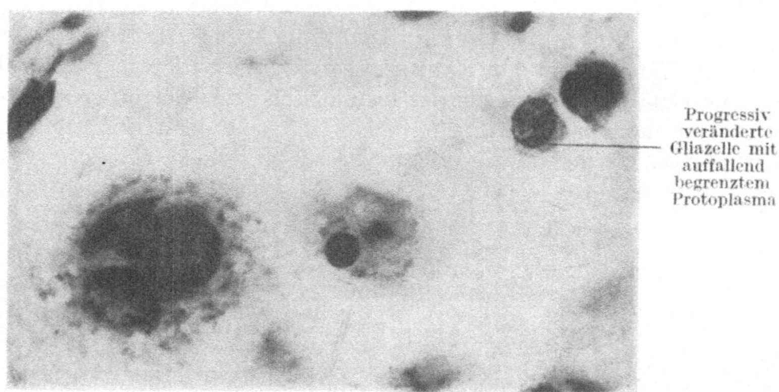

Abb. 28. Gliarasen mit drei Kernen.
(Aus WILMANNS und RANKE: „Fall Schänzchen" in NISSLs Beiträgen zur Frage nach der Beziehung zwischen klinischem Verlauf und anatomischem Befund bei Nerven- und Geisteskrankheiten. Berlin: Julius Springer 1913. Bd. 1, H. 1.)

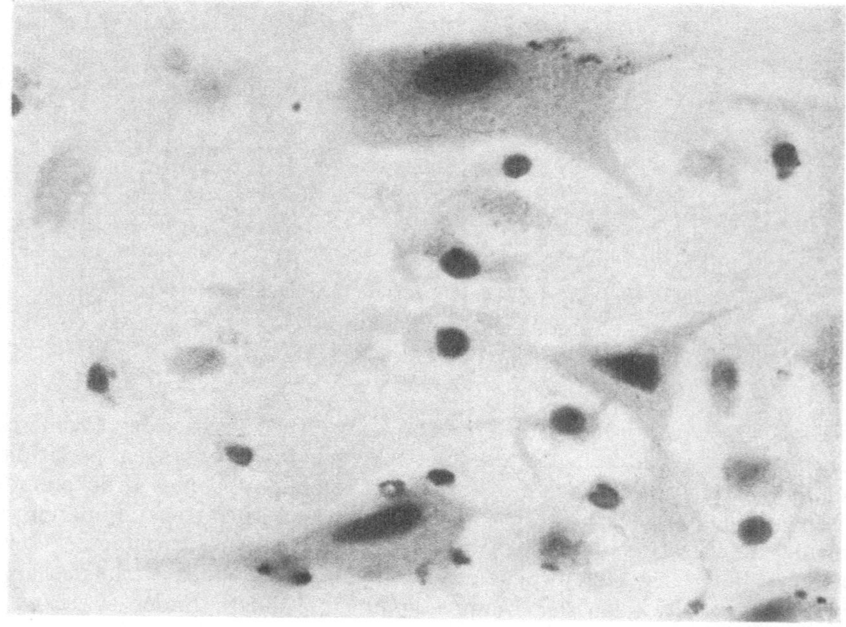

Abb. 29. Ischämische Ganglienzellerkrankung bei Endarteriitis der kleinen Hirngefäße. (Nach einem Präparat der Deutschen Forschungsanstalt für Psychiatrie in München.)

zum Teil eine eigenartige Veränderung, „deren markanteste Erscheinung eine enorme Quellung des Zelleibes mit Neigung zum Zerfall der Zelle bildet" (NISSL). SAGEL hat bei seinem Falle die ischämische Ganglienzellerkrankung SPIELMEYERs gefunden. Ganglienzellausfälle werden in wechselnder In- und Extensität angetroffen. Stäbchenzellen kommen nur vereinzelt vor. Rückenmarksveränderungen hat NISSL vermißt, doch sind neuerdings einige Fälle beschrieben worden, bei denen die Endarteriitis der kleinen Hirngefäße sich zu einer tabischen Hinterstrangerkrankung hinzugesellt hatte (P. SCHROEDER, A. JAKOB). NISSL hat das von ihm aufgestellte Bild als diffuse Hirnlues bezeichnet, jedoch schon in seiner ersten Mitteilung diese Aussage dahin eingeschränkt, daß zwar an jeder Rindenstelle das eine oder das andere Merkmal vorhanden sei, bezüglich der Intensität der Veränderungen und der Art ihrer Zusammensetzung jedoch deutliche lokale Unterschiede nachzuweisen seien. Häufig gelangen bei den hier in Rede stehenden Gefäßerkrankungen Verödungsherde zur Beobachtung, deren Spezifität jedoch nicht für alle Fälle ausgemacht ist, da auch bei Komplikation durch Arteriosklerose die Möglichkeit einer anderen Genese besteht (P. SCHROEDER). A. JAKOB hat die Endarteriitis der kleinen Hirngefäße bei einem seiner Fälle auch im Kleinhirn angetroffen. Als Prädilektionsstelle schwerer atrophischer Prozesse, die dieser Autor ebenfalls gefunden hat, erklärte er den Schläfenlappen. Die Krankheit kommt sowohl auf dem Boden der erworbenen wie kongenitalen Syphilis vor (A. JAKOB). Sie wird häufig von HEUBNERscher Endarteriitis an den großen Hirngefäßen begleitet (auch bei dem Fall NISSLs wurde dies beobachtet), zuweilen wird sie auch durch Arteriosklerose kompliziert.

Die syphilitische Gefäßwanderkrankung ist kein Vorrecht der Arterien. Auch syphilitische *Venenerkrankungen* kommen vor (RIEDER), häufiger jedoch an den peripheren Venen als im nervösen Zentralorgan. Es liegt in der Natur der Sache, daß die syphilitische Phlebitis selten isoliert, dagegen häufig in Gemeinschaft mit der Arterienerkrankung zur Beobachtung gelangt. So bestanden bei dem Falle von GREIF außerdem endarteriitische Prozesse, das gleiche war bei den Beobachtungen von RUMPF, SIEMERLING (drei Fälle), LAMY (Beobachtung Nr. 2) der Fall. Reine Fälle von syphilitischer Phlebitis im Zentralnervensystem haben LAMY und VERSÉ mitgeteilt. Die Venenerkrankung betraf bei der letztgenannten Beobachtung die Venen des Großhirns, Kleinhirns und auch Rückenmarks. Die Intensität des Venenprozesses war sehr verschieden, stellenweise war es sogar zu einer Nekrose der Venenwand gekommen. Auch enthält die Literatur Angaben über Hirnsinusthrombose bei Syphilis (ZAMBACO, BANZE, KLEBS).

Auch einen der gummösen Arterienerkrankung analogen Venenprozeß gibt es. So hat RAYMOND Gummen in der Venenwand beschrieben.

Auch für den *Salvarsanhirntod*, der übrigens anatomisch kein einheitliches Bild darbietet, entweder multiple kleine Blutungen (Hirnpurpura) aufweist, oder als Hämorrhagie aus größeren Gefäßen in Erscheinung tritt, hat man präexistierende syphilitische Hirnveränderungen verantwortlich zu machen gesucht. BIELSCHOWSKY (s. WECHSELMANN und BIELSCHOWSKY) glaubte, die Hirnpurpura auf eine Thrombose der Venae internae et terminales zurückführen zu können. Übrigens haben andere Autoren Venenthrombosen dabei vermißt. Bemerkenswert ist jedoch, daß nach unseren Erfahrungen syphilitische Hirnprozesse keine Kontraindikation gegen die Salvarsanbehandlung bilden, und daß der Salvarsan-Hirntod auch bei Nichtsyphilitikern beobachtet wurde (ein Fall von HENNEBERG).

Auf die mehrfach aufgestellte Behauptung, daß Arteriosklerose nicht bloß als zufällige Komplikation bei bejahrten Syphilitikern oder Aufpfropfung auf einen syphilitischen Gefäßprozeß vorkomme, sondern durch Lues unmittelbar erzeugt werden könne, kann hier nicht eingegangen und es muß diesbezüglich auf das Kapitel der allgemeinen pathologischen Anatomie der Syphilis verwiesen werden. Hier sei nur erwähnt, daß zur Stütze dieser Anschauung u. a. Fälle angeführt werden, wo bei jugendlichen, nachweislich syphilitischen Individuen arteriosklerotische Veränderungen der Hirngefäße angetroffen wurden. (So bei einer Beobachtung von KRAUSE, einen 19jährigen Mann betreffend, bei dem sich Arteriosklerose eines Carotisastes vorgefunden hatte.)

Es bedarf wohl nur eines kurzen Hinweises, daß im Zentralnervensystem bei syphilitischen Prozessen häufig auch diffuse Parenchymprozesse, z. B.

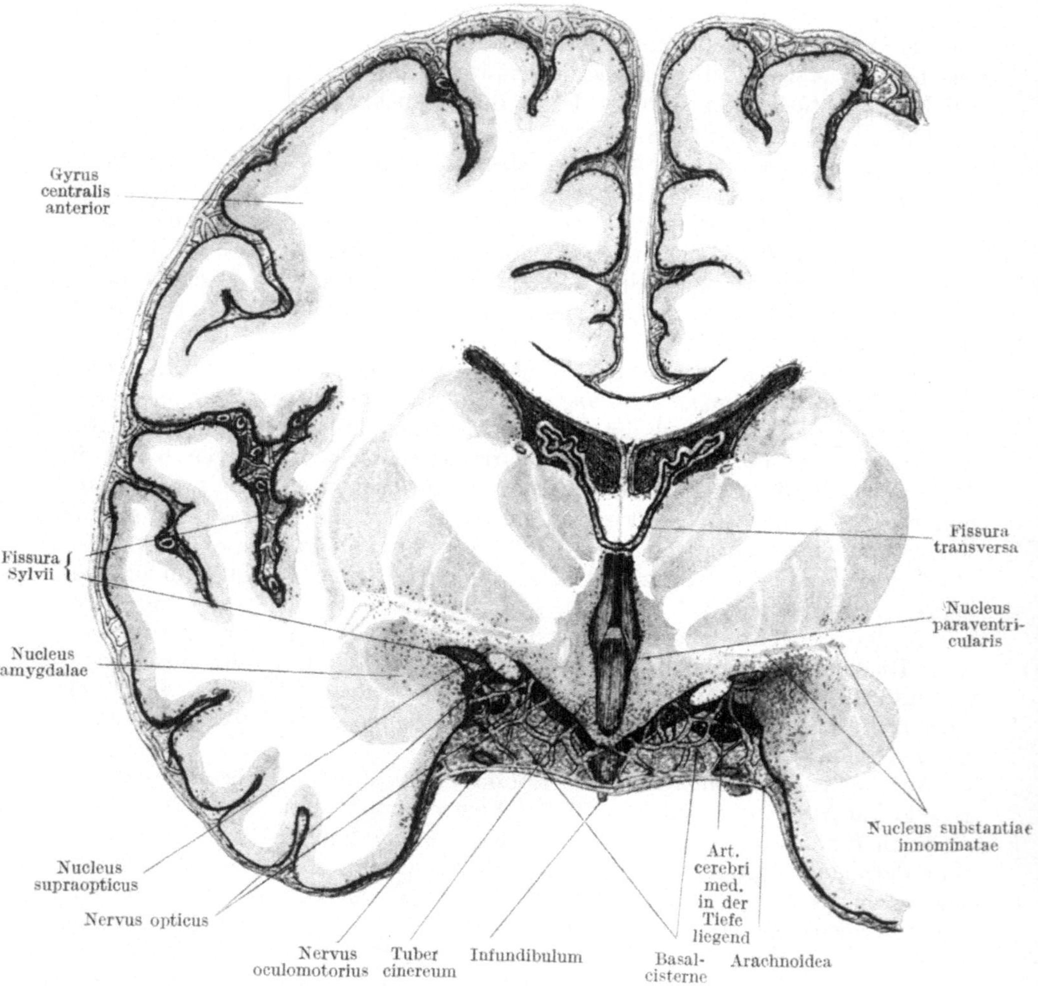

Abb. 30. Ausbreitung der entzündlichen Veränderungen bei Hirnlues.
(Aus SPATZ: Zur Pathologie und Pathogenese der Hirnlues und der Paralyse. Z. Neur. Bd. 101, S. 644.)

Ganglienzellveränderungen angetroffen werden, bei welchen jedoch die Zugehörigkeit zur syphilitischen Erkrankung vielfach zweifelhaft ist; sie können ebensowohl durch Komplikationen, die Todeskrankheit hervorgerufen oder auch agonal entstanden sein. Es verdient noch erwähnt zu werden, daß PÖTZL und SCHÜLLER bei zwei Fällen von Syphilis eine letale Hirnschwellung konstatiert hatten.

Die *Lokalisation der Syphilis* des Zentralnervensystems, welche, wie bereits mehrfach betont, meist als gemischter meningealer Gefäßprozeß mit oder ohne Gummenbildung vorkommt, ist keineswegs regellos. Daß z. B. die luetischen

Meningitiden besonders die Hirnbasis bevorzugen, ist seit langem bekannt. Die Lokalisation des syphilitischen Prozesses im Zentralnervensystem ist von SPATZ eingehend studiert worden. Dieser Autor machte darauf aufmerksam, daß die syphilitische Meningitis sich sowohl an der äußeren, an die liquorführenden subarachnoidealen Räume angrenzenden Oberfläche, als auch der inneren, den Ventrikeln zugekehrten, mit Ependym bekleideten Oberfläche

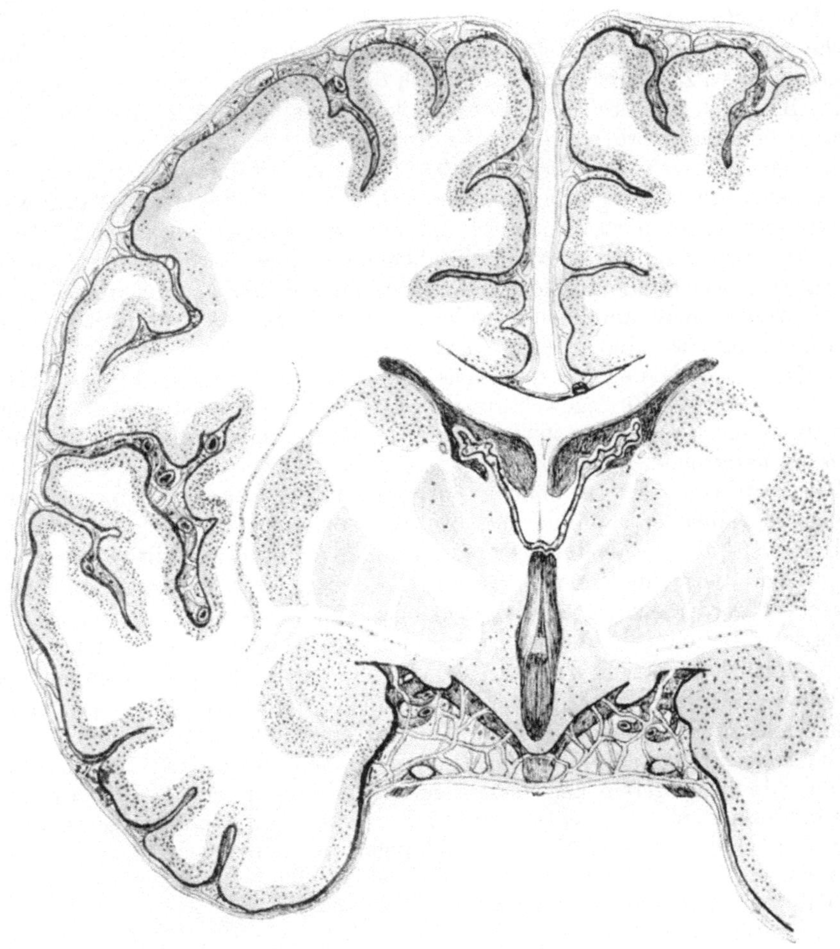

Abb. 31. Ausbreitung der entzündlichen Veränderungen bei Paralyse.
(Aus SPATZ: Zur Pathologie und Pathogenese der Hirnlues und der Paralyse. Z. Neur. Bd. 101, S. 644.)

entlang ausbreite. Die Verstärkung des meningealen Prozesses an der Hirnbasis erklärt SPATZ aus den Beziehungen dieser Gegend zur großen Basalcisterne; er fand hinsichtlich aller hier nicht zu erörternder Einzelheiten eine völlige Übereinstimmung mit der Farbstoffmeningitis, wie sie bei Tieren durch Einspritzung von Farbstoffen in den Liquorraum hervorgerufen werden kann. Die Erkrankung der basalen Gefäße und Nervenstämme, insbesondere des Opticus und Oculomotorius findet nach SPATZ dadurch ihre Erklärung, daß diese Stränge den Subarachnoidealraum passieren müssen. Das Übergreifen der Entzündung auf die Gefäße werde dadurch bedingt, daß das Bindegewebe des arachnoidealen Maschenwerkes sich unmittelbar in das Bindegewebe der Gefäßadventitia fortsetze.

Aus den von Fall zu Fall wechselnden Speziallokalisationen des Prozesses ergibt sich die Vielgestaltigkeit der Erscheinungsformen der Syphilis des Nervensystems, welche zu fast allen bekannten organischen Nervenkrankheiten Doppelgänger hervorzubringen vermag. So können auch *Erkrankungen des extrapyramidalen Systems*, *Chorea*, *Athetose*, *parkinsonähnliche Zustände* durch besondere Lokalisation von syphilitischen Erkrankungen bedingt sein, ebenso wie *Muskelatrophien* durch Vorderhorn- oder Vorderwurzelaffektionen. Das gleiche gilt von der *Pachymeningitis cervicalis hypertrophica*, welche ihren Namen insofern zu Unrecht trägt, als nach den Untersuchungen von NAGEOTTE, LAMY, BABINSKI alle drei Hüllen des Rückenmarks bei diesem Krankheitsbilde erkrankt befunden werden (*Meningitis cervicalis hypertrophica*). Als anatomische Grundlage der *spastischen Spinalparalyse* (ERB) ist bei den wenigen zur mikroskopischen Untersuchung gelangten Beobachtungen (C. WESTPHAL, MINKOWSKI, NONNE) eine kombinierte Systemerkrankung (der Seitenstränge und der GOLLschen Stränge) gefunden worden. Freilich kann auch — darauf stützen sich die Autoren, welche die nosologische Selbständigkeit der ERBschen spastischen Spinalparalyse nicht anerkennen wollen — durch eine Myelitis transversa ein ähnliches klinisches Bild erzeugt werden.

So faßt z. B. NACHT die spastische Spinalparalyse als eine diffuse Myelitis mit Beteiligung des Bindegewebsapparates der Gefäße und Meningen auf; diese Myelitis sei die Ursache der vielfach pseudosystematischen Charakter tragenden Faserdegenerationen.

Die *peripheren Nerven* können entweder passiv durch Kompressionswirkungen benachbarter syphilitischer Prozesse oder auch selbständig erkranken. Doch harren die peripheren Nervenerkrankungen auf syphilitischer Grundlage, welche meist im Ulnaris, Cruralis, Peroneus, aber auch anderen Nerven beobachtet worden sind, noch der pathologisch-anatomischen Fundierung durch autoptische Befunde. Die Hirnnerven und die „Wurzeln" des Rückenmarks — bekanntlich beschrieb KAHLER eine Wurzelneuritis, deren Vorkommen auch von anderen Autoren bestätigt wurde — nehmen, weil innerhalb der knöchernen Hüllen gelegen, in pathogenetischer Hinsicht eine andere Stellung ein.

Die *kongenitale Lues* führt im Prinzip zu denselben Krankheitsprozessen wie die rite in späterem Lebensalter erworbene Infektion, nämlich sowohl zu einer latenten Meningealinfektion, als auch zu klinisch manifesten Meningitiden, gummösen Bildungen und Gefäßerkrankungen im Zentralnervensystem. Auch Spezialtypen, wie die Endarteriitis der kleinen Hirngefäße, die luetische Phlebitis (ein Fall von SIEMERLING) können durch kongenitale Lues erzeugt werden. Von älteren Autoren wurden auch syphilitische Veränderungen im Zentralnervensystem bei neugeborenen Kindern und Feten beschrieben, so von MATHEWSON Gummen in der Dura eines 7 Monate alten tot zur Welt gekommenen Fetus. Die Annahme, daß der Hydrocephalus pathogenetisch nicht einheitlich ist und sich nicht restlos auf Syphilis zurückführen läßt, schließt die Möglichkeit von hydrocephalen Zuständen im Gefolge kongenital luetischer Affektionen des Zentralnervensystems nicht aus. Je nach den Ansichten über den Ort der Liquorbildung, bzw. seiner vermehrten Produktion, hat man bald syphilitische Ependymprozesse, Plexusaffektionen (RANKE), oder meningeale Entzündungen für den kongenital luetischen Hydrocephalus verantwortlich zu machen gesucht. Bezüglich der Beurteilung von Hirnblutungen, der Pachymeningitis haemorrhagica bei syphilitischen Kindern, namentlich Neugeborenen, ist große Vorsicht geboten, da die nämlichen Erscheinungen als Folgen von Geburtstraumen erkannt worden sind (PH. SCHWARTZ) und Hirnblutungen bei älteren an kongenitaler Lues leidenden Kindern im Gegensatz zu Erweichungen im Gefolge von Gefäßerkrankungen sehr selten sind (Nonne).

Schließlich sei noch die Frage gestreift, ob die intrauterin erworbene Lues *Entwicklungsstörungen* im Zentralnervensystem erzeugen kann. Prinzipiell wird man diese Möglichkeit zugeben müssen. Eine zu Ernährungsstörungen führende Gefäßerkrankung kann z. B. ein Zurückbleiben der in ihr Versorgungsgebiet fallenden Hirnteile bewirken, z. B. auch eine lobäre Sklerose; hierher gehört wohl der Fall von Heubner, wo sich neben einer obliterierenden Endarteriitis bei einem $2^1/_2$ jährigen Kinde eine Mikrogyrie fand.

Es liegen jedoch nur wenige Beobachtungen in der Literatur vor, wo bei kongenital luetischen Kindern massive Entwicklungsstörungen — die in ihrer Pathogenese noch nicht völlig aufgeklärten zweikernigen Ganglienzellen der juvenilen Paralyse sollen später erörtert werden, sie wurden übrigens bei kongenital syphilitischen Kleinkindern fast stets vermißt (Ranke, Wohlwill) — angetroffen worden sind, z. B. bei einem Falle von Ilberg, ein 6 Tage altes Kind, das hochgradige Asymmetrien des Kleinhirns und anderer Hirnabschnitte aufwies. Die Rarität derartiger Fälle ist eine uns allen geläufige Tatsache. Hierzu kommt, daß bei der Seltenheit dieser Erscheinungen die Unterscheidung von komplizierenden Entwicklungsstörungen anderer Genese meist schwierig ist.

Besonderes Interesse beanspruchen die Veränderungen im Zentralnervensystem von kongenital luetischen Feten und kleinen Kindern, welche Ranke als erster einem systematischen histopathologischen Studium nach modernen Gesichtspunkten und Methoden unterworfen hat. Seine Ergebnisse wurden von anderen Autoren (Weyl, Toyofuku) vollinhaltlich bestätigt und ergänzt. Ranke fand bei seinen Fällen in der Pia eine Fibroblastenwucherung und Infiltrate aus Plasmazellen und Mastzellen. Die Endothelien der pialen Gefäße wiesen teils progressive, teils regressive Veränderungen auf. An vielen Stellen griff die meningitische Erkrankung auf die Hirnrinde über. Auch fanden sich tieferliegende encephalitische Herde; an manchen Stellen war es zu Wucherungen der Gefäßwandelemente in der Hirnsubstanz und zum Auftreten von Plasma- und Mastzellen in den adventitiellen Lymphräumen gekommen. Auch in der Nachbarschaft der Ventrikel fand sich zuweilen eine diffuse Plasmazelleninfiltration. Die namentlich im Mark vorkommenden Herde bestanden in wechselnder Zusammensetzung aus Gliazellen, Gefäßwandelementen und Plasmazellen. Die Spirochätenbefunde, auf welche Ranke diese Veränderungen zurückführt, sind bereits in einem früheren Kapitel geschildert worden.

II. Pathologische Anatomie der progressiven Paralyse.

Schon die Betrachtung des paralytischen Hirns mit bloßem Auge vermag eine Reihe von Veränderungen aufzudecken, welche zwar einen gewissen Verdacht auf Paralyse zu erwecken, aber weder einzeln noch in ihrer Gesamtheit untrügliche Kennzeichen einer paralytischen Erkrankung zu bilden imstande sind. Hingegen gestattet uns die mikroskopische Untersuchung der Zentralorgane die Diagnose der progressiven Paralyse regelmäßig und sicher zu stellen. Es liegt auf der Hand, daß angesichts dieses Sachverhalts die makroskopischen Hirnbefunde gegenüber früheren Zeiten an Bedeutung verloren haben. Andererseits darf natürlich niemals die makroskopische Hirnuntersuchung verabsäumt werden. Sie vermag uns in den meisten Fällen einen gewissen Aufschluß über die Verteilung der Atrophien zu geben und läßt uns auch Nebenbefunde, wie Erweichungsherde, Kolloiddegeneration — auch mit andersartigen zufälligen Komplikationen muß gerechnet werden — nicht übersehen.

Als *makroskopische Zeichen* der Paralyse gelten Verdickung des Craniums, Schwund der Diploe und andere uncharakteristische Veränderungen an der knöchernen Schädelhülle. Die Dura ist zuweilen mit dem Schädeldach verwachsen und läßt sich nur mit Mühe ablösen; auch diese Eigentümlichkeit teilt die Paralyse mit anderen Hirnerkrankungen. Pachymeningitische Membranen und subdurale Blutungen werden heute nur mehr selten beobachtet. Sie sind wohl meist, freilich nicht immer, traumatischer Entstehung und die frühere Häufigkeit dieser Erscheinungen rührt daher, daß die Pflege der Irren nicht mit gleicher Sorgfalt wie heute gehandhabt wurde. Mit dem Verschwinden der Ohrblutgeschwulst (des Othämatoms), welches meist auf der linken Seite saß, mithin der rechten Hand des schlagenden Wärters korrespondierte, sind auch die pachymeningitischen Blutungen zum mindesten recht selten geworden.

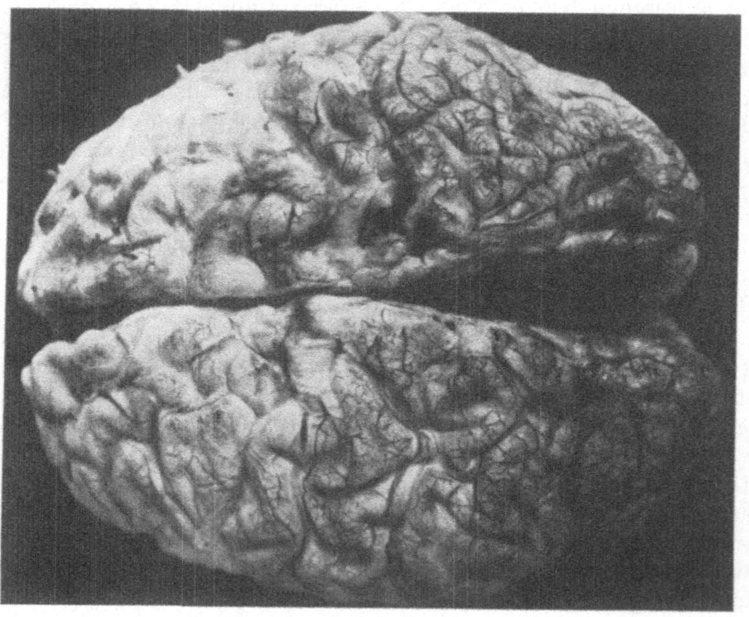

Abb. 32. Paralytikerhirn.
(Sammlung der Deutschen Forschungsanstalt für Psychiatrie in München.)

Die weichen Hirnhäute sind meist getrübt und verdickt. In der Regel ist die Trübung über dem Stirnlappen am ausgesprochensten und hört an der Grenze gegen den Hinterhauptslappen meist ziemlich plötzlich mit scharfer Abgrenzung auf. In früheren Schilderungen der paralytischen Sektionsbefunde spielen Verwachsungen zwischen der Pia und der Hirnoberfläche eine große Rolle und auch die Art der Decortication — bei dem früher geübten Abziehen der Pia gingen mehr oder minder große Substanzportionen der Hirnoberfläche mit — wurde sogar diagnostisch verwertet. Es hat sich aber dann herausgestellt, daß dieses Phänomen in hohem Maße von dem (längeren) Abstand zwischen Tod und Hirnsektion abhängig ist. Die gelegentlich angetroffene Erweiterung der pialen Venen hat keinerlei pathognomische Bedeutung, ebenso eine stärkere Entwicklung der Pacchionischen Granulationen.

Häufig trifft man eine Atrophie des Gehirns an, welche sich vornehmlich in einer Verschmälerung der Windungen und dem Klaffen der Furchen bemerkbar macht. Meist bevorzugt diese, hierin oft der pialen Veränderung konform gehend, die vorderen Hirnpartien. Fälle, wo die Atrophie im Gegensatz zu dem Verhalten bei der typischen Paralyse sich besonders im Hinterhauptslappen oder den Zentralwindungen bemerkbar macht und an diesen Stellen eine ungewöhnliche Intensität erreicht, bezeichnet man auch als Lissauersche- oder Herdparalyse. Auch das Kleinhirn kann an dem atrophischen Prozesse teilnehmen, ebenso der Thalamus opticus. Öfters beobachtet man corticale Gruben von verschiedener Größe, auf welchen cystöse Flüssigkeitsansammlungen zwischen den Blättern der Pia aufsitzen (Alzheimer, O. Fischer). Die Flüssigkeit in der Schädelkapsel, welche beim Aufschneiden der Dura abfließt, ist oft vermehrt (Hydrocephalus externus). Auch in den häufig erweiterten Ventrikeln findet man große Liquormengen (Hydrocephalus internus). Die Auskleidung der Ventrikel ist nicht glatt, sondern mit ganz feinen Körnern besetzt,

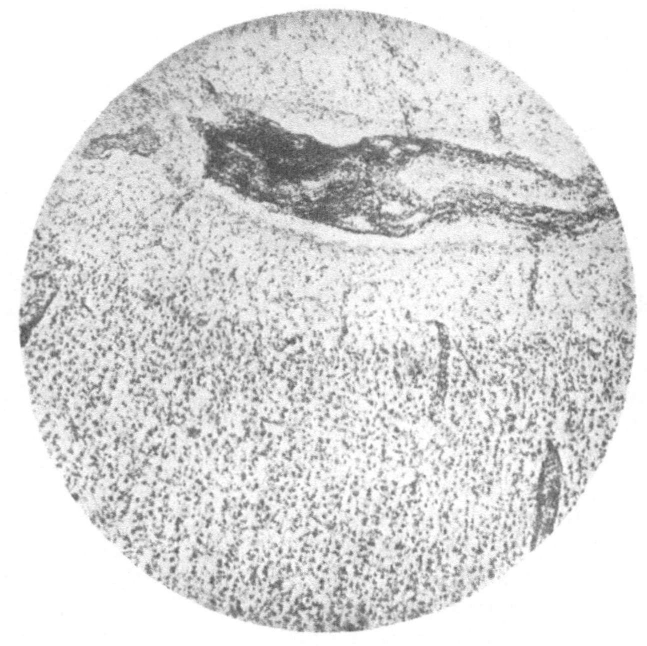

Abb. 33. Übersichtsbild über die paralytische Rinde.
(Nach einem Präparat der psychiatrischen Klinik in Frankfurt.)

granuliert. Besonders die Granulationen im vierten Ventrikel pflegen unter den paralytischen Sektionsbefunden hervorgehoben zu werden.

Das Hirngewicht weist in den meisten Fällen, je nach Art, Dauer und Intensität der Erkrankung eine Abnahme auf. Öfters sind auch Differenzen zwischen beiden Seiten nachweisbar. Doch läßt sich nicht behaupten, daß eine Hemisphäre häufiger von stärkerer Atrophie heimgesucht wird (Förtig). Scharpff fand das durchschnittliche Hirngewicht von Paralytikern um 100 g geringer als der von Marchand ermittelten Durchschnittsziffer entspricht. Während ferner nach Marchand die unterste Grenze des normalen Hirngewichtes etwa 1000 g beträgt, trifft man bei Paralytikern zuweilen noch niedrigere Werte an (z. B. 910 g).

Treten wir nun in eine Darstellung der *histologischen Veränderungen* bei der progressiven Paralyse ein, deren Kenntnis wir vor allem den grundlegenden Untersuchungen von Nissl und Alzheimer verdanken, so können wir hier die uncharakteristischen Veränderungen der *Schädelknochen* übergehen. In der *Dura mater* kann das Bindegewebe vermehrt und eine Infiltration der Gefäßscheiden mit Plasmazellen und Lymphocyten vorhanden sein. Die *Pia* ist ganz regelmäßig von Zellelementen durchsetzt, unter welchen die Plasmazellen entschieden überwiegen. An zweiter Stelle trifft man Lymphocyten an. Die Plasmazellen, deren histologische Charaktere als bekannt vorausgesetzt werden dürfen — sie entsprechen der von MARSCHALKO beschriebenen Zellform (SPIELMEYER) — pflegen in den Hirnhäuten im Gegensatz zu ihrem unten zu schildernden Verhalten in den Gefäßscheiden der Capillaren, einen rundlichen Zellleib aufzuweisen. Häufig trifft man unter ihnen mehrkernige Elemente an. Die Lymphocyten finden sich meist in die Plasmazellansammlungen eingestreut vor. Als drittes Zellelement der paralytischen Pia, das man jedoch meist nur in einzelnen Exemplaren anzutreffen pflegt, sind die Mastzellen zu erwähnen.

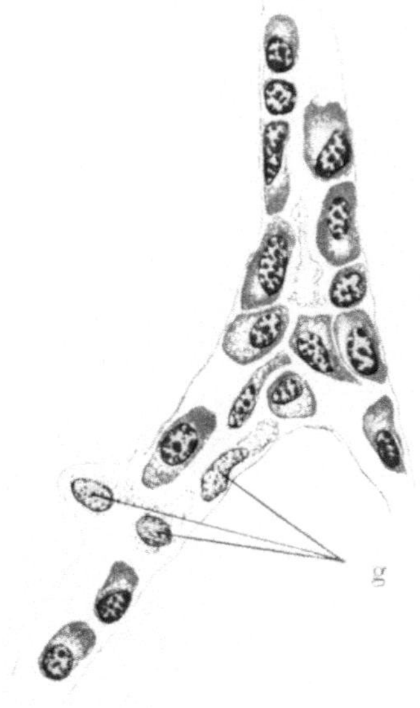

Abb. 34. Plasmazellen im Adventitialraum einer längsgetroffenen Präcapillare, stellenweise in epitheloider Anordnung. Im oberen Gefäßschlauch 2 Lymphocyten zwischen den Plasmazellen. g Gefäßwandzellen. Paralyse. Nisslfärbung (Toluidinblau). (Aus SPIELMEYER: Histopathologie des Nervensystems. Berlin: Julius Springer 1922.)

Diese infiltrative Meningitis der Paralyse, deren Intensität von Fall zu Fall großen, auch örtlichen Schwankungen unterliegt, ist eine diffuse, wenn sie auch bei ein und demselben Fall über den vorderen Hirnpartien stärker ausgesprochen zu sein pflegt als über dem Hinterhauptslappen. Daneben besteht noch eine Vermehrung der bindegewebigen Anteile der Pia und je nach Fall und Örtlichkeit der Hirnoberfläche überwiegt bald die infiltrative, bald die hyperplastische Komponente des paralytischen Prozesses in der Pia.

Ein weiteres charakteristisches Merkmal der paralytischen Erkrankung bilden *Veränderungen an den Hirngefäßen*, welche, wie die Hirnhäute, mesodermaler Abstammung sind, während die eigentliche Hirnsubstanz (sowohl die nervösen Elemente wie die Glia) sich aus dem Ektoderm entwickeln. Die Bezeichnungen mesodermales und ektodermales Gewebe gehören zu dem Inventar der histopathologischen Nomenklatur.

Während schon einigen früheren Autoren Zellanhäufungen an den Gefäßen aufgefallen waren, erkannte NISSL, welcher diese Zellen durch seinen Schüler R. VOGT eingehend studieren ließ, daß es sich vorwiegend bei diesen Zellen um Plasmazellen handelt. Diese Zellen finden sich in den erweiterten Lymphscheiden der Hirngefäße vor, namentlich in den Capillaren, wo sie eine „epithelartige Anordnung“ aufweisen, die adventitiellen Lymphräume gewissermaßen „austapezieren“. Wenn auch Plasmazellen bei anderen zentralen Prozessen, so bei der der Paralyse allerdings recht nahe stehenden Schlafkrankheit (SPIELMEYER), bei Meningitiden und Encephalitiden verschiedenster Ätiologie (Lues, Tuberkulose, epidemische Encephalitis usw.), ja selbst in der Nachbarschaft von Tumoren und Erweichungsherden angetroffen werden, so ist die Verteilung dieser Infiltrate doch wieder bis zu einem gewissen Grade kennzeichnend für die paralytische Erkrankung. So findet man die Infiltrate an den Rindengefäßen besonders ausgeprägt im Stirnhirn vor, während sie gegen das Hinterhaupt zu abnehmen, unter Umständen dort sogar völlig fehlen können. Diese Zellmäntel sind keineswegs auf die Hirnrinde beschränkt, sie werden auch im

Hemisphärenmark und anderen Hirnteilen angetroffen. Auch ihr Vorkommen in den Zentralganglien ist schon länger bekannt. SPATZ hat jedoch festgestellt, daß das äußere Glied des Linsenkerns, das Putamen, regelmäßig Plasmazellinfiltrate aufweist; die inneren Glieder, das Pallidum, welche SPATZ zum Zwischenhirn rechnet, nur selten und in geringer Intensität (s. Abb. 31). Auch die tieferen Zentren des extrapyramidalen Systems (Corpus Luysii, der Nucleus ruber, die Substantia nigra) gehören nicht zu den Prädilektionsstellen des paralytischen Prozesses (KALNIN). Häufiger, anscheinend jedoch nicht stets, trifft man Entzündungsvorgänge im Thalamus opticus an (KALNIN). Von Wichtigkeit erscheint die Tatsache, daß der Umfang der infiltrativen Erscheinungen an den Rindengefäßen in keiner Weise dem Ausmaß der pialen Entzündungsvorgänge proportional zu sein braucht, was SPIELMEYER besonders hervorhebt. So können unter einer fast infiltratfreien Pia starke Gefäßeinscheidungen in der Rinde vorhanden sein und auch der umgekehrte Fall kommt nicht selten vor. Hierin ist ein wichtiger Unterschied gegenüber der syphilitischen Meningoencephalitis gegeben, bei welcher die, übrigens mehr herdförmigen Entzündungserscheinungen in der Hirnrinde durchaus der Erkrankung des pialen Überzuges korrespondieren. Gegenüber den Plasmazellen sind die Lymphocyten in den Gefäßinfiltraten nur in geringerer Zahl vertreten, während die Mastzellen nur eine ganz untergeordnete Rolle spielen. Die Plasmazellen, welche, wie bereits erwähnt, in der Pia, in keiner Weise beengt, einen rundlichen Leib aufweisen, zeigen in den Lymphscheiden, wo sie in enge Räume eingezwängt sind, meist Pflastersteinformen. Nur kurz sei erwähnt, daß an den Plasmazellen oft Degenerationserscheinungen zu bemerken sind. Besonders ist die cystische Umwandlung der Plasmazellen hervorzuheben. Ein Teil von diesen cystisch umgewandelten Plasmazellen weist Einlagerungen in den Hohlräumen auf, welche verschiedene Farbreaktionen geben. SPIELMEYER hat sie bei der Schlafkrankheit in großen Mengen angetroffen. Sie färben sich mit der WEIGERTschen Gliafärbung (Methylviolett) schön blau, bei Anwendung von Hämatoxylin und van Gieson leuchtend gelbrot. PERUSINI hat die in den Kammern vorhandene Substanz — er nannte sie Y — genau studiert und SCHROEDER hat kürzlich auf die Beziehungen dieser Zellen zu gröberen kolloiden Ablagerungen aufmerksam gemacht. Diese Zellen führen den Namen kolloide Plasmazellen, Maulbeerzellen (mulberry celles), sie sind wohl zum großen Teil identisch mit den RUSSELschen fuchsinophilen Körperchen, welche in entzündlichen Prozessen der verschiedensten Organe öfters angetroffen werden.

An dieser Stelle sei noch zelliger Elemente gedacht, welche in jüngster Zeit hervorragende diagnostische Bedeutung erlangt haben. Es sind dies *Zellelemente*, welche Hämosiderin, also eisenhaltiges Pigment, führen und daher mikrochemische *Eisenreaktionen* geben. BONFIGLIO hatte als erster diesen Befund erhoben, HAYASHI bald darauf seine Bedeutung für den paralytischen Prozeß erkannt. Auch LUBARSCH hat eisenhaltiges Pigment regelmäßig in der paralytischen Rinde angetroffen. SPATZ gebührt das Verdienst, die Eisenreaktion zu einem bequem, rasch und sicher zu handhabenden Hilfsmittel zur Schnelldiagnose der Paralyse ausgebaut zu haben.

Bei der Einfachheit und Wichtigkeit dieser Methode sei kurz deren Technik angegeben: Blöcke aus der (unfixierten) Großhirnrinde werden von dem anhaftenden Blut durch Abspülen in Wasser oder Kochsalzlösung gereinigt und dann auf eine Viertelstunde oder länger in konzentriertes Schwefelammonium eingelegt. Dann nimmt die Hirnrinde eine graugrüne Farbe an. Bei Paralytikern bemerkt man außerdem in der Hirnrinde blaue Punkte und Streifen. Diese Stellen werden am besten unter der Lupe mit einem Glasinstrument (eisenhaltige Instrumente sind natürlich zu vermeiden) herausgenommen und auf dem einen Objektträger mit Glasstäbchen zerzupft und ein Quetschpräparat angefertigt.

Neuerdings hat SPATZ folgende Modifikation seiner Methode vorgeschlagen: Die Hirnblöcke werden in gleicher Weise wie oben beschrieben in konzentrierte Schwefelammoniumlösung eingelegt. Dann wird ein kleines Rindenstückchen, in welchem dunkle Punkte hervorgetreten sind, herausgenommen und ein Ausstrich auf einem Objektträger angefertigt. Nach Lufttrocknen (man kann auch ein bis zwei Minuten lang in Methylalkohol fixieren) wird die Turnbullblaureaktion ausgeführt. Die Ausstriche kommen in Ferricyankali-Salzsäurelösung (Ferricyankali 20%, HCl 1% zu gleichen Teilen) 15 Minuten lang. Dann folgt Abspülen in drei Schalen destillierten Wassers und Nachfärbung in Alauncarmin 12 bis 24 Stunden lang. Dann wird wieder in destilliertem Wasser abgespült, der Ausstrich abgetrocknet und in Canadabalsam eingeschlossen.

Die große praktische Brauchbarkeit der SPATZschen Methode ist von zahlreichen Autoren bestätigt worden (STIEFLER, SCHÜKRY, BRAVETTA, VERCIANI

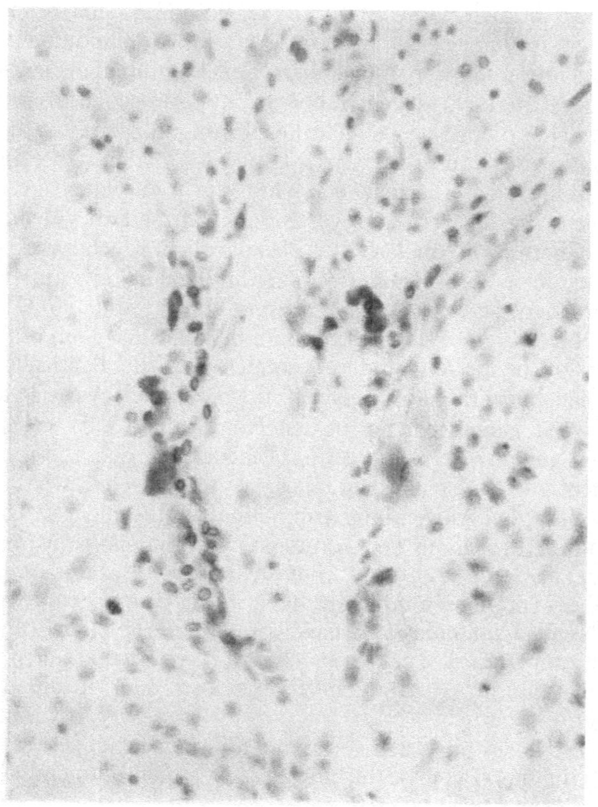

Abb. 35. Eisenreaktion im Schnittpräparat. Turnbullblaufärbung. (Nach einem Präparat der psychiatrischen Klinik in München.)

u. a.). PETER führte die Eisenreaktion an Hirnpunktionsmaterial zur Erhärtung der klinischen Paralysediagnose aus. Die Eisenreaktion wurde bei nicht paralytischen Krankheiten so gut wie stets vermißt, auch bei der Lues cerebri. SPATZ hat Eisenpigment in kleinen Mengen wohl zweimal in der Pia von Lues cerebri-Fällen angetroffen, niemals hingegen in der Hirnsubstanz. Die auf solche Befunde gegründeten rein theoretischen Bedenken von OSTERTAG, JOSEPHY sind in keiner Weise geeignet, die große diagnostische Bedeutung der Eisenreaktion auch zur Abgrenzung von Paralyse und syphilitischen Prozessen irgendwie einzuschränken.

Die Plasmazellinfiltrate sind in der Regel an die Hirngefäße gebunden. Nur selten trifft man einzelne Exemplare frei im Gewebe an, zum Unterschiede von der Schlafkrankheit, der afrikanischen Trypanosomiasis, bei welcher Krankheit sie in weit höherem Maße die Neigung aufweisen, die Adventitialscheiden zu überschreiten (SPIELMEYER). Nur ausnahmsweise liegen Plasmazellen- bzw. Lymphocytenherde frei im Gewebe, meist in der Nachbarschaft von Gefäßen, bzw. von diesen ausgehend. Solche Zellherde sind von einigen Autoren fälschlich als gummöse Bildungen angesprochen worden. SPIELMEYER hat jedoch gegen diese ungerechtfertigte Erweiterung des Begriffes Gumma Verwahrung eingelegt. Weniger wäre gegen die Bezeichnung dieser Erscheinung als miliare Entzündungsherde einzuwenden. Man trifft diese häufig in Gemeinschaft mit stärkerer lokaler Betonung der Gefäßinfiltrate in der Nachbarschaft an. Diese herdförmige Akzentuation des paralytischen Prozesses ist auch als „encephalitisch" bezeichnet worden (A. JAKOB). Eine größere pathogenetische Bedeutung kommt dieser Erscheinung jedoch nicht zu. WEIMANN fand in solchen Granulomen eines seiner Fälle eine starke Eisenspeicherung.

Nur ausnahmsweise trifft man Leukocyten in den paralytisch erkrankten Zentralorganen an. So kommen sie als miliare Abscesse bei septischen Komplikationen vor (ALZHEIMER). SCHOB hat miliare Abscesse in der Hirnrinde eines Falles von Paralyse beschrieben, für welche er den Nachweis eines Zusammenhanges mit Spirochätenherden erbringen konnte.

Kehren wir nun zu dem Verhalten der Hirngefäße bei der paralytischen Erkrankung zurück, so sind Wucherungen der Gefäßwandelemente, Sprossungsvorgänge und Gefäßneubildungen als Folgen der paralytischen Erkrankung beschrieben worden. Der *Gefäßreichtum der paralytischen Rinde* ist oft auffallend, er läßt sich nicht allein aus Schrumpfungen des Gehirnparenchyms und Zusammenrücken der Gefäße erklären. An dieser Gefäßwucherung partizipieren sowohl Endothelien wie Adventitialelemente. Auch das elastische Gewebe ist vermehrt und namentlich die argentophilen Fasern des adventitialen Maschenwerks bilden oft ganz eigenartige Netze (SNESSAREFF, ACHÚCARRO u. a.). Gelegentlich trifft man auch endarteriitische Gefäßveränderungen an, welche denen der Endarteriitis der kleinen Hirngefäße gleichen, deren gelegentliches Vorkommen bei der Paralyse schon NISSL hervorgehoben hatte. Regressive Vorgänge am Gefäßapparat beobachtet man namentlich bei älteren Individuen, meist als Ausdruck einer komplizierenden Arteriosklerose. Daß beim zufälligen Zusammentreffen arteriosklerotischer Gefäßentartung und paralytischer Erkrankung in den Meningen auch Bilder angetroffen werden, wo die Gefäße in Plasmazellmassen eingebettet erscheinen, ist selbstverständlich; nur muß man sich bei derartigen Fällen hüten, auf Grund der Plasmazelleinscheidung eine durch Syphilis verursachte oder begünstigte Entstehung der Arteriosklerose anzunehmen. Auch hyaline Gefäßwandveränderungen, denen ALZHEIMER noch eine gewisse Bedeutung für die Paralyse beizumessen geneigt war, müssen heute wohl als accidentell angesehen werden (SPIELMEYER).

Wenden wir uns nun den paralytischen Veränderungen im nervösen Parenchym zu. Die Alterationen der *Ganglienzellen* bei der Paralyse haben heute nicht mehr entfernt die Bedeutung, die man ihnen früher beigemessen hat, indem — dieses Ergebnis sei der folgenden Darstellung vorweggenommen — die Hoffnung, für die Paralyse charakteristische Ganglienzellveränderungen zu finden, sich als trügerisch erwiesen hat. Durch dieses Eingeständnis wird die Tatsache nicht berührt, daß Veränderungen der Ganglienzellen in jedem paralytischen Gehirn zu finden sind, ja sich bei der Durchmusterung eines größeren Territoriums herausstellt, daß „unveränderte Ganglienzellen nicht die Regel, sondern die Ausnahme bilden" (ALZHEIMER). Diese Ganglienzellveränderungen sind nicht nur nicht charakteristisch, sondern auch nicht einheitlich. Mit anderen Worten, man trifft bei der Paralyse alle möglichen von

NISSL beschriebenen Erkrankungstypen an. Die Angaben über Ganglienzellveränderungen vor NISSLs elektiver Färbemethodik sind so gut wie wertlos, zum Teil enthalten sie grobe Irrtümer: so die Beobachtungen von Teilungsfiguren, welchen offenbar eine Verwechslung mit Gliazellen zugrunde liegt. Studiert man Hirnrindenpräparate, welche nach der NISSLschen Methode bzw. einer ihrer Modifikationen gefärbt sind, so begegnet man nicht nur in dem gleichen Gehirn nebeneinander verschiedenen Formen der Ganglienzellerkrankungen, sondern man kann auch zuweilen an der gleichen Zelle Merkmale verschiedener „Zellerkrankungen" feststellen. Ich muß darauf verzichten, alle die vielgestaltigen Bilder von Ganglienzellveränderungen, wie sie im paralytischen Hirn angetroffen werden, hier Revue passieren zu lassen und muß wiederum Interessenten auf die ausführliche Darstellung in SPIELMEYERs Histopathologie verweisen, aus welcher ich, um das hier Gesagte zu illustrieren, einige Bilder von paralytischen Ganglienzellerkrankungen hier reproduziere. Nur so viel sei erwähnt, daß die überwiegende Mehrzahl der paralytischen Ganglienzellveränderungen zu den sogenannten Zellschrumpfungen (SPIELMEYER) gehören, welche sich am häufigsten als „chronische Zellerkrankung" mit Ausgang in „Sklerose" (NISSL) präsentieren. SPIELMEYER hat durch gewisse färberische Reaktionen nachgewiesen, daß diese sklerotischen Ganglienzellen zwar als abgestorben, zu jeder Funktion unfähig anzusehen sind, aber trotzdem längere Zeit im Hirngewebe persistieren können. Eine andere namentlich bei akuten Schüben des paralytischen Prozesses häufig vorhandene Zellerkrankung führt den Namen schwere Zellveränderung (NISSL) und gehört den Verflüssigungsprozessen an. Hierbei kommt es bald zu einer Auflösung der Zellsubstanz, zu einer eigenartigen Veränderung des Kernes, der kleiner wird und einen dunkeln Farbenton annimmt.

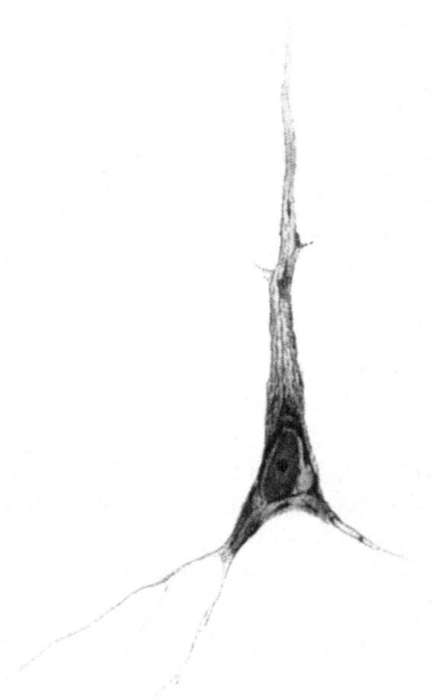

Abb. 36. Zellschrumpfung (chronische Zellerkrankung). Beginnende Veränderung mit Verschmälerung der ganzen Zelle; die Basis ist konkav eingezogen. Um den dunklen etwas verkleinerten Kern sind die Kappen mit den peripher gelegenen Tigroidkörperchen verbacken. Erhaltensein einzelner ungefärbter Bahnen, zumal in der oberen Hälfte der Zelle. (Aus SPIELMEYER: Histopathologie des Nervensystems. Berlin 1922.)

Wesentlicher als die Aufzeigung der hier skizzierten Nervenzellveränderungen ist die Tatsache, daß von der paralytischen Erkrankung viele Ganglienzellen völlig hinweggerafft werden, d. h. gänzlich verschwinden. Solche „Zellausfälle" können mehr diffus sein, sich auf Zellgruppen oder ausnahmsweise auch auf ganze Schichten erstrecken. Die letztere Erscheinung, welche naturgemäß hohes pathologisch-anatomisches und auch klinisches Interesse besitzt, ist von neueren Autoren mehrfach studiert worden, war aber bereits LISSAUER, ALZHEIMER und anderen zeitgenössischen Forschern bekannt. Mannigfache Ausfälle von nervöser Substanz verursachen in Gemeinschaft mit den noch näher zu schildernden Wucherungsvorgängen am gliösen Apparat eine Störung der normalen Rindenarchitektonik, wobei die reihenförmige Anordnung der

Ganglienzellen verloren geht. Es kann sogar zu einer ausgesprochenen „Schichtenverwerfung“ kommen.

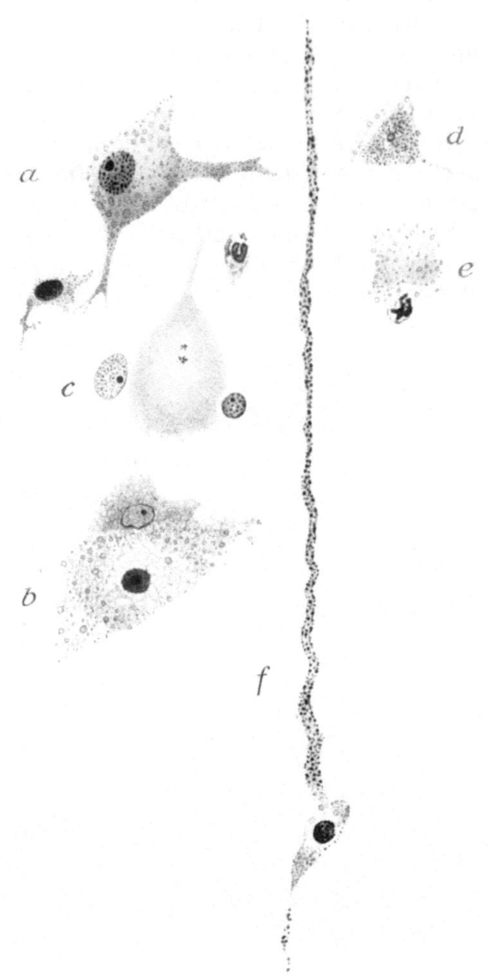

Abb. 37. Schwere Zellerkrankung beim Menschen. Galoppierende Paralyse.

a Häufigstes Zellbild: Schwellung und Abrundung der Zelle. Entfärbung und Auftreten von NISSLschen „Ringelchen“. Mäßige Verkleinerung des Kernes mit sehr starker Totalhyperchromatose. Amöboide Umwandlung einer Trabantzelle mit Verkleinerung des Kernes.

b Weiter fortgeschrittene Zellerkrankung. Ein großer Teil der Ganglienzelle ist verflüssigt, die Zerfallsprodukte vielfach in Ringelchenform angeordnet. Kern ohne körnige Hyperchromatose, erheblich verkleinert; seine Masse zu einem dunklen Gebilde zusammengesintert. Gliazelle im Bereiche des verflüssigten Zelleibes; feiner Vakuolisierung ihres Plasmas.

c Zellschattenbildung bei schwerer Zellerkrankung. Reste des Kernchromatins. In der Umgebung zwei hyperchromatische Gliakerne und ein in Fragmentierung begriffener pyknotischer Gliakern.

d und e Endstadien der schweren Zellerkrankung. In der Schlußphase einer Karyorrhexis mit Ausstreuung der Kernkrümel über den Rest der Zelle, welcher noch einige Ringelchen enthält. Die Zelle e zeigt als Rest der Ganglienzelle nur noch eine Reihe von Ringelchen; daneben ein fragmentierter pyknotischer Gliakern.

f Zelle aus der tiefen Rinde mit überraschend weit sichtbarem geschwollenem Spitzenfortsatz, welcher dicht von tief gefärbten „Degenerationskugeln“ ausgefüllt ist, Kern geschrumpft, schwarzblau. Einzelne Ringelchen im Zelleib.

(Aus SPIELMEYER: Histopathologie des Nervensystems. Berlin: Julius Springer 1922.)

Untersucht man Präparate von paralytischen Hirnen, in welchen die *Markfasern* nach einer elektiven Methode dargestellt sind, so springen hier mannigfache Veränderungen ins Auge. Am längsten bekannt ist der diffuse Markfaserschwund, der Ausfall bzw. die Lichtung der oberflächlichen Tangentialfasern und des supraradiären Flechtwerks. Wenn auch heute noch der Satz zu Recht besteht, daß diese Form des Markfaserschwundes im Paralytikerhirn so gut wie nie vermißt wird, so hat sich auf der anderen Seite herausgestellt, daß sie kein Vorrecht der Paralyse bildet, sondern die verschiedenartigsten destruktiven Rindenprozesse zu begleiten pflegt. Bei vorgeschrittener paralytischer Erkrankung kann man ganze Rindenbezirke antreffen, in welchen die Markfasern sämtlich zugrunde gegangen sind. Neben dem diffusen Markfaserschwund wurde der andere Typus, der herdförmige, lange übersehen und erst durch die Arbeiten von SIEMERLING, BORDA, O. FISCHER und SPIELMEYER in das rechte Licht gesetzt. Diese Entmarkungsherde können eine weitgehende Ähnlichkeit mit den Plaques der multiplen Sklerose aufweisen. SPIELMEYER, welcher diese Form des Markfaserschwundes einer eingehenden histopathologischen Analyse unterworfen hat, hat insbesondere auch die Übereinstimmung

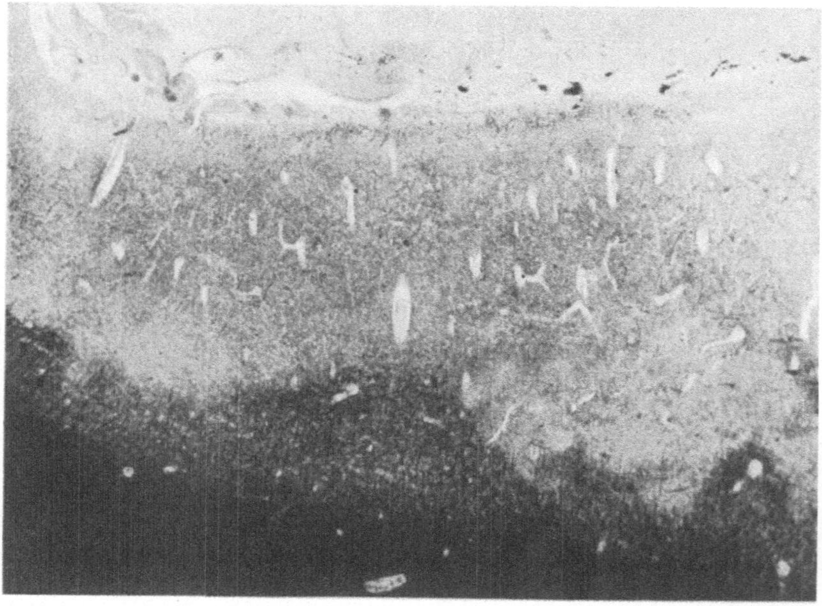

Abb. 38. Diffuse und fleckförmige Markausfälle in der Paralytikerrinde. (Nach einem Präparat der Deutschen Forschungsanstalt für Psychiatrie in München.)

beider Prozesse bezüglich des Erhaltenbleibens der Achsencylinder in den entmarkten Herden hervorgehoben. Wenn auch bei beiden Erkrankungen die Persistenz der Achsencylinder keine absolute ist, so fallen diese doch, wenn überhaupt, erst viel später dem Prozesse zum Opfer. Praktisch am bedeutsamsten ist die Tatsache, daß der Achsencylindergehalt solcher entmarkter Stellen gegenüber der Nachbarschaft nicht wesentlich reduziert erscheint. Man kann oft sehen, wie die Fasern ihres Markes mehr oder weniger völlig beraubt in eine Lichtung eintreten und beim Verlassen derselben häufig wieder vom Mark umgeben sind (SPIELMEYER). Am interessantesten ist das Verhalten der Glia. Während den typischen Rindenherden keineswegs eine circumscripte, dichte Gliawucherung entspricht, dokumentieren sich — auch hierin in allen Details den polysklerotischen Plaques korrespondierend — die auf die Marksubstanz übergreifenden (bei der Paralyse nur selten zu beobachtenden) Herde durch dichtfaserige Gliawucherungen (SPIELMEYER). SPIELMEYER hat in einer kürzlich erschienenen Arbeit die Bedeutung des lokalen Faktors für die

Beschaffenheit der Entmarkungsherde eingehend gewürdigt und namentlich die in den einzelnen Örtlichkeiten des Zentralnervensystems vorhandenen normalen verschiedenartigen Anlagen der Gliafaserung für gewisse Eigentümlichkeiten im Aufbau der Entmarkungsherde verantwortlich gemacht.

Während der bereits erwähnte Typus, der diffuse Markfaserschwund, für die paralytische Erkrankung keineswegs pathognomisch ist, bilden die herdförmigen Markausfälle, welche nach den umfassenden Untersuchungen von O. FISCHER, SPIELMEYER in mehr als der Hälfte aller Paralytikerhirne angetroffen werden, ein wichtiges anatomisches Charakteristicum der Paralyse. Diese Tatsache möge eine eingehende Schilderung der Hauptformen der herdförmigen Markausfälle rechtfertigen, der die SPIELMEYERsche Darstellung zugrunde gelegt sei. Es sei jedoch hier eingeschaltet, daß einige Autoren die Entmarkungsherde schon mit freiem, bzw. lediglich mit einer Lupe bewaffneten Auge, auf Durchschnitten durch das frische Gehirn gesehen haben wollen (O. FISCHER). Dieses neue, seltene und überdies recht subjektive makroskopische Kennzeichen der Paralyse hat sich in der pathologischen Anatomie noch kein Bürgerrecht erworben. Die größere Auffälligkeit der Plaques bei der multiplen Sklerose ist vor allem durch ihre Lage in der weißen Substanz des Zentralnervensystems bedingt, während auch frische Rindenherde der multiplen Sklerose, namentlich solche von kleineren Dimensionen, oft nur schwer zu erkennen sind. Auf der anderen Seite bilden Beobachtungen wie die von KUFS, wo in einem Paralytikerhirn sich 2—10 mm lange, mit bloßem Auge sichtbare Herde an der Rindenmarkgrenze fanden, seltene Ausnahmen. SPIELMEYER beschreibt in seiner Arbeit sowohl kleine ziemlich dicht beieinander stehende Flecken, welche der ganzen Rinde ein gesprenkeltes Aussehen verleihen können, als auch größere und kleinere vereinzelte Herde, welche bald am Ursprung des Markfächers, bald höher oben in der Rinde gelegen sein können. Manche Herde sind völlig markleer und scharf begrenzt. In anderen ist die Markfaserung lediglich gelichtet, was wohl zunächst auf ein Dünnerwerden der Markscheiden zurückzuführen ist. Letztere Herde haben in den Markschattenherden der multiplen Sklerose eine Parallele. Vielfach erscheint auch auf größere oder kleinere Flächen die Markfärbung in Bänder- oder Streifenform ausgeslöscht. Nicht selten erscheinen Markbündel hart an ihrer Wurzel abgefressen. Diese Bilder hat SPIELMEYER treffend mit einem „Mottenfraß" verglichen. Auf längere Strecken können die Markscheiden abrasiert erscheinen, ja es kann zu verblüffenden Bildern von völlig marklosen Rinden kommen, welche trotzdem keine Volumensabnahme aufweisen. In anderen Fällen geht der fleckweise Markfaserschwund mit einer Rindenverödung einher. Daß diese Rindenherde, welche am ausgesprochensten und häufigsten in den vorderen zwei Dritteln der Großhirnhemisphären angetroffen werden, nur äußerst selten in die weiße Substanz hinübergreifen, wurde bereits erwähnt. Das Vorkommen von Entmarkungsherden im Rückenmark hat SPIELMEYER zuerst beschrieben, doch handelt es sich bei dieser Lokalisation um eine große Rarität; denn die SPIELMEYERsche Beobachtung stellt die einzige Ausbeute von 60 Fällen von Paralyse dar, die von diesem Autor mit den verschiedensten Methoden der Markscheidenfärbung auf das gründlichste untersucht worden waren. Auch RIESE hat herdförmige Markausfälle im Paralytikerrückenmark beschrieben; da bei diesem Falle gleichzeitig syphilitische Gefäßveränderungen nachweisbar waren, die in dem SPIELMEYERschen Falle fehlten, bleibt es zweifelhaft, ob die RIESEschen Herde mit denen der SPIELMEYERschen pathogenetisch übereinstimmen. Eine der SPIELMEYERschen völlig analoge Beobachtung, bei welcher sich außer im Rückenmark auch sklerotische Herde in der Oblongata und im Kleinhirn fanden, hat KUFS mitgeteilt.

Seitdem ich die Möglichkeit eines Zusammenhanges zwischen herdartigen Markausfällen und herdförmigen Spirochätenanordnungen zur Diskussion gestellt hatte, ist dieser Frage von den Autoren wiederholt Aufmerksamkeit geschenkt worden, doch ließen sich die von mir bereits hervorgehobenen Schwierigkeiten bisher kaum überwinden. Es kommt nämlich darauf an, möglichst frühzeitige Krankheitsstadien zu untersuchen und namentlich Stellen auszuwählen, in denen der Entmarkungsprozeß noch keine größeren Verheerungen angerichtet hat. Vor allem kann nicht damit gerechnet werden, die Spirochäten und die durch sie verursachten Ausfälle gleichzeitig zu Gesicht zu bekommen. So ließen sich zugunsten einer solchen Anschauung nur Argumente allgemeiner Natur anführen, wie Übereinstimmung von Formen und Lokalisationen der Herde. STEINER, welcher ebenfalls Untersuchungen über diese Fragen angestellt hat, gelangte zwar auch zu der Feststellung, daß einerseits Spirochäten in den Markzerfallsherden gewöhnlich nicht gefunden werden und andererseits sich an der Stelle herdförmiger Spirochätenanordnungen kein Markzerfall nachweisen läßt. Aus derartigen Befunden möchte dieser Autor jedoch wegen des Vorkommens von Spirochätenuntergangsformen in kleinen Entmarkungsherden keine negativen, einen Konnex zwischen Spirochäten und Markflecken ausschließende Folgerungen ziehen.

Wenn auch, wie bereits erwähnt, die Achsencylinder an den herdförmigen Markscheidenausfällen nicht entsprechend partizipieren, so findet man doch im paralytischen Gehirn Zerstörungen von Achsencylindern der verschiedensten Art und Genese. So kann z. B. bei lokal stark prononcierter Erkrankung (= LISSAUERsche Paralyse) durch Vernichtung der Pyramidenzellen der vorderen Zentralwindung es zu einer absteigenden Degeneration der Pyramidenbahn kommen, wobei jedoch daran erinnert sei, daß nicht alle bei der Paralyse anzutreffenden Degenerationen von Fasersystemen sekundär degenerativen Ursprungs sind, mit anderen Worten, daß bei der Paralyse in den distalen Anteilen der Pyramidenbahn auch primäre Degenerationen beobachtet werden können. Die Neurofibrillen der Ganglienzellen erfahren mannigfache Veränderungen (BIELSCHOWSKY und BRODMANN u. a.), von denen jedoch wieder keine einzige für die Paralyse kennzeichnende Merkmale aufweist.

Veränderungen des ektodermalen Stützgewebes des Zentralnervensystems, der *Neuroglia*, sind eine regelmäßige Teilerscheinung der paralytischen Erkrankung, welche schon älteren Untersuchern aufgefallen war. So hatten besonders die durch ihre Größe sich auszeichnenden Spinnenzellen bereits frühzeitig das Interesse aller Beobachter gefesselt. Schon in dem mit einem basischen Anilinfarbstoff gefärbten Schnitt von primär in Alkohol fixiertem Material, also im sog. Nisslbild, kann man Veränderungen der gliösen Elemente wahrnehmen. Es kommt zur Bildung zahlreicher und größerer Gliazellen, welche durch ihren geschwellten Protoplasmaleib, ihren chromatinreichen Kern, das Vorkommen von Mitosen sehr deutlich ihren progressiven Charakter dokumentieren, später aber wieder regressive Veränderungen erfahren können. Dann werden die Gliakerne kleiner, erscheinen blaß und dunkel tingiert, das sie umgebende Zellprotoplasma weist oft Sichelform auf. Als gemästete Gliazellen hat NISSL Zellen mit einem großen Zelleib beschrieben, dessen große Kerne meist exzentrisch gelagert sind, nur wenig färbbare Kernsubstanz und ein kernkörperchenartiges Gebilde enthalten. Die Substanz des Zelleibes besitzt ein speckiges, milchglasartiges Aussehen. Derartige gemästete Gliazellen sind ein häufiger Gast im paralytischen Zentralnervensystem. Von den Gliazellen werden reichlich Fasern produziert, die im Nisslbild natürlich nicht sichtbar sind, sondern nur durch besondere elektive Färbungen (WEIGERT u. a.) dargestellt werden können. Diese Gliafasern werden bei der Paralyse, wie ALZHEIMER sich ausdrückte, in erster Linie dazu verwendet, die Oberflächenschichten zu verstärken, worunter sowohl die Rindenoberfläche, als auch die gliösen Grenzscheiden der Gefäße zu verstehen sind. Die Gliafasern der paralytischen Rinde pflegen sich durch ein gröberes Kaliber auszuzeichnen. Bei der gliösen Wucherung handelt es sich nicht nur um eine sekundäre Ersatzwucherung, um eine Substitution der Ausfälle von funktionstragendem Nervengewebe. Es kommt vielfach zu einer luxurierenden Gliawucherung, welche über das Maß der zu

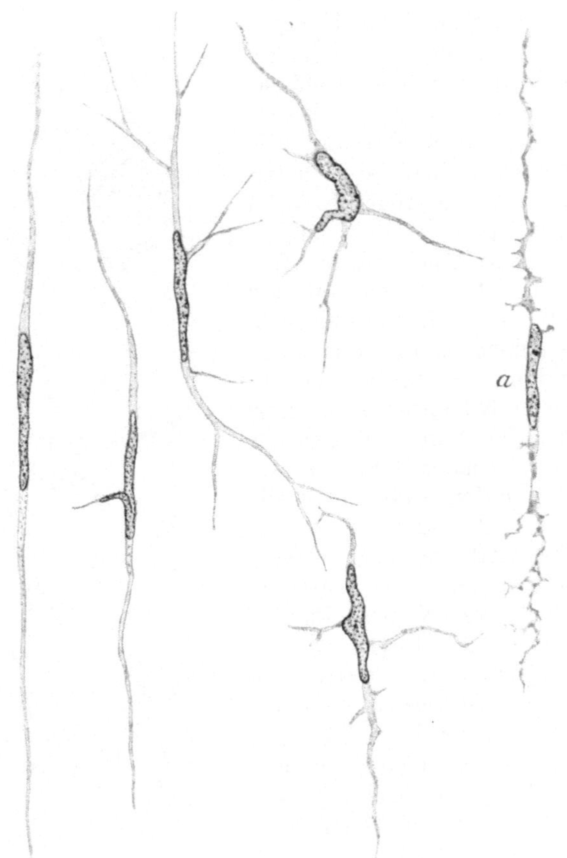

Abb. 39. NISSLsche Stäbchenzellen aus der paralytischen Hirnrinde (mit Ausnahme der Zelle a). Schlanke schmale Kerne mit polständigen Plasmafortsätzen, andere mit Verzweigungen der plasmatischen Fäden und Seitenzweigen, die dicht vom Kerne abgehen. Eines der Elemente zeigt einen gebogenen bzw. eingeknickten Kern (sog. „Wurstzelle"). Das mit a bezeichnete Element stammt von einem eigenartigen senilen Prozeß. Die polständigen Protoplasmafäden zeigen zarte Aufzweigungen bzw. einen dornartigen Besatz.
(Aus SPIELMEYER: Histopathologie des Nervensystems. Berlin: Julius Springer 1922.)

schließenden Defekte hinausschießt, als deren Prototyp ALZHEIMER das pinselartige Hineinwuchern der Gliaoberflächenschicht des Kleinhirns in die Pia bezeichnet. Auch hat ALZHEIMER gegenüber der von WEIGERT formulierten, wohl im allgemeinen, aber nicht vollkommen zutreffenden Auffassung von der defektfüllenden Funktion der Neuroglia, darauf hingewiesen, daß öfters auch der Gliaersatz hinter den nervösen Ausfällen zurückbleibt. Die Frage, inwieweit primäre Gliawucherungen bei der Paralyse eine Rolle spielen, bedarf noch der Aufklärung.

Unsere Kenntnisse über die Neuroglia im gesunden und kranken Zustande haben in den letzten Jahren eine wesentliche Erweiterung erfahren, auf deren ausführliche Darstellung ich hier verzichten muß. Nur einem eigenartigen Element des paralytischen Gehirns sei eine etwas eingehendere Besprechung gewidmet. NISSL waren als erstem stab- bzw. wurstförmige Kerne als wesentlicher Bestandteil im paralytischen Rindenbild aufgefallen, denen er den Namen „*Stäbchenzellen*" gab. Diese Gebilde, welche in der Regel zur Rindenoberfläche senkrecht orientiert sind, zeigen im Nisslbild an beiden Polen einen dünnen, langgestreckten Plasmabesatz. Der Formenreichtum der Stäbchenzellen ist ein außerordentlich großer. In der Regel sind sie gestreckt und schlank, zuweilen weisen sie Knickungen oder Kernauswüchse auf. Die Herkunft der Stäbchenzellen — ob mesodermal als Ruinen von ehemaligen Gefäßen oder ektodermal (Glia) — stand lange Zeit im Mittelpunkt histopathologischer Diskussionen. Bald berief man sich auf ihre große Ähnlichkeit mit Gefäßwandzellen, bald auf eine angeblich bei ihnen beobachtete Gliafaserbildung. Schließlich einigte man sich auf einen Kompromiß: es gäbe sowohl Stäbchenzellen von mesodermaler als solche von ektodermaler Herkunft. Im Verlaufe seiner bekannten Studien über die Histopathologie des Fleckfiebers konnte SPIELMEYER zeigen, daß zugrunde gehende Purkinjezellen durch gliöse Formationen substituiert werden, deren Kerne Stäbchenzellcharakter aufwiesen. Diesem „*Gliastrauchwerk*" begegnete SPIELMEYER auch bei anderen zentralen Prozessen (Typhus), auch bei der Paralyse im Kleinhirn. Als es dem spanischen Neurohistologen RIO DEL HORTEGA geglückt war, auch den Leib der Stäbchenzellen in elektiver Vollständigkeit zur Darstellung zu bringen, konnten METZ und SPATZ zeigen, daß alle *HORTEGAschen Zellen*, welche bei der Paralyse hypertrophieren — wobei ihre Kerne Stäbchenzellcharakter erhalten —, von dem ektodermalen Stützgewebe herstammen. Sie leiten sich aus dem sogenannten dritten Element, einer auch normalerweise, allerdings in geringerer Zahl und in anderen Dimensionen, vorhandenen Abart der Gliazellen ab. Der Irrtum ihrer Abstammung aus den Gefäßwänden war dadurch genährt worden, daß diese Elemente in ihrer Längsrichtung sich häufig den Gefäßwänden anlagern. Weiteres Interesse beanspruchen die HORTEGAschen Zellen durch ihre Fähigkeit, Fett und — das ist namentlich für die Paralyse von Bedeutung — Eisen zu speichern. Auch diese Eisenspeicherung in den Hortegazellen ist, soweit unsere diesbezüglichen Erfahrungen reichen, ein der Paralyse eigentümliches Phänomen. Die bei der Erörterung der makroskopischen

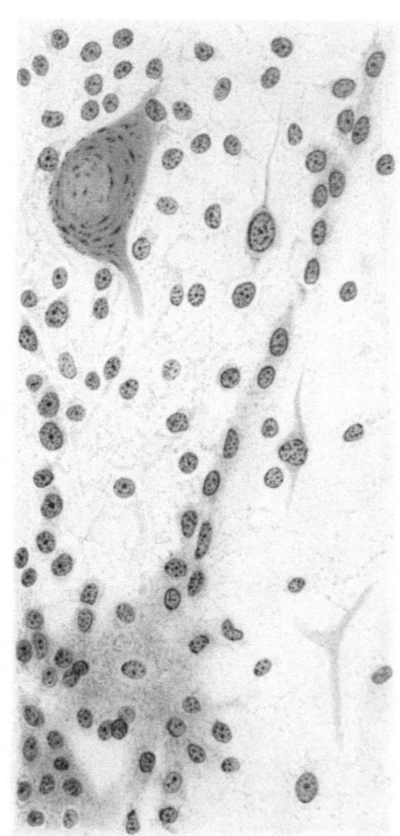

Abb. 40. Älteres Gliastrauchwerk an Stelle einer Purkinjezelle und ihres Hauptfortsatzes. Das gliöse Syncytium zeigt noch Lage und Gestalt der Zelle an. Links eine erhaltene Purkinjezelle. Nisslpräparat von einer Paralyse. (Aus SPIELMEYER: Histopathologie des Nervensystems. Berlin: Julius Springer 1922.)

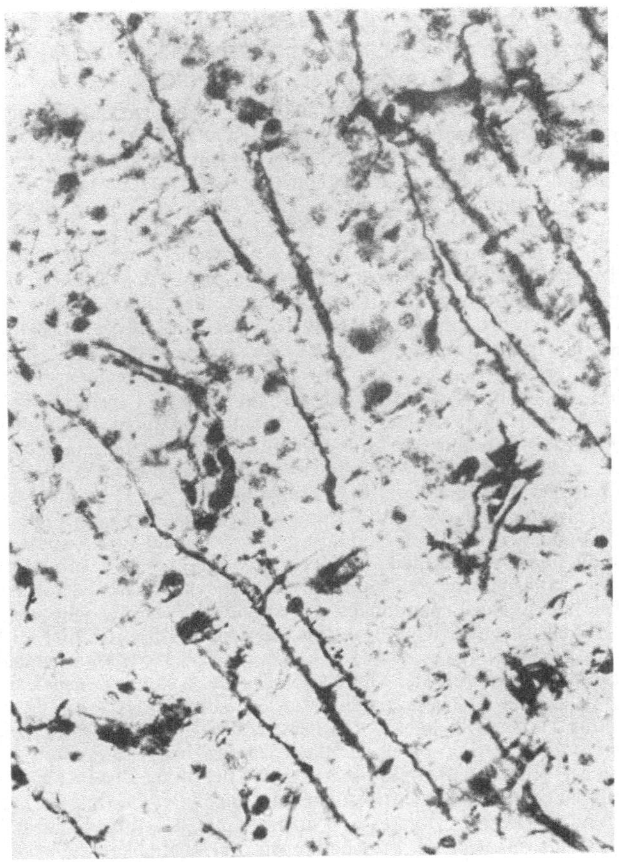

Abb. 41. HORTEGA-Zellen. (Nach einem Präparat der psychiatrischen Klinik in München.)

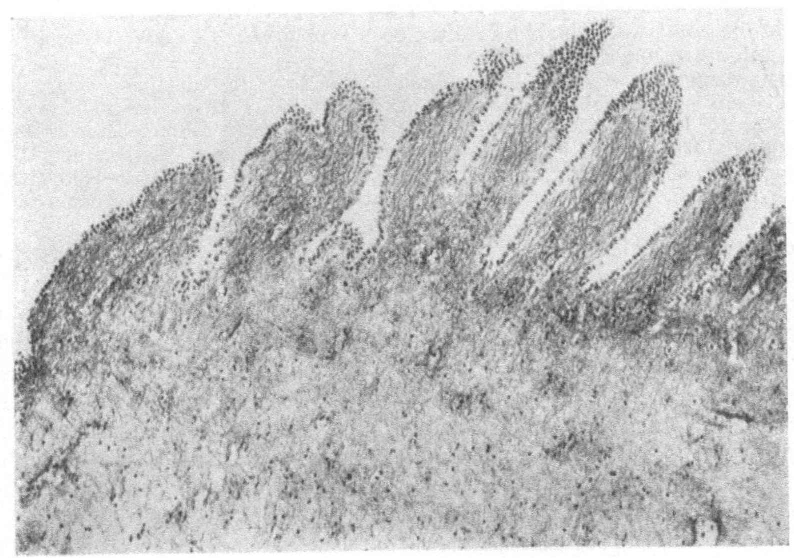

Abb. 42. Ependymitis granulosa: Wucherung der subependymären Gliafaserung; die dadurch entstandenen Wärzchen sind vom Ventrikelepithel bekleidet. WEIGERTsche Gliafärbung. (Aus SPIELMEYER: Histopathologie des Nervensystems. Berlin: Julius Springer 1922.)

Befunde bereits erwähnten Ependymgranulationen verdanken einer Wucherung der subependymären Glia ihre Entstehung. Der Mechanismus dieser eigenartigen Veränderung ist noch nicht aufgeklärt.

Im Anschluß an die regelmäßigen Befunde bei der typischen Paralyse mögen noch einige seltener beobachtete Erscheinungen Platz finden. Trotz ihrer großen Rarität ist die sog. *Kolloiddegeneration* schon lange bekannt. Unter diesem Namen werden nach ALZHEIMERS Beschreibung pathologische Vorgänge zusammengefaßt, die eine inselförmige Ausbreitung zeigen und die graue Substanz bevorzugen. Die Gefäße, welche in eine homogene Masse verwandelt werden, sind verbreitert. Durch die Ablagerung dieser eigenartigen Stoffe an den Gefäßen kann deren Dicke um das 10–20fache zunehmen (SCHRÖDER, DÜRCK, KUFS). Schollen der gleichen Substanz haben sich oft in der Nachbarschaft der Gefäße niedergeschlagen. In ALZHEIMERS Fällen waren auch die Stammganglien an dem Prozesse beteiligt, auch das Kleinhirn kann in dieser Weise erkranken (KUFS); LÖWENBERG begegnete diesem Prozesse auch in der Substantia nigra, dem roten Kern und in der Brücke. SCHRÖDER fand auch kleine bis Stecknadelkopfgröße erreichende Konkremente in der Hirnrinde, welche aus dem gleichen Stoff bestanden. Diese Massen geben bestimmte färberische Reaktionen, welche sich in den einzelnen Beobachtungen nicht völlig decken. Vielleicht ist das Alter des Prozesses für gewisse Differenzen in dieser Hinsicht verantwortlich zu machen. Die Einzelheiten des färberischen Verhaltens dieser Massen können hier nicht geschildert werden; es sei nur erwähnt, daß sich diese Stoffe bei der van Giesonfärbung leuchtend rot präsentieren und auch durch die WEIGERTsche Fibrinfärbung dargestellt werden können. Je nach dem Wandel, welchen der Kolloidbegriff der pathologisch-anatomischen Nomenklatur nach Inhalt und Umfang im Laufe der Jahre erfahren hat, sah man sich veranlaßt, einzelne Fälle oder sämtliche derartig rubrizierte Erscheinungen anderweitig unterzubringen. Diesem Bedürfnis verdanken Benennungen wie amyloidähnliche (F. SIOLI), hyaline (DÜRCK, LÖWENBERG, STRÄUSSLER und KOSKINAS) Degenerationen für die hier in Rede stehenden Erscheinungen ihr Dasein. KUFS, sowie STRÄUSSLER und KOSKINAS gelangten zu der Auffassung, daß dieser Prozeß mit der SPIELMEYERschen Koagulationsnekrose identisch sei. Während ALZHEIMER diese Erscheinung in erster Linie im paralytischen, in zweiter in senilen Hirnen angetroffen haben will, hebt KUFS hervor, daß alle in jüngster Zeit beschriebenen Fälle Paralysen oder Erkrankungen an Lues cerebri betrafen. Auch dem Lebensalter mißt KUFS, welcher übrigens die Kasuistik durch Mitteilung dieses Phänomens bei einem 74jährigen Paralytiker bereichert hat, keinen maßgebenden Einfluß bei. Ich habe diesen Befunden eine ausführlichere Darstellung eingeräumt, als ihre Seltenheit rechtfertigen läßt; es geschah dies, weil neuere Untersuchungen die Möglichkeit nahelegen, daß dieselbe mit den Spirochäten in irgend einem Zusammenhang stehen (F. SIOLI, KUFS), denen weiter nachzugehen mir in mehrfacher Hinsicht von Bedeutung erscheint.

Die nur mit besonderer Technik (z. B. nach primärer Fixierung in absolutem Alkohol) nachweisbaren *Glykogenablagerungen*, welchen CASAMAJOR eine eingehende Untersuchung gewidmet hat, sind weder für die Paralyse noch syphilitische Prozesse überhaupt charakteristisch (CASAMAJOR, F. MÜNZER).

Ganz ausnahmsweise geben sich *Spirochätenherde* bzw. die von ihnen eingenommenen Stellen bereits bei den üblichen histologischen Färbungen, z. B. im Nisslbilde zu erkennen (HAUPTMANN). Besonders instruktiv ist eine von NISSL vor der Spirochätenära gemachte Beobachtung, bei welcher später HAUPTMANN die eigenartigen Flecken der Hirnrinde mit Spirochätenherden in Beziehungen setzen konnte. Auch von anderer Seite (HERRSCHMANN, SCHOB) sind diese äußerst seltenen „miliaren Nekrosen“ in der Hirnrinde beschrieben worden.

Von der *Ausbreitung der paralytischen Gewebsveränderungen* über das Zentralnervensystem ist gelegentlich der Schilderung der entzündlichen Komponente des paralytischen Prozesses bereits die Rede gewesen. Hier sei noch nachgetragen, daß der Krankheitsprozeß, der auch hinsichtlich seiner Lokalisation selbst bei typischen Fällen so außerordentlich variiert, daß kein Fall dem anderen gleicht, nicht, wie man früher aus Markscheidenbildern herausgelesen haben wollte, gesetzmäßig von der Oberfläche nach der Tiefe zu fortschreitet. Die Ausbreitung des Prozesses in der Tiefenrichtung ist zahlreichen individuellen Schwankungen unterworfen. Während die Markleiste in der Regel in hohem Grade an der Erkrankung teilnimmt, pflegen die in der Tiefe gelegenen Teile des Marklagers geringfügigere paralytische Veränderungen aufzuweisen. Bezüglich weiterer Details der Pathoarchitektonik der paralytischen Rindenerkrankung muß auf Spezialuntersuchungen (ALZHEIMER, SAITO, JOSEPHY u. a.) verwiesen werden. Es sei nur erwähnt, daß, wie schon länger bekannt, das Ammonshorn mehr oder weniger hochgradige Veränderungen aufweist. SPIELMEYER hat kürzlich gezeigt, daß die Ammonshornformation nicht gleichmäßig von dem Prozesse ergriffen wird, sondern daß in ihr der sogenannte SOMMERsche Sektor (manchmal auch andere Teile) besonders starke entzündliche Veränderungen und auch grobe Ganglienzellausfälle zeigen. SPIELMEYER hat dieses eigenartige Verhalten, welches er ja auch bei anderen Hirnerkrankungen (Epilepsie) festgestellt hatte, auf die besondere Gefäßversorgung des SOMMERschen Sektors zurückgeführt und dadurch die Annahme nahegelegt, daß auch bei der paralytischen Erkrankung anderer Hirnteile Parenchymausfälle vasculärer Genese vorkommen können, wenn auch diese sich nicht so klar herausschälen lassen als bei dem in diesem Belange besonders günstig gestellten Ammonshorn. Auf die naheliegende und auch bereits aufgeworfene Frage, ob ein Teil der paralytischen Anfälle, namentlich solche epileptiformen Charakters, als Folge dieser Ammonshornveränderung aufgefaßt werden könnten, kann bei dem heutigen Stande unseres Wissens eine befriedigende Antwort noch nicht erteilt werden.

Das gleiche gilt von Versuchen, die charakteristischen paralytischen Symptome oder atypischen Erscheinungen im klinischen Bild der Paralyse im einzelnen zu lokalisieren. Durch die diffuse Ausbreitung des paralytischen Prozesses sind der Deutung von Parenchymausfällen ohnehin unüberbrückbare Schwierigkeiten bereitet, es sei denn, was aber nur ganz ausnahmsweise zutrifft, daß der paralytische Prozeß eine exzessive fokale Akzentuierung erfährt wie bei der LISSAUERschen Form. Daß die entzündlichen Veränderungen keinen Gradmesser des Parenchymschwundes abzugeben imstande sind, und daher auch nicht mit klinischen Ausfallserscheinungen in Verbindung gebracht werden dürfen, hat SPIELMEYER erst jüngst wieder betont. Besonderes Interesse beanspruchen seit jeher die beginnenden Paralysen, von denen wir mit Recht noch manche Aufschlüsse über die Pathogenese des Prozesses erwarten dürfen. SPIELMEYER hat kürzlich drei derartige Beobachtungen mitgeteilt, welche er einer genauen histopathologischen Analyse unterworfen hatte. Das bedeutsamste Ergebnis seiner Untersuchung gipfelt darin, daß die Kranken, in deren Gehirnen zum Teil recht erhebliche entzündliche Veränderungen sich aufdecken ließen, zu ihren Lebzeiten durch keine paralytischen Störungen, ja überhaupt durch keine Erscheinungen auf psychischem Gebiet aufgefallen, sondern wegen anderweitiger Organerkrankungen in Krankenhausbehandlung getreten waren. Diese Beobachtungen SPIELMEYERs führen uns mit größter Eindringlichkeit vor Augen, wie weit wir noch davon entfernt sind, die klinischen Symptome der Paralyse mit den jeweiligen anatomischen Befunden in Beziehung setzen zu können. Damit soll die organische, vielfach auch sicherlich lokal bedingte Grundlage der paralytischen Symptome — daß manche von ihnen einer Rückbildung fähig sind, steht auf einem anderen Blatt — nicht angetastet werden. SPATZ hat die Vermutung geäußert, daß die paralytische Sprachstörung striären Ursprungs sein könnte. Für die seltenen im Verlaufe der Paralyse gelegentlich auftretenden choreatischen Erscheinungen haben uns C. und O. VOGT eine Schrumpfung des Corpus striatum (état fibreux) mit Nervenzellnekrose als anatomisches Substrat kennen gelehrt.

„Auch das *Kleinhirn* erkrankt bei der Paralyse wie das Großhirn, meist aber in schwächerem Grade.“ Dieser Ausspruch ALZHEIMERs enthält das Wesentlichste, was über die Kleinhirnveränderungen bei der Paralyse zu berichten ist. Nach RAECKE wird die Molekularzone am stärksten von dem Prozesse heimgesucht, mehr fleckweise die Körnerschicht und am wenigsten das Marklager. Häufig trifft man bei der Paralyse eine fleckweise Verdichtung der BERGMANNschen (gliösen) Fasern an (WEIGERT, RAECKE, ALZHEIMER u. a.). Die Veränderungen des Kleinhirns bei der progressiven Paralyse haben durch

STRÄUSSLER eine ausgezeichnete monographische Darstellung erfahren, auf die bezüglich weiterer Details, deren Erörterung an dieser Stelle der Raummangel verbietet, verwiesen sei.

Den Veränderungen des *Rückenmarks* bei der progressiven Paralyse sind zahlreiche Untersuchungen, namentlich in der Ära der faseranatomischen Arbeitsrichtung, gewidmet worden. Pathologische Erscheinungen am Rückenmark sind bei der Paralyse so häufig, daß FÜRSTNER und auch ALZHEIMER sagen konnten, ein ungeschädigtes Rückenmark sei bei der Paralyse nur in ganz vereinzelten Fällen anzutreffen. So begegnet man im Rückenmark Ganglienzellveränderungen verschiedener Intensität und Ausbreitung, sowie Infiltraten in Pia und Lymphscheiden, welche im allgemeinen jedoch nicht so hochgradige sind wie in der Großhirnrinde. Man findet ferner Degenerationen in verschiedenen Faserarealen, namentlich in den Hintersträngen. Am häufigsten sind mehr oder weniger ausgesprochene Bilder von kombinierter Systemerkrankung, wobei die Intensität der Ausfälle in den einzelnen Fasersystemen meist eine

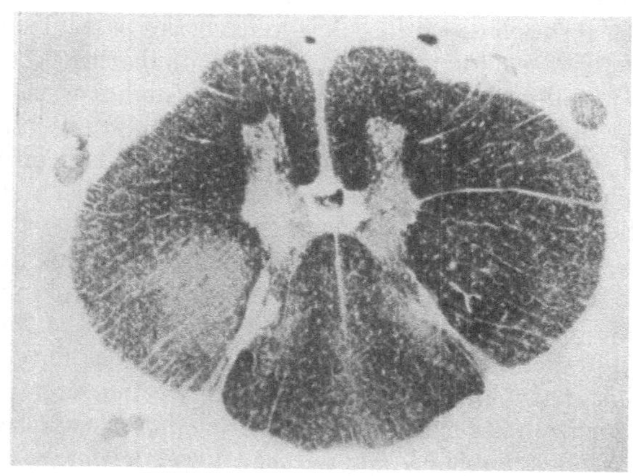

Abb. 43. Rückenmark eines Paralytikers.
(Nach einem Präparat der Deutschen Forschungsanstalt für Psychiatrie in München.)

verschiedene zu sein pflegt. Am Beispiel der Pyramidenbahnerkrankung wurde bereits früher kurz erörtert, daß derartige Degenerationen sowohl primärer als auch sekundärer Natur sein können. Von der tabischen Hinterstrangserkrankung, welche sich natürlich nicht selten zu der Paralyse hinzugesellt, unterscheiden sich die paralytischen Hinterstrangsveränderungen durch ein relativ häufiges und frühzeitiges Befallenwerden der endogenen Systeme (des SCHULTZEschen Kommas, des ventralen Hinterstrangsfeldes usw.), welche bei der Tabes in der Regel — nicht stets — intakt zu bleiben pflegen. Auch heute noch wird manchmal der geistvolle Ausspruch von MÖBIUS zitiert, die Paralyse sei eine Tabes des Gehirns und die Tabes eine Paralyse des Rückenmarks. Eine Gegenüberstellung der histopathologischen Veränderungen bei beiden Krankheiten läßt es jedoch heute nicht mehr gerechtfertigt erscheinen, das Wesentliche der beiden Prozesse in dieser einfachen Formel auszudrücken. Doch kann auch an den paralytischen Rückenmarksveränderungen das Wesen der paralytischen Erkrankung demonstriert werden, nämlich daß die Ausfälle des nervösen Parenchyms von den entzündlichen Veränderungen am Bindegewebsapparat unabhängig sind, „nebeneinander hergehen“ (NISSL, ALZHEIMER, SPIELMEYER), was nicht ausschließt, daß beide Hautkomponenten der paralytischen Erkrankung letzten Endes auf einen Spirochätenprozeß zurückzuführen sind.

An dieser Stelle sei noch kurz der Veränderungen der *peripheren Nerven* bei der progressiven Paralyse gedacht. Die ersten Angaben von pathologischen Veränderungen der peripheren Nerven bei der Paralyse stammen von BEWAN LEWIS. Die ziemlich umfangreiche Literatur über diesen Gegenstand ist von STEINER zusammengestellt und durch eigene Untersuchungen bereichert worden. Man begegnet im peripheren Nervensystem als auffallendster Erscheinung aus Plasmazellen und Lymphocyten bestehenden Infiltraten, ferner Erkrankungen der Nervenfasern in verschiedenem Ausmaße. STEINER betont, daß die Erkrankung der peripheren Nerven von dem zentralen Prozesse unabhängig sei und daß auch kein Parallelismus zwischen den Krankheitsvorgängen am mesodermalen Stützgewebe und denen an den Nervenfasern bestehe.

Das Verlaufstempo der Paralyse erfährt bekanntlich nicht selten durch das Auftreten von *paralytischen Anfällen* eine Modifikation. Zuweilen erfolgt auch der Tod im paralytischen Anfall. Beim Tod im, bzw. kurz nach einem paralytischen Anfall findet man meist Zeichen eines stürmischen Fortschreitens des Prozesses, Zerfallsvorgänge am nervösen Parenchym, akute Gliareaktionen, in dem Auftreten sogenannter amöboider Gliazellen bestehend (ALZHEIMER), Strauchwerkbildungen im Kleinhirn (SPIELMEYER) und eine Steigerung der infiltrativen Erscheinungen. Doch ist der letztere Vorgang keineswegs regelmäßig anzutreffen, zuweilen beherrscht vielmehr ein ausgebreiteter rein degenerativer Zerfall das Bild (SPIELMEYER). Die von A. JAKOB versuchte Aufstellung einer Anfallsparalyse, unter welchem Sammelbegriff dieser Autor alle Fälle, die sich durch Anfälle, Statustod oder stark progredienten Verlauf auszeichnen, zusammengefaßt wissen möchte, ist sowohl vom klinischen wie anatomischen Standpunkt aus verfehlt (SPIELMEYER). Wohl trifft man auch bei der sogenannten gallopierenden Paralyse oft auch stürmische Zerfallserscheinungen am nervösen Parenchym und lebhafte entzündliche Reaktionen am Bindegewebsapparat an, doch bekommt man gleichartige anatomische Bilder auch bei Fällen zu Gesicht, bei denen „kein neuer Schub oder eine rasche Verlaufsform vorlag, sondern nur eine im durchschnittlichen Tempo progrediente Paralyse oder auch eine beginnende Erkrankung“ (SPIELMEYER).

Das Gegenstück progredienter Verlaufsformen mit oder ohne paralytische Anfälle bilden die sogenannten *Remissionen.* Wird während einer solchen Remission durch ein interkurrentes Leiden der Tod herbeigeführt, so werden in der Regel nur geringfügige zentrale Veränderungen angetroffen. Infiltrate pflegen zwar nicht gänzlich zu fehlen, aber doch sich in sehr bescheidenen Grenzen zu halten. Die spontanen Remissionen der Paralyse beanspruchen besonderes Interesse, seitdem es gelungen ist, durch therapeutische Eingriffe auch künstlich Krankheitsstillstände herbeizuführen und man die Hoffnung hegen darf, auch auf anatomischem Wege die Frage der Heilbarkeit der progressiven Paralyse anzugehen, ein Problem, das SPIELMEYER bereits in seinem Kieler Referat im Jahre 1912 eingehend erörtert hatte. Die hier angeschnittenen Fragestellungen münden auch in die histopathologische Seite des Problems der sogenannten stationären Paralyse ein. Zunächst sei hervorgehoben, daß bei geheilten Paralysen der Vormalariazeit im Falle von FRIEDRICH SCHULZE, der von ALZHEIMER histologisch untersucht ist, im Falle von PLAUT, bei denen die histologischen Befunde von SPIELMEYER stammten, Infiltrate zwar nur spärlich vorhanden waren, aber nicht völlig vermißt wurden. Daneben bestanden Parenchymveränderungen, welche ebenfalls recht geringfügiger Natur waren. Diese Befunde gehen mit denen überein, welche man bei Fällen erhoben hatte, bei denen kein bleibender Stillstand eingetreten, die Progression jedoch eine äußerst schleichende, kaum merkbare gewesen war. Solche Fälle pflegt man herkömmlicherweise als *stationäre Paralysen* zusammenzufassen. Wir verdanken namentlich ALZHEIMER, ferner A. JAKOB eingehende Untersuchungen über diese Verlaufsform der paralytischen Erkrankung. SOLOMON und TAFT wollen nach Salvarsanbehandlung einen Rückgang der infiltrativen Komponente des paralytischen Prozesses beobachtet haben, welche Befunde jedoch von F. WALTHER nicht bestätigt werden konnten. Auch über eine sinnfällige Beeinflussung des anatomischen Prozesses durch Wismut, Quecksilber- oder Jodbehandlung liegen keine Angaben vor. Bei in mehr oder weniger großem Abstand *nach einer Malariakur* gestorbenen Fällen fanden STRÄUSSLER und KOSKINAS auffallend geringfügige entzündliche Erscheinungen und glaubten auch einen Stillstand der parenchymatösen Degeneration annehmen zu können. Bei dem Tod während der Fieberanfälle beobachteten sie eine Steigerung des entzündlichen Prozesses. Recurrensspirochäten rufen in der Pia Makrophagen auf den Plan (SPIELMEYER). Die Angaben von STRÄUSSLER und KOSKINAS, was die Geringfügigkeit der Veränderungen bei in der Malariaremission gestorbenen Fällen anbetrifft, wurden von KIRSCHBAUM, ferner von SPIELMEYER u. a. bestätigt. Nur die auf irrtümliche Voraussetzungen zurückgeführte Deutung, daß der paralytische Prozeß durch die Malariabehandlung in einen benigneren tertiär-syphilitischen Prozeß umgewandelt werde, hat SPIELMEYER zurückgewiesen. Freilich können so sinnfällige Eindrücke von der Einwirkung der Malariabehandlung auf den paralytischen Prozeß nicht erwartet werden, wie uns die Malariaremissionen der lebenden Paralytiker bieten. Denn wir müssen bedenken, daß Todesfälle während der Remissionen recht seltene Ereignisse bilden, so daß wir über derartige Fälle keine größeren Erfahrungen sammeln können. Daher sind wir auch nicht in der Lage, mit so eindrucksvollen anatomischen Beobachtungen aufzuwarten, wie sie uns der Kliniker an der Lebensdauer einer Serie von behandelten Fällen, der Beeinflussung der Absterbeordnung (F. SIOLI) demonstrieren kann.

Wir kommen nun zur Besprechung der LISSAUERschen Paralyse. Zwar war es älteren Autoren schon gelegentlich aufgefallen, daß bei Paralytikern mit Halbseitenlähmungen die korrespondierende Hemisphäre sich durch eine stärkere Atrophie auszeichnete und daß zuweilen als Grundlage von Herdsymptomen (Lähmungen, Aphasie usw.) eine stärkere Atrophie bestimmter Hirnteile aufgefunden werden konnte. Aber erst LISSAUER blieb es vorbehalten, der typischen Paralyse auch eine atypische Form, die Herdparalyse — jetzt führt sie allgemein den Namen LISSAUERsche Paralyse —, gegenüberstellen zu können. LISSAUER ging bei dieser Aufstellung von der Anschauung aus, daß der gewöhnliche paralytische Prozeß das Stirnhirn bevorzuge; er behauptete, daß die atypische Paralyse den Stirnlappen freilasse und sich hauptsächlich in den hinteren Hirnhälften einniste. Infolgedessen treten die die gewöhnliche Paralyse kennzeichnenden Demenzerscheinungen nach LISSAUER in den Hintergrund, hingegen beherrschen Herdsymptome das Bild. Die anatomische Grundlage der Herdparalyse erblickt LISSAUER in einem Ausfall bestimmter Zellschichten der Hirnrinde, welche er für die Faserdegenerationen verantwortlich macht. ALZHEIMER hat jedoch die Ansicht vertreten, daß auch bei der LISSAUERschen Form Veränderungen über den größten Teil des Hirnmantels ausgebreitet sind und daß sich zu der herdförmigen Erkrankung gewöhnlich diffus lokalisierte Prozesse hinzugesellen. Auch können in der gewöhnlichen Weise beginnende Paralysen allmählich in die LISSAUERschen Formen übergehen, so daß beide Formen durch mannigfache Kombinationen und Übergänge verknüpft sind, gewissermaßen nur Pole einer Erscheinungsreihe repräsentieren. Von der echten LISSAUERschen Paralyse sind natürlich jene Fälle abzutrennen, bei denen die Herdsymptome durch eine komplizierende tertiär-syphilitische Erkrankung (Gefäßprozeß mit Erweichungsherden) hervorgerufen werden. Daß ganz ausnahmsweise auch durch eine Komplikation ganz anderer Ätiologie (Gliom) Herdsymptome auf den Plan gerufen werden können, hat ALZHEIMER gezeigt. O. FISCHER hat bei der LISSAUERschen Paralyse einen spongiösen Rindenschwund angetroffen — BIELSCHOWSKY bemerkt dazu, man könne diesen Prozeß ebensogut einen spongiösen Schichtenschwund nennen (die umfassendste Bezeichnung ist wohl die SPIELMEYERsche: Status spongiosus) — einen Destruktionsprozeß, dessen Benennung eine eingehende Schilderung erübrigt, der aber in keiner Weise für die Paralyse charakteristisch ist, sondern auch bei anderen Hirnerkrankungen vorgefunden werden kann.

Ein besonderes Gepräge wird dem anatomischen Bild der Paralyse zuweilen, jedoch nicht immer, durch das Lebensalter aufgedrückt.

Die im Kindes- und Jünglingsalter auf dem Boden der kongenitalen Lues auftretende *infantile* bzw. *juvenile Paralyse* zeigt im allgemeinen die gleichen anatomischen Charaktere wie die Krankheit der Erwachsenen; nur ist in der Regel das Kleinhirn stärker von dem Prozeß ergriffen. Im Kleinhirn begegnet man einer weiteren sehr interessanten Erscheinung: Zwei- oder mehrkernigen Purkinjezellen (STRÄUSSLER). Mehrkernige Purkinjezellen sind bei der juvenilen Paralyse in ziemlicher Regelmäßigkeit vorhanden. Aber die Hoffnung, aus

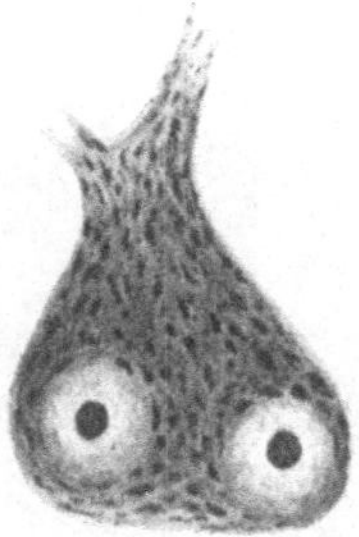

Abb. 44. Purkinjezelle mit 2 Kernen. Nisslfärbung. Paralyse eines Erwachsenen. (Aus SPIELMEYER: Histopathologie des Nervensystems. Berlin: Julius Springer 1922.)

diesem Befund den kongenitalen Ursprung einer Paralyse erweisen zu können (LAFORA) — bekanntlich gehen bei verspätetem Beginn die höheren Jahresklassen der juvenilen Paralyse fließend in jene Altersstufen des paralytischen Krankheitsausbruches über, wo bereits die rite erworbene Luesinfektion in ihr Recht tritt — hat sich nicht erfüllt. ALZHEIMER teilte den Fall eines Arztes mit, in dessen Gehirn sehr zahlreiche zweikernige Ganglienzellen vorhanden waren, über dessen im späteren Leben erfolgte Luesakquisition nicht nur nach den Angaben des Patienten, sondern auch den Berichten der behandelnden Ärzte kein Zweifel obwalten konnte. Bei der Paralyse der Erwachsenen sind diese zweikernigen Ganglienzellen — ob sie eine Entwicklungsstörung repräsentieren oder ob es sich bei dieser Erscheinung vielmehr um ein Degenerationsphänomen handelt (KOLB) sei dahingestellt — sowohl im Kleinhirn als auch im Großhirn gefunden wurden. Ich selbst verfüge über einen Fall von seniler Paralyse, bei welchem ich ebenfalls zweikernige Ganglienzellen feststellen konnte. Auffallenderweise sind zweikernige Ganglienzellen in nicht paralytischen kongenitalsyphilitischen Gehirnen (bei Kleinkindern) fast stets vermißt worden (RANKE, WOHLWILL). Auch bei anderen Hirnerkrankungen, z. B. der Dementia praecox, sind mehrkernige Purkinjezellen beobachtet worden (E. SCHRÖDER, STEIN) und namentlich auch bei Hirntumoren beliebiger Lokalisation (STEIN). Ich selbst habe diesen Befund einmal bei einer nicht geistesgestörten Frau erhoben, welche einem Magencarcinom erlegen war. Daß man auch andere merkwürdige

Erscheinungen bei der juvenilen Paralyse beobachtet hat, z. B. in die Pia versprengte Ganglienzellen, sei hier nur kurz erwähnt.

Ein Gegenstück zur juvenilen Paralyse bildet die im Senium auftretende paralytische Erkrankung. Die *senile Paralyse* hat vorwiegend klinisches Interesse. Sie verläuft in der Regel unter dem Bilde der senilen Demenz und gar nicht selten wird der paralytische Prozeß erst bei der histologischen Untersuchung aufgedeckt. Trotz der regelmäßig vorhandenen senilen Modifikation des typischen Zustandsbildes ist die gleichzeitige Anwesenheit seniler Hirnveränderungen (Drusen) ziemlich selten, jedoch sind solche auch schon öfter beobachtet worden.

Es kann nicht Aufgabe dieser kurzgefaßten Darstellung sein, die anatomische Differentialdiagnose der Paralyse eingehend zu erörtern. *Unterschiede gegenüber der Hirnsyphilis* sind bereits mehrfach erwähnt worden. Insbesondere sei nochmals an die von SPATZ betonten Differenzen in der Verteilung der krankhaften Veränderungen, namentlich derjenigen entzündlicher Natur, erinnert (s. Abb. 30 u. 31).

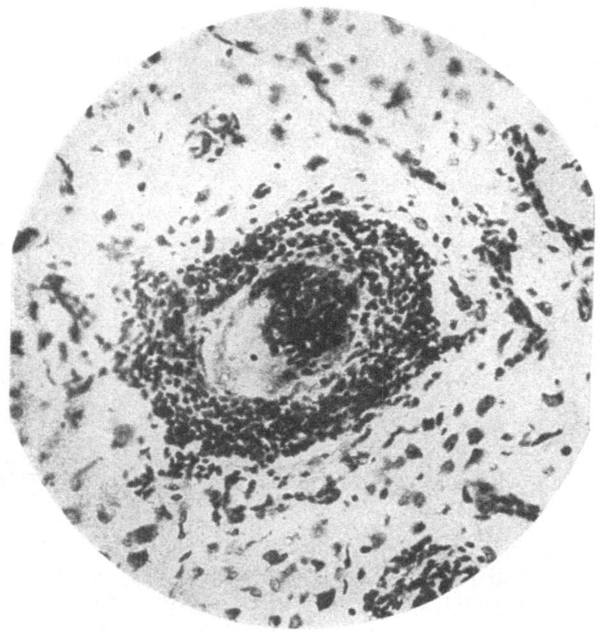

Abb. 45. Miliares Gumma in der Hirnrinde bei Paralyse. (Nach einem Präparat der Psychiatrischen Klinik in Frankfurt.)

Kombinationen zwischen echt syphilitischen Prozessen und der Paralyse kommen zweifellos vor (STRÄUSSLER u. a.), doch sind diese relativ selten. Man begegnet manchmal den HEUBNERschen Veränderungen an den größeren Hirngefäßen. Ausnahmsweise gelangen auch miliare Gummen zur Beobachtung. Das infolge einer unzulässigen Erweiterung dieses Begriffs deren Häufigkeit von manchem Autoren überschätzt wurde, ist bereits hervorgehoben worden. Ob bei der gemeinsamen Mikrobiologie der Hirnsyphilis und Paralyse der Bezeichnung „Kombination“ oder derjenigen von „Übergängen“, „Mischprozessen“ der Vorzug gegeben werden soll, kann hier nicht erörtert werden. Nur sei erwähnt, daß man öfters Beobachtungen gemacht hat, wo sich nach vorausgegangener tertiärer Hirnerkrankung eine Paralyse entwickelte. So hat KUFS einen auch anatomisch verifizierten Fall beschrieben, wo auf eine luetische Frühmeningitis, welche eine Atrophia olivocerebellaris verursacht hatte, $8^1/_2$ Jahre später eine Paralyse folgte. MALAMUD hat kürzlich eine weitere offenbar hierher gehörige Beobachtung mitgeteilt. Auch in dem OSTERTAGschen Falle, bei dem die Hirnerkrankung 9 Monate nach der Infektion ausbrach, fand sich nach $2^1/_4$jähriger Krankheitsdauer histologisch eine Paralyse auf dem Boden einer abgelaufenen „syphilitischen" Meningeal- und Gefäßerkrankung. Zweifellos gehören Fälle, bei denen eine wirkliche Aufeinanderfolge von Lues cerebri und Paralyse sich klinisch und anatomisch sicherstellen läßt, zu den größten Seltenheiten. Daß man aus den „präparalytischen" Liquorveränderungen einen derartigen Schluß nicht ziehen darf, liegt auf der Hand. Und so dürfte auch heute noch der Ausspruch ALZHEIMERS, welcher Forscher übrigens auch das — seltene — simultane oder sukzessive Vorkommen von syphilitischen und paralytischen Hirnveränderungen anerkannte, Geltung besitzen: daß aber schließlich die Lues des Gehirns sich in eine Paralyse „umwandelt", hat noch niemand beweisen können.

Die pathologisch-anatomischen Befunde in den anderen Organen von Paralitikern haben entweder die Bedeutung von Komplikationen (z. B. die Pneumonie oder andere Todeskrankheiten), oder sie decken sich mit den spätsyphilitischen Organveränderungen. Es kann daher nicht wundernehmen, daß die syphilitische Aortenerkrankung sehr häufig (in etwa 80% der Fälle) vorgefunden wird. Hingegen begegnet man gummösen Prozessen in den inneren Organen nur ausnahmsweise.

III. Pathologische Anatomie der Tabes dorsalis.

Die hervorstechendste Veränderung der Tabes, welche sich in der Regel schon makroskopisch dem Obduzenten aufdrängt und die schon älteren Ärzten (OLIVIER 1837, CRUVEILHIER) aufgefallen und welche zusammen mit der Hinterwurzelveränderung von LEYDEN, sowie von BOURDON und LUYS als Substrat der tabischen Erscheinung erklärt worden war, ist die *graue Degeneration der Hinterstränge*. Die äußere Konfiguration des Rückenmarks ist je nach der Ausdehnung und dem Alter des Prozesses in verschiedener Weise verändert. Die Hinterstränge sind meist abgeplattet, bzw. eingesunken. Auf Querschnitten durch das frische Rückenmark stechen sie infolge ihrer grauen Farbe von den übrigen Partien der weißen Substanz ab. Bei der Palpation hat man zuweilen den Eindruck, als seien die Hinterstränge etwas derber als der üblichen Konsistenz dieses Gebietes entspricht. Es liegt auf der Hand, daß in frischen Stadien alle diese Veränderungen so wenig ausgeprägt sein können, daß sie der Aufdeckung durch das unbewaffnete Auge entgehen. In ausgesprochenen Fällen läßt sich schon makroskopisch ein Überblick über die eigenartige Verteilung des tabischen Prozesses gewinnen. In typischen Fällen hat dieser eine Prädilektion im Lumbalmark; in der Cervicalgegend ist er auf die GOLLschen Stränge beschränkt. Die Erkrankung der grauen Substanz, namentlich der Hinterhörner, wurde schon von CLARKE 1869 gesehen. Auch die hinteren Wurzeln erscheinen verschmälert und grau verfärbt. Der Unterschied wird ganz besonders deutlich, wenn man zum Vergleich auf die gesunden vorderen Wurzeln sein Augenmerk richtet. Auch der Hinterwurzelprozeß wird in der Regel in stärkster Ausprägung in der Lumbalgegend und in den unteren Abschnitten des Brustmarkes angetroffen. Ein ähnliches Bild zeigt bei der makroskopischen Betrachtung der Sehnerv, dessen häufiges Ergriffenwerden von dem tabischen Prozesse bekannt ist. (Da indes die Sehnervenatrophie in dem Kapitel der Syphilis des Auges durch IGERSHEIMER eine eingehende Darstellung erfahren hat, so kann dieser Prozeß in den folgenden Darlegungen nur insoweit berücksichtigt werden, als sich Parallelen zur Hinterwurzelerkrankung ergeben.) Manche Autoren berichten, daß auch die den erkrankten Wurzeln korrespondierenden Spinalganglien verkleinert erscheinen. Eklatant sind derartige Größendifferenzen jedenfalls nicht und es fragt sich, inwieweit nicht die vorgefaßte Meinung, daß auch das Spinalganglion an dem Prozesse partizipiere, die Abschätzung der Dimensionen suggestiv beeinflußt hat. Die Veränderungen an der Dura des Rückenmarkes, die gelegentlich in der Literatur erwähnt werden, sind nicht charakteristisch, hingegen trifft man ziemlich häufig eine Trübung der weichen Häute des Rückenmarkes an, welche oft an der hinteren Peripherie besonders ausgesprochen ist, doch ist diese Veränderung der Pia keineswegs auf die Hinterstränge beschränkt. Bei atypischer Lokalisation des Prozesses, wenn dieser z. B. als hohe Tabes im Halsmark beginnt, ist natürlich die Verteilung der geschilderten Veränderungen eine andere. Manche Autoren sind der Meinung, daß das Rückenmark vielfach kleiner erscheint als den atrophischen, bzw. Schrumpfungsvorgängen entspreche. So hat STERN die Kleinheit des Rückenmarkes nicht lediglich als Folge des pathologischen Prozesses, sondern einer Entwicklungsstörung angesprochen, welche ihrerseits zur tabischen Erkrankung disponieren solle. STERN hat versucht, dieser Anschauung durch Ausmessungen der Rückenmarksdimensionen eine Stütze zu verleihen. Indes hat seine Hypothese, daß der Tabiker gewissermaßen schon grobanatomisch für die in Rede stehende Krankheit stigmatisiert sei, wenig Anklang gefunden.

Es sei nun in eine kurze Schilderung der *mikroskopischen Veränderungen*, welche bei der Tabes regelmäßig angetroffen werden, eingetreten. Was die degenerativen Veränderungen im Rückenmark anbelangt, so liegt darüber eine fast unübersehbare Literatur namentlich aus früherer Zeit vor. Die Frage der Verteilung des Prozesses im Rückenmark und die sich daraus ergebenden physiopathologischen Konsequenzen besitzen heute nur geringe Aktualität, so daß sie für die Autoren zur Neubearbeitung auf dem Gebiete der topographischen Faserpathologie liegender Themen nur wenig Anreiz zu bieten vermögen. Eine genauere Schilderung unserer nicht unbeträchtlichen Einzelerfahrungen auf diesem Gebiete würde genaue Kenntnisse der normalen mikroskopischen Anatomie des Rückenmarkes voraussetzen, die weder bei den Lesern dieses Handbuches erwartet werden dürfen, noch die zu vermitteln, Aufgabe dieses Kapitels sein kann. Es sei daher nur ein kurzer Überblick über die allerwesentlichsten Befunde gegeben und bezüglich aller Details auf die Einzelarbeiten verwiesen.

Die Hinterstränge setzen sich mit Ausnahme einiger kleiner Areale, welche von den endogenen Fasersystemen eingenommen werden, aus den eintretenden hinteren Wurzeln zusammen. Auch die hinteren Wurzeln werden bei der Tabes allmählich von dem Faservernichtungsvorgange betroffen. Der Endzustand der Hinterwurzelerkrankung repräsentiert sich als völliger Untergang ihrer Markhüllen und Achsencylinder. Von prinzipieller Wichtigkeit ist jedoch die Tatsache, daß der Zerfall der hinteren Wurzeln stets nach ihrem Eintritt in das Rückenmark beginnt und dann erst die extramedullären Wurzelabschnitte ergreift. Viele Autoren definieren daher die Tabes als intramedulläre Erkrankung der Hinterwurzeln. Wie bereits erwähnt, erkranken nicht alle intramedullären Hinterwurzeln gleichmäßig; es lassen sich hier gewisse Unterschiede in der Lokalisation und Ausbreitung des Prozesses — auch bei den einzelnen Fällen — feststellen, zu denen sich auch solche der Intensität, bzw. des Erkrankungsstadiums gesellen. Die tabische Rückenmarkserkrankung hat eine, aber nur oberflächliche Ähnlichkeit mit jenen Bildern, die man nach sekundären Wurzeldegenerationen beobachtet. (Wurzeldurchschneidung im Experiment, Wurzelkompression durch Neubildungen; namentlich in der Cauda equina fallen oft

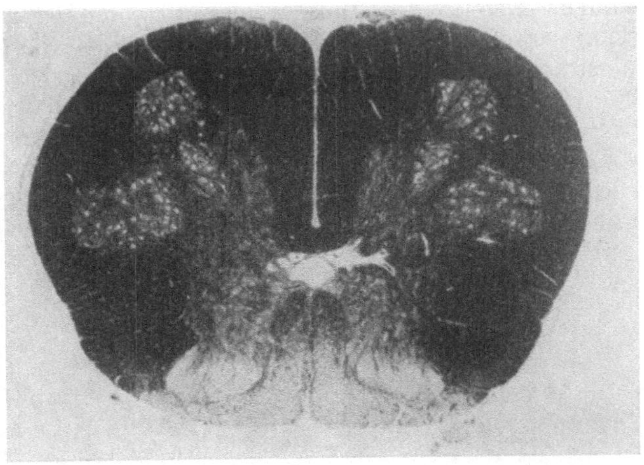

Abb. 46. Degeneration der Hinterstränge bei lumbosakraler Tabes. (Nach einem Präparat der Deutschen Forschungsanstalt für Psychiatrie in München.)

viele Wurzeln gleichzeitig einer Kompression durch Tumormassen u. dgl. zum Opfer.) Bekanntlich hat das Wurzeldurchschneidungsexperiment und die Verfolgung der anschließenden sekundären Degenerationen uns wichtige Aufschlüsse über den Aufbau des Rückenmarkes gebracht. Weitere Kenntnisse

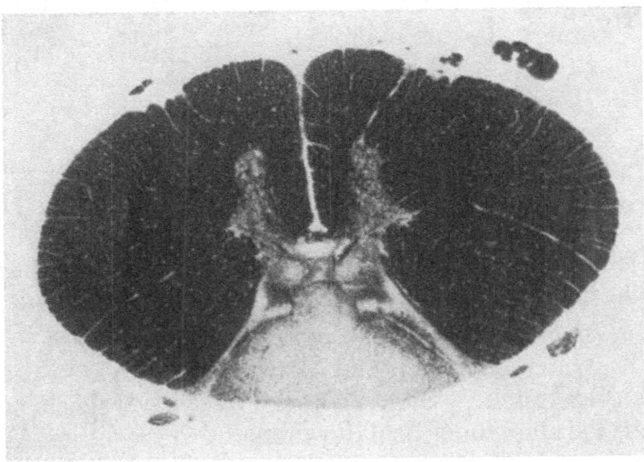

Abb. 47. Hinterstrangdegeneration im Brustmark desselben Falles. (Nach einem Präparat der Deutschen Forschungsanstalt für Psychiatrie in München.)

auf diesem Gebiete verdanken wir der Tatsache, daß in der Fetalperiode sich nicht alle Fasersysteme des Zentralnervensystems gleichzeitig entwickeln. Die myelogenetische Gliederung der Hinterstränge, um deren Studium sich namentlich Flechsig, sowie Trepinski verdient gemacht haben — Irene Kauffmann gelangte in einer Untersuchung aus dem Schafferschen Institut zu einer anderen Auffassung der Myelogenese der Hinterstränge —, stimmt nicht in allen Details überein mit der auf dem Wege der sekundären Degeneration gewonnenen Aufteilung der Hinterstränge. Was nun die speziellen bei der Tabes beobachteten Degenerationsbilder anbelangt, so lassen sich diese weder restlos, bzw. einheitlich auf Summation aus sekundär degenerierten Wurzeln, noch auf myelogenetische Marksysteme zurückführen. Das führte dazu, daß erfahrene Kenner der Topographie tabischer Degenerationsvorgänge (SCHAFFER) sowohl eine sekundär degenerative Gliederungsart der tabischen Hinterstrangerkrankung für manche Fälle, für andere wieder ein myelogenetisches Gliederungsprinzip annehmen. Zahlreiche Belege für diese topographischen Verhältnisse finden sich in SCHAFFERs Darstellung der Tabes im LEWANDOWSKYschen Handbuch der Neurologie. An dieser Tatsache — diese Interpretation der vorliegenden Verhältnisse durch SCHAFFER wird von HIRSCHL und MARBURG als eine Kompromißlösung angesehen — scheiterten schließlich

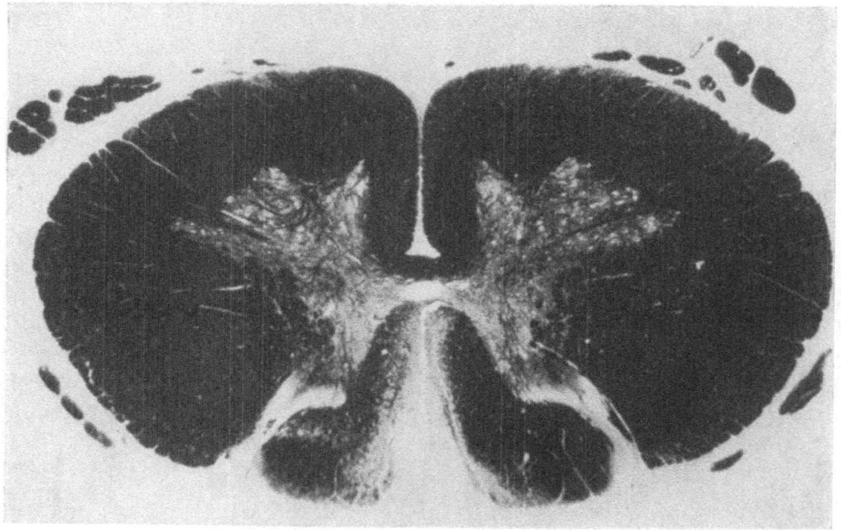

Abb. 48. Degeneration der GOLLschen Stränge im Halsmark desselben Falles. (Nach einem Präparat der Deutschen Forschungsanstalt für Psychiatrie in München.)

alle früheren Deutungsversuche der tabischen Hinterstrangsdegeneration, von denen keine völlig und auf die Dauer unser Erklärungsbedürfnis zu befriedigen vermocht hat.

Grundlegende Untersuchungen zur Pathogenese des tabischen Prozesses hat SPIELMEYER angestellt. SPIELMEYER, dessen vergleichend-anatomischer Betrachtung der Paralyse und Schlafkrankheit wir wichtige Aufschlüsse über beide Krankheiten verdanken, konnte bei Hunden, welche mit einem bestimmten Stamm von Naganatrypanosomen infiziert worden waren, in einem gewissen Abstand vom Infektionstermin frische Degenerationen im Gebiet der intramedullären Hinterwurzelgebiete, sowie im Opticus feststellen. Wesentlich an den SPIELMEYERschen Befunden ist namentlich, daß gleichzeitig keine Piaveränderung bestand, und daß die Spinalganglien, welche mit empfindlichen histopathologischen Methoden (NISSL- und BIELSCHOWSKY-Färbung) untersucht worden waren, intakt erschienen. SPIELMEYER hat durch die Entdeckung der *Trypanosomentabes* das Vorkommen *primär elektiver Erkrankungen der Hinterwurzelsysteme* an einem Modell bewiesen, an welchem die Mitwirkung von entzündlichen Veränderungen des Bindegewebes- und Gefäßapparates völlig ausgeschlossen werden kann.

Die histopathologischen Details des tabischen Degenerationsprozesses können hier nicht erörtert werden — auch diesbezüglich sei auf SPIELMEYERs Darstellung in seiner Histopathologie des Nervensystems verwiesen — es sei nur erwähnt, daß die Faserausfälle durch gliöse Wucherungen ersetzt werden, welche, wie SPIELMEYER in einer der Tabes gewidmeten Spezialuntersuchung durch Beispiele belegt hat, geradezu ein Positiv der Faserausfälle repräsentieren. Für die Architektonik der gliösen Narbenstränge macht SPIELMEYER nicht nur die Richtung der zugrunde gegangenen Nervenfasern, sondern auch statische Momente verantwortlich. An dieser Stelle sei auch hervorgehoben, daß P. SCHROEDER bei fünf Tabesfällen entzündliche Veränderungen am Gefäßapparat des Rückenmarkes (Infiltrate aus Plasmazellen und Lymphocyten) nachweisen konnte, und zwar im Bereich des ganzen Rückenmarkquerschnittes, ohne Akzentuation im Hinterstrangsgebiet. HASSIN fand bei seinen Fällen konstant eine Ependymwucherung im Zentralkanal. Im Rückenmark erkrankt ferner das *Hinterhorn,* und zwar namentlich die sogenannte LISSAUERsche Randzone. Vornehmlich und regelmäßig werden auch Veränderungen in den CLARKEschen Säulen angetroffen. Daß die Endstätten des sensiblen Protoneurons, die Hinterstrangskerne, welche von den GOLLschen und BURDACHschen Kernen in der Oblongata gebildet werden, im Laufe der tabischen Erkrankung auch ihre Markfasern einbüßen, bedarf keiner Erläuterung.

In den *Spinalganglien* sind allerlei Alterationen beschrieben worden (mannigfache Veränderungen im Leibe der Spinalganglienzellen, welche den nach Wurzeldurchschneidung auftretenden chromatolytischen Veränderungen von manchen Autoren analogisiert wurden), Wucherung der Kapselzellen, Hyperplasie des zwischen den nervösen Elementen liegenden Bindegewebes. Alle diese Veränderungen, von denen einige der feineren (regenerative Vorgänge?) besonderes neurohistologisches Interesse beanspruchen, sind weder konstant, noch irgendwie für die tabische Erkrankung pathognomisch.

Die von PIERRE MARIE zuerst aufgestellte und später von H. OPPENHEIM konsequent verfochtene These, daß der Ausgangspunkt des tabischen Prozesses in den Spinalganglien und deren Homologen zu suchen sei (im Ganglion Gasseri z. B. fand H. OPPENHEIM gleichartige Veränderungen wie in den Intervertebralganglien), hat sich daher nur so lange Geltung zu verschaffen gewußt, als man das Uncharakteristische dieser Veränderungen noch nicht eingesehen hatte.

Daß natürlich auch die spinale Trigeminuswurzel, der hintere Vaguskern, von dem tabischen Prozesse ergriffen werden können, sei hier nur kurz erwähnt.

Eine weitere pathogenetische Theorie stützt sich auf eigenartige Veränderungen an einer bestimmten Stelle der Hinterwurzeln, namentlich dort, wo sie sich, dem Spinalganglion zustrebend, der vorderen Wurzel nähert und mit dieser von einer gemeinsamen aus Arachnoidea und Dura bestehenden Hülle umschlossen wird. Diese Stelle bezeichnete NAGEOTTE — von dem die hier in Rede stehenden Befunde und die an sie geknüpften Folgerungen stammen — als Wurzelnerv, *Nervus radicularis.* Den hier von ihm angetroffenen Prozeß, welchen er als eine bei Tabes regelmäßig vorhandene Erscheinung bezeichnet, definiert dieser Autor als Neuritis radicularis interstitialis transversa und teilt sie in eine Perineuritis und Endoneuritis auf. Es handelt sich dabei teils um Entzündungen (Infiltrate), teils um eine Kernwucherung, deren Vorkommen auch von anderen Autoren bestätigt wurde (OBERSTEINER u. a.). SCHAFFER fasste

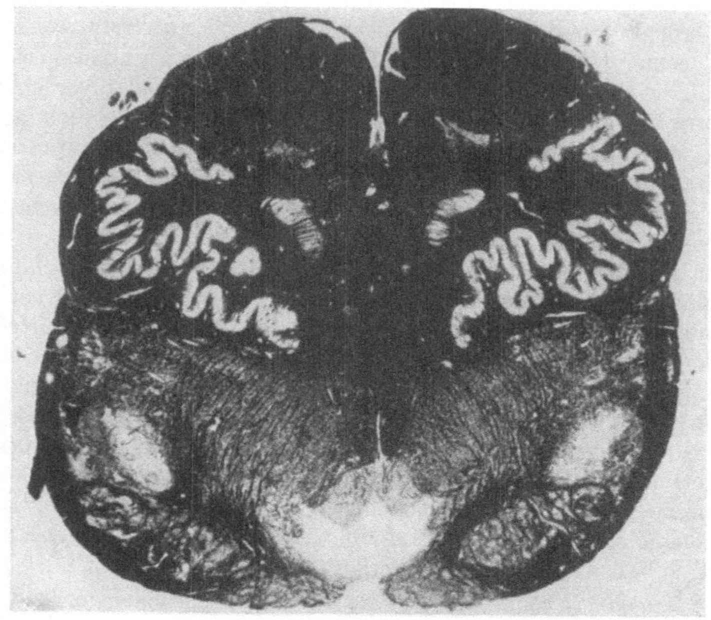

Abb. 49. Degeneration der spinalen Trigeminuswurzel bei Tabes.
(Nach einem Präparat der Deutschen Forschungsanstalt für Psychiatrie in München.)

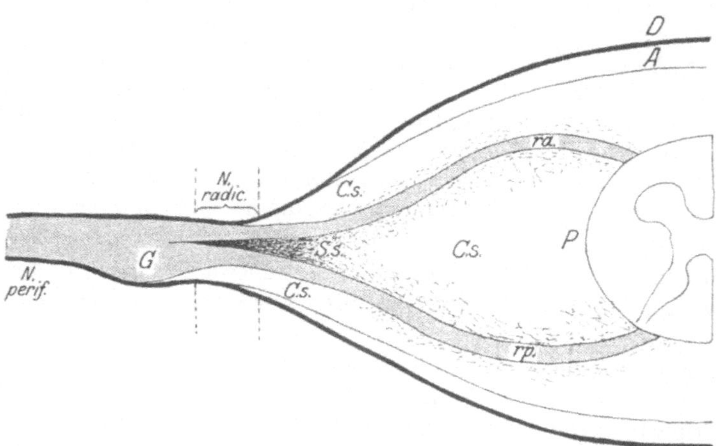

Abb. 50. Schematische Darstellung über den Aufbau des Wurzelnerven und sein Verhältnis zur Duralhülle und zum subarachnoidalen (perifasciculären) Raum. Zu beachten ist der frühe Abschluß des subarachnoidalen Raumes auf der motorischen Wurzelseite (ra.) im Gegensatz zur sensiblen (rp.). D Dura, A Arachnoidea, P Pia, C.s. Cavum subarachnoidale, S.s. Subarachnoidalgewebe, G Ganglion. Das Gebiet des Wurzelnerven ist durch zwei Grenzlinien bezeichnet.
(Plan des Schemas von NAGEOTTE.) (Aus H. RICHTER: Zur Histogenese der Tabes Z. Neur. Bd. 67.)

die NAGEOTTEsche Infiltration embryonnaire als Wucherung von Bindegewebszellen auf. Wir kommen auf die NAGEOTTEschen Befunde bei der Diskussion der RICHTERschen Untersuchungen noch zurück.

Die Meningen weisen bei der Tabes Entzündungserscheinungen in wechselnder Intensität und Ausbreitung auf; eine regelmäßige Akzentuation der Meningitis im Hinterstrangsgebiet läßt sich jedoch nicht nachweisen. P. MARIE und GUILLAIN hatten die Hypothese aufgestellt, daß die Tabes auf einer syphilitischen Lymphangitis des Hinterstrangs beruhe, da die anatomischen Voraussetzungen für diese Annahme, das Vorhandensein besonderer Lymphgefäße im Rückenmark, nicht gegeben sind, hat auch dieser Erklärungsversuch keinerlei Halt.

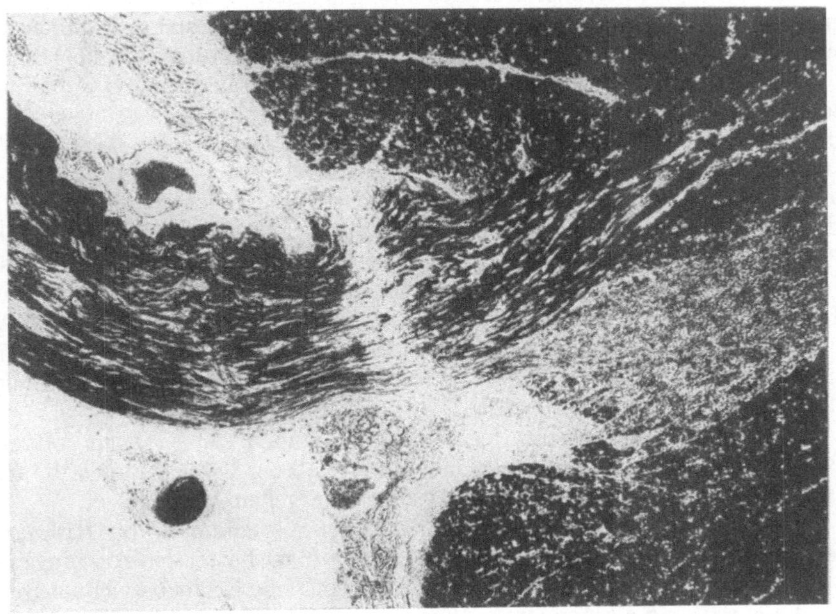

Abb. 51. Eintritt einer Hinterwurzel ins Rückenmark (Markscheidenfärbung). In der REDLICH-OBERSTEINERschen Durchtrittszone sehr erhebliche Verschmälerung bzw. Fehlen der Markhülle. (Aus SPIELMEYER: Histopathologie des Nervensystems. Berlin: Julius Springer 1922.)

Einer ausführlicheren Erörterung bedarf jedoch die von OBERSTEINER und REDLICH vorgetragene Lehre über die Entstehung der tabischen Hinterstrangserkrankung. Diese Autoren beriefen sich auf die auch in unserer Darstellung schon öfter hervorgehobene Tatsache, daß die Wurzeldegeneration an jener Stelle einzusetzen pflegt, wo die Wurzelbündel ins Rückenmark eintreten. Ferner haben die Wiener Forscher darauf aufmerksam gemacht, daß schon unter normalen Bedingungen die hintere Wurzel bei ihrem Durchtritt durch die Pia eine Verschmälerung auf Kosten ihrer Markscheiden erfahre. Ein Bild möge dieses Verhalten illustrieren. An der sogenannten OBERSTEINER-REDLICHschen Wurzeltaille sind nicht bloß viele Markscheiden dünner, einzelne büßen sogar hier ihre Markumhüllung auf eine kurze Strecke völlig ein. Zentralwärts gewinnen die Fasern das normale Kaliber der Markumhüllung wieder. Die Wurzeltaille, wo die Achsencylinder mangelhaft bekleidet oder gar nackt sich zeigen, ist nach den genannten Autoren als Locus minoris resistentiae schädigenden Einflüssen in hohem Maße exponiert. Pathologische Veränderungen der Meningen, namentlich Schrumpfungsvorgänge, seien imstande, Wurzeln an dieser Stelle so zu treffen, daß sie der Degeneration verfallen. Diese auf den ersten Blick sehr bestechende Hypothese war jedoch weder dem Einwand gewachsen, daß es Tabesfälle ohne mikroskopisch nachweisbare Meningitis gibt, noch vermochte sie zu erklären, warum im Gefolge meningitischer Erkrankungen — es sei nur an die Häufigkeit syphilitischer Meningitiden erinnert — tabische Erscheinungen ausbleiben.

Bei denjenigen Tabesfällen, wo das klassische Krankheitsbild durch das Auftreten von Amyotrophien eine Zutat erhält, wurden einigeMale Veränderungen des Vorderhorns beschrieben; andere Autoren führen jedoch diese Erscheinungen auf das Übergreifen der NAGEOTTEschen Affektion auf die Vorderwurzeln zurück.

Aus selteneren Speziallokalisationen des Prozesses erklären sich die gelegentlich zu beobachtenden Hypoglossuserkrankungen und die Augenmuskellähmungen. Hingegen ist das anatomische Substrat der reflektorischen Pupillenstarre, namentlich in lokalisatorischer Hinsicht, noch völlig in Dunkel gehüllt (BUMKE).

Das Bestreben, den Ausgangspunkt der tabischen Erkrankung aufzufinden, macht es erklärlich, daß man der Atrophie der peripheren (sensiblen, seltener auch motorischen) Nerven, welche sich in der Gefolgschaft der Krankheit einzustellen pflegt (A. WESTPHAL, DÉJERINE, SIEMERLING, H. OPPENHEIM u. a.), eine wesentlichere Bedeutung zuzuschreiben suchte. Offenbar sind diese Veränderungen sekundärer Natur. Übrigens hatte STRÜMPELL in jungen Jahren (1882) sich mit scharfen Worten gegen diese Annahme gewandt: „Diese Ansicht ist nur erfunden, um für die scheinbaren und recht zweifelhaften therapeutischen Erfolge der Nervendehnung ein gewisses Verständnis zu gewinnen.“ Auch variieren die pathologischen Befunde an den peripheren Nerven bei der Tabes von Fall zu Fall sehr stark und sind zudem dem Grade der spinalen Erkrankung nicht stets proportional (NONNE).

Um keinen Nervenapparat hier völlig zu ignorieren, sei noch mitgeteilt, daß ROUX darauf aufmerksam gemacht hatte, daß bei Tabikern auch die feinen markhaltigen Fasern im Sympathicus zugrunde gehen können.

Der Kuriosität halber sei erwähnt, daß das Vorkommen von Hirnnervenstörungen bei der Tabes einige Autoren dazu verführt hatte, den Ausgangspunkt des tabischen Prozesses in das Gehirn zu verlegen; mit Recht bezeichnet STRÜMPELL diese Meinung als nur einem theoretischen Bedürfnis entsprungen. Wenn auch die Bedeutung von krankhaften Veränderungen im Gehirn von Tabikern seitens einzelner Autoren (z. B. JENDRASSIK) überschätzt worden ist, so kann es nicht zweifelhaft sein, daß bei der Tabes, wenn auch in pathogenetischen Belangen unerhebliche cerebrale bzw. cerebellare Veränderungen beobachtet werden können. So haben WEIGERT, SPIELMEYER u. a. uns umschriebene Gliawucherungen in der Molekularschicht des Kleinhirns kennen gelehrt, letztgenannter Autor auch diesen entsprechende Faserausfälle. Daß da, wo sich zu einer Tabes eine Paralyse gesellt, auch das anatomische Substrat der letzteren nachweisbar ist, ist selbstverständlich. Außer einer Kombination mit Paralyse werden zuweilen syphilitische Veränderungen s. str. im Gehirn von Tabikern angetroffen. Solche, namentlich wie die öfters in dieser Verbindung beschriebene Endarteriitis der kleinen Hirngefäße, hat man als anatomisches Korrelat der sog. *Tabespsychosen* angesprochen (A. JAKOB). Manche dieser im Verlaufe der Tabes auftretenden psychischen Störungen sind allerdings auf eine Komplikation durch progressive Paralyse zurückzuführen. F. SIOLI hatte bei einer Tabespsychose im Gehirn Veränderungen angetroffen, welche von denen der typischen Paralyse abwichen, hingegen eine gewisse äußere Ähnlichkeit mit den bei stationärer Paralyse beobachteten zentralen Veränderungen aufwiesen; außerdem bestand eine ausgesprochene Meningitis, namentlich über der Brücke und den Hirnschenkeln, welche jedoch keine gummösen Charaktere darbot; auch wurden Spirochäten bei darauf gerichteter Untersuchung vermißt.

Obzwar streng genommen nicht hierher gehörig, möge ein kurzer Hinweis auf die Anschauung von STARGARDT gestattet sein, welcher Autor auch in den tabischen Arthropathien keine trophischen Störungen, sondern einen syphilitischen Prozeß erblickte und diesen der DOEHLE-HELLERschen Aortitis analogisierte. Diese Auffassung suchte STARGARDT mit dem Befund von Plasmazellinfiltraten und endarteriitischer bzw. endophlebitischer Gefäßprozesse — Spirochätenuntersuchungen an diesem Material waren negativ verlaufen — zu begründen. Das jüngst mitgeteilte Vorkommen von Spirochäten in dem Gelenkerguß eines Tabesfalles (GERŠKOVIČ) bedarf noch der Bestätigung.

Bei unseren heutigen Kenntnissen ist es nicht verwunderlich, daß sich die tabischen Symptome zwanglos auf die Erkrankung bestimmter Rückenmarksysteme bzw. Segmente zurückführen lassen. Da die Schilderung der Krankheitssymptome dem klinischen Abschnitt vorbehalten bleiben muß, kann hier nicht näher auf die Lokalisation der einzelnen Symptome eingegangen werden. Nur sei erwähnt, daß im Gegensatz zu unserer Unwissenheit über den Entstehungsort der reflektorischen Lichtstarre das anatomische Substrat des WESTPHALschen Zeichens genau bekannt ist. Die Reflexbahn des Kniephänomens, die durch das zweite bis vierte Lumbalsegment verläuft, weist dem Fehlen des Reflexes entsprechend Ausfälle in den Wurzeleintrittszonen dieser Höhe auf; bei einseitiger Areflexie werden natürlich hier nur unilaterale Ausfälle angetroffen. Ein klassischer Beleg, eine der Arbeit von WESTPHAL entnommene Abbildung, möge die Lokalisation des WESTPHALschen Zeichens veranschaulichen.

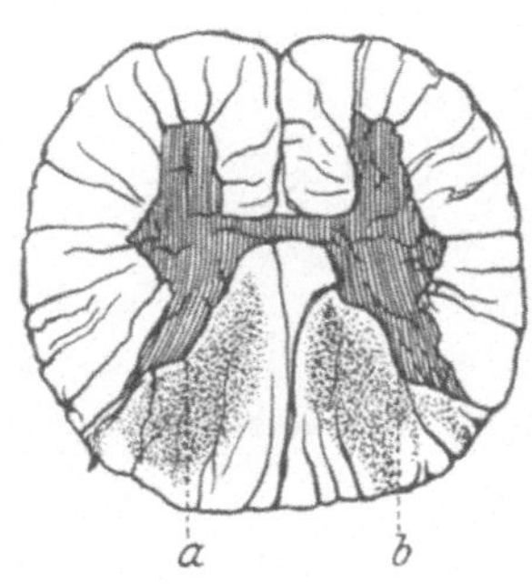

Abb. 52. Anatomischer Befund bei einseitigem Kniephänomen. Links fehlt das Kniephänomen, dementsprechend ist die nach außen von der Linie a gelegene Wurzeleintrittszone degeneriert. Auf der Gegenseite sind lateral von b nur angedeutete Degenerationen. Das Kniephänomen war rechts gut auslösbar. (Aus C. WESTPHAL: Arch. f. Psychiatr. Bd. 18, S. 629, Abb. 3.)

Hiermit wäre das Rohmaterial der pathologisch-anatomischen Veränderungen bei der Tabes im wesentlichen mitgeteilt. Um die Lektüre der trockenen Tatsachen nicht allzu ermüdend zu gestalten, habe ich jeweils die pathogenetischen Theorien, welche sich auf diese Befunde stützen, eingefügt, ohne auch hier eine vollständige Berichterstattung erstrebt zu haben. Doch möchte ich diese Darstellung nicht beschließen, ohne des jüngsten Erklärungsversuches der Tabesentstehung gedacht zu haben, ich meine die von H. RICHTER vorgelegte Anschauung über die Entstehung des Tabes, wobei ich, um Mißverständlichkeiten auszuschließen, seinen Darlegungen möglichst eng zu folgen mich bemüht habe. Der RICHTERschen Arbeit liegt das Material von 24 Tabesfällen zugrunde, unter denen 12 reine Tabesfälle und 10 Tabesparalysen vertreten sind und 2 eine Kombination von Tabes mit spinaler Lues verkörpern. Im wesentlichen decken sich die RICHTERschen Befunde mit den NAGEOTTEschen Angaben. RICHTER fand die von NAGEOTTE beschriebene Affektion im Gebiet des Nervus radicularis bei jedem Tabesfalle und bezeichnet sie daher als eine konstante Veränderung. Er führt sie auf ein syphilitisches Granulationsgewebe zurück, hervorgerufen durch den Reiz von den in den Lymphräumen und Bindegewebshüllen angesiedelten Spirochäten. Dieses Granulationsgewebe dringe in die Nervenfaszikel ein und verursache dort lokale Zerstörungsherde. Das Granulationsgewebe besteht nach RICHTER lediglich aus einer Zellart, welche infolge ihrer unvollkommenen Differenziertheit zu den Keimzellen gerechnet und mit dem Namen Fibroblasten belegt wird. Diese Zellen liegen in einer mehr oder weniger flüssigen Grundsubstanz. RICHTER rechnet die im tabischen Wurzelnerven vorkommenden Granulationszellen nach ihren morphologischen Eigenschaften zu den Endothelfibroplasten KROMPECHERs. Lymphocyten und Plasmazellinfiltrate bedeuten nach RICHTERs Auffassung eine Komplikation mit Paralyse. RICHTER hat solche bei reiner Tabes stets vermißt. Der Granulationsprozeß nimmt seinen Ausgang von den Lymphspalten der äußeren

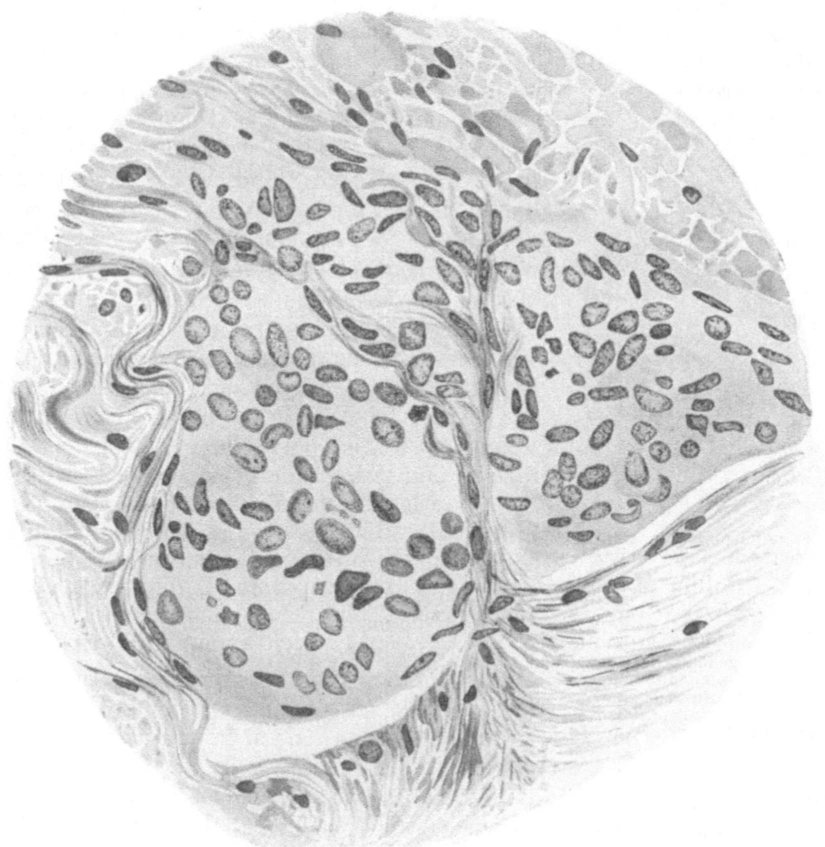

Abb. 53. Granulationsmasse in den Gewebsspalten der Hülle aus einem Cervicalwurzelnerv des Falles 4 (VAN GIESON). 1. Junge Zellkerne hell, rund oder oval. 2. Ältere Zellkerne dunkel, homogen, länglich, stäbchen-, seltener spindelförmig. 3. Veränderte Kernformen (hantel-, bohnenförmig usw.). 4. Kernzerfallsformen. (Photographie nach einer farbigen Zeichnung.) (Aus H. RICHTER: Zur Histogenese der Tabes. Z. Neur. Orig. Bd. 67.)

vereinigten Duraarachnoidealhülle. Das Verschontbleiben der vorderen Wurzel erklärt RICHTER dadurch, daß diese gegenüber der tabischen Granulation eine geringere Berührungsfläche biete, so daß der Prozeß von der sensiblen auf die motorische Wurzel erst später übergreife. Auch die Intensität des Granulationsprozesses sei um die motorische Wurzel meist geringer als um die sensible. Durch die im Hinterwurzelgebiet des Nervus radicularis vorhandene Granulation werde das Nervengewebe zerstört. Es finde eine primäre Faserunterbrechung statt, welche automatisch eine zur totalen Zerstörung führende sekundäre Degeneration bedinge. Die Achsencylinder widerstehen dem Untergange länger als die Markscheiden. Der Prozeß innerhalb eines Wurzelnervs gehe intermittierend progredient, ganz allmählich fortschreitend, vor sich. Die spinale Meningitis sei eine luetische Begleiterscheinung der Tabes, gehöre jedoch nicht zu den konstanten Veränderungen. Die Tabes sei keine streng symmetrische Erkrankung. Das nur gelegentliche Vorkommen von Asymmetrien erklärt RICHTER dadurch, daß diese im Rückenmark infolge der Summierung und Ausgleichung der einzelnen Wurzelbilder weniger zum Ausdruck kommen als an den einzelnen Wurzeln. Auch an den Hirnnerven fand RICHTER die gleichen Granulationszellen vor. Hingegen zeigte der Opticus ein ganz anderes Verhalten. Bei vier Fällen, unter welchen sich drei reine Tabesfälle und eine Taboparalyse mit Opticusatrophie befanden, vermißte RICHTER das Granulationsgewebe, fand aber hier Plasmazelleninfiltrate vor. Er schließt daraus: „Meine drei Fälle von unkomplizierter Tabes können als hinreichender Beweis dafür gelten, daß die Opticusatrophie bei der Tabes durch eine exsudative Zellinfiltration von Plasmazellen und Lymphocyten verursacht wird, die sich histologisch in nichts von der bei der paralytischen Opticusatrophie beobachteten Zellinfiltration unterscheidet.“ Weiter sagt RICHTER: „Die Lymphocyten und Plasmazellinfiltrate liegen überhaupt nicht im Nervengewebe, sondern in der Scheide und den Septen und schädigen auf sekundäre Art die Nervenfasern.“ Ferner fand RICHTER Spirochäten im Nervus radicularis und äußerte die Anschauung, daß die Spirochäten bei Tabes durch ihre geringe Zahl, durch ihre Neigung zu Degeneration und zum Zerfall von den bei der Paralyse beschriebenen Erregern stark abweichen. Auch aus der Anwesenheit von Spirochäten schließt RICHTER auf die echt syphilitische Natur des Granulationsgewebes.

HASSIN hat in einer unter A. JAKOBs Leitung ausgeführten Arbeit die Tabesfrage genau studiert. HASSIN hatte außer Veränderungen an der NAGEOTTEschen Stelle auch der REDLICH-OBERSTEINERschen Wurzeltaille Bedeutung zugesprochen, indem die im Wurzelnerv lädierten Fasern an ihrer Eintrittsstelle im Rückenmark weiteren Schädigungen exponiert seien.

A. JAKOB hingegen, welcher übrigens nie dem reinen RICHTERschen Granulationsgewebe (auch bei unkomplizierter Tabes nicht) begegnet ist, vielmehr stets gleichzeitig Lymphocyten und Plasmazellen in wechselnden Mengen angetroffen hat, will gefunden haben, daß das Granulationsgewebe, allerdings nicht regelmäßig, bis zum Rückenmark bis nahe an die REDLICH-OBERSTEINERsche Stelle hineinwuchere und möchte diesen Befund nicht als bedeutungslos ansehen.

Sowohl HASSIN als A. JAKOB nehmen also bezüglich der Bedeutung der NAGEOTTEschen und OBERSTEINER-REDLICHschen Stelle einen Standpunkt ein, der einem Kompromiß bzw. weitgehenden Konzessionen an die gegenteilige Ansicht gleichkommt. Jedoch hebt A. JAKOB ausdrücklich hervor, daß „die Tabespathologie bei kritischer Berücksichtigung des ganzen vorliegenden Tatsachenmaterials einer einheitlichen pathogenetischen Beurteilung unüberbrückbare Schwierigkeiten“ biete.

Die RICHTERsche Lehre würde zweifellos das Tabesproblem der Lösung erheblich näher geführt haben, wenn alle ihre Bestandteile der Kritik standgehalten hätten. Doch ist dies, wie SPIELMEYER gezeigt hat, in wesentlichen Punkten nicht der Fall. Es sei hier davon abgesehen, die von RICHTER vertretene Auffassung der Tabes als einer rein sekundären Wurzeldegeneration — auf verschiedene durch eine derartige Annahme nicht aufzuklärende Unstimmigkeiten hat SPIELMEYER hingewiesen — mit Rücksicht auf den Leserkreis breit zu diskutieren, weil sonst ein Eingehen in viele Detailfragen unerläßlich wäre. Die Schwäche der RICHTERschen Deutung liegt vor allem darin, daß sie keine einheitliche Erklärung für die Entstehung aller tabischen Degenerationen zu bringen vermag. Abgesehen davon, daß die Bezeichnung der NAGEOTTEschen

Befunde als Granulationsgewebe (mit gleichem Recht könnten die paralytischen Veränderungen in den Hirn- und Rückenmarkshäuten ebenso definiert werden) nicht sehr glücklich erscheint — OBERSTEINER hatte für die im Nervus radicularis gefundene Alteration die unpräjudizierliche Benennung Zellwucherung vorgezogen —, so hätte die Anwesenheit der Spirochäten nur dann zwingende Beweiskraft für die lokale Tabesentstehung, wenn die Parasiten mit einer gewissen Regelmäßigkeit und ausschließlich an einer bestimmten Stelle nachgewiesen werden könnten. Nun sind Spirochäten (außer den von VERSÉ mitgeteilten, von diesem Autor selbst jedoch nicht als voll beweisend angesehenen Befunden spirochätenähnlicher Gebilde in den Hinterwurzeln und Spinalganglien) sowohl im Rückenmark (NOGUCHI, PACHECO E SILVA) als auch im Nervus radicularis (H. RICHTER) als auch im arachnoidealen Gewebe (JAHNEL) gefunden worden.

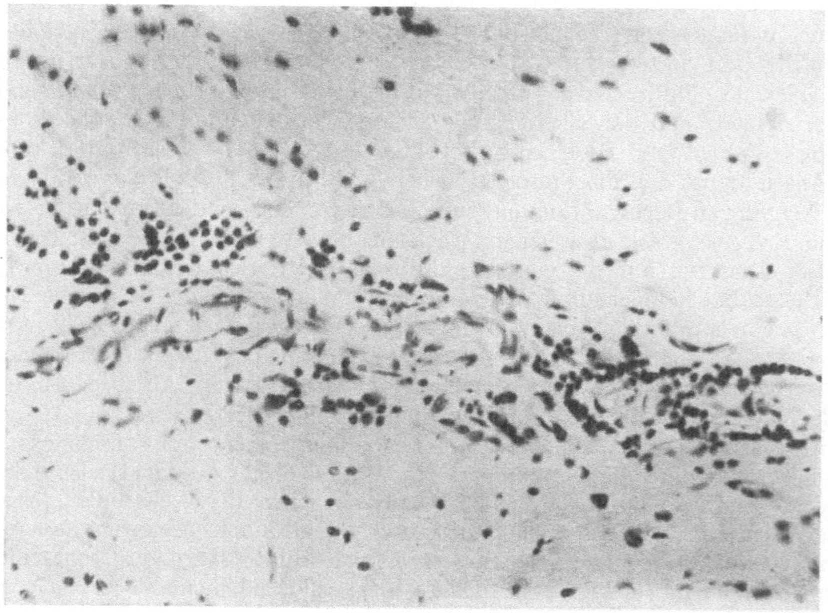

Abb. 54. Plasmazellinfiltrate im Sehnerv eines Paralytikers ohne Sehstörung. (Nach einem Präparat der Deutschen Forschungsanstalt für Psychiatrie in München.)

Die Spärlichkeit dieser Befunde, ferner die Verschiedenheit ihrer Örtlichkeit schließt eine Verwertung derselben zugunsten der einen oder anderen Anschauung vorerst noch aus.

SPIELMEYER hat namentlich auf folgenden Widerspruch aufmerksam gemacht. Angenommen, wir stellten uns auf den RICHTERschen Standpunkt, daß das von ihm beschriebene Granulationsgewebe die Hinterwurzeln zur Degeneration bringe, so ist es doch auffallend, daß ein derartiges Granulationsgewebe bei der Sehnervenatrophie nicht nachzuweisen ist, eine Lücke in seiner Beweisführung, die übrigens RICHTER selbst empfunden hat. RICHTER hat sich daher mit der Annahme geholfen, daß im Opticus das Granulationsgewebe gewissermaßen durch Infiltrate aus Plasmazellen und Lymphocyten substituiert werde, welchen er die gleiche deletäre Wirkung auf die Nervenfasern zuschreibt. Nun findet man, wie SPIELMEYER betont hat, die genannten Infiltrate nicht nur bei tabischer oder paralytischer Opticusatrophie vor, sondern auch im Sehnerven von Paralytikern, welche keinerlei Sehstörung, bzw. Faserdegeneration zeigten. Wir haben also am tabischen Sehnerven eine Stelle vor uns, wo das Granulationsgewebe fehlt. Keinerlei Hilfskonstruktionen ermöglichen für diesen Spezialfall die Anwendung der RICHTERschen Gedankengänge. Hieraus folgt, daß auch für die Hinterwurzelerkrankung der Granulationsprozeß im Wurzelnerven keine Conditio sine qua non sein kann. Wenn wir daher die RICHTERschen pathogenetischen Deutungen nicht zu akzeptieren vermögen, so wird dadurch sein unbestrittenes Verdienst, ein großes Tabesmaterial gründlich untersucht und die etwas in Stagnation geratene Tabesfrage erneut in Fluß gebracht zu haben, in keiner Weise geschmälert.

Die Tabes stellt sich also nach SPIELMEYER als eine selbständige, systematisch elektive Erkrankung dar. Wir müssen bekennen, daß wir heute noch nicht imstande sind, über diese Feststellung hinaus die zwischen Spirochäte und tabischer Erkrankung ausgespannte Kette pathogenetischer Mechansimen ans Licht zu ziehen. Deshalb sollten wir, so lange uns nicht neue histologische oder histoparasitologische Tatsachen ein Recht dazu geben, auf unfruchtbare Deutungsversuche lieber verzichten. So wollen wir auch jegliche Prophezeiung unterlassen, ob die NAGEOTTE-RICHTERsche oder OBERSTEINER-REDLICHsche Stelle im Licht neuer Beweisstücke wieder einmal zu Ehren kommen oder ob eine zukünftige Tabespathogenese völlig neue, bisher noch nicht vorbereitete Wege beschreiten wird.

Literatur.

A. Allgemeine Pathologie der Syphilis des Nervensystems.

AARS, CH. G.: Das Treponema pallidum im Gehirn bei Dementia paralytica (holländ.). Leiden: S. C. van Doesburgh 1928. — AEBLY, J.: (a) Kritisch-statistische Untersuchungen zur Lues-Metaluesfrage. Arch. f. Psychiatr. **61**, 693 (1920). (b) Bemerkungen zu der Arbeit von A. PILCZ: Tabes- und Paralysefrage. Wien. med. Wschr. **1925**, Nr 48; **1926**, Nr 2. — ADRIAN, C.: Über das gleichzeitige Vorkommen von manifester Syphilis und Tabes. Z. klin. Med. **55**, 327 (1904). — ALZHEIMER: Die Frühform der allgemeinen progressiven Paralyse. Allg. Z. Psychiatr. **52** (1896). — AMEGHINO, A.: Kultur, Vaccination und Paralyse. span.). Rev. Asoc. méd. argent. **39**, 245 (1926). — ARMUZZI, G.: (a) Schnellmethode zur Darstellung der Spirochaeta pallida und anderer Mikroorganismen in Schnitten von Liquorsediment. Dermat. Z. **47**, 261 (1926). (b) Über die Häufigkeit des Nachweises von Spirochaeta pallida in der Lumbalflüssigkeit von Syphilitikern. Dermat. Z. **50**, 350 (1927). — ARNOLD, K. und M. KOPP: Vaccination und Paralyse. Dtsch. med. Wschr. **1926**, Nr 43. — ARZT, L. und H. FUHS: Über Verhalten des Liquors bei gummöser Haut- (Schleimhaut-) Lues. Arch. f. Dermat. **153**, H. 1, 227 (1927). — ARZT, W. und W. KERL: Über experimentelle Kaninchensyphilis und ihre praktische Bedeutung. Wien. klin. Wschr. **1914**, Nr 23, 785.

BABES, V. und I. PANEA: Über pathologische Veränderungen und Spirochaeta pallida bei kongenitaler Lues. Berl. klin. Wschr. **42**, Nr 28, 865 (1905). — BAER: Die Erkennung der Lues intra partum. Zbl. Gynäk. **1926**, Nr 38. — BAILLARGER: Zit. nach KRAFFT-EBING-OBERSTEINER: Die progressive Paralyse. — BALABAN, N.: Gummöse Erscheinungen bei malariabehandelter Paralyse. Ž. Nevropat. (russ.) **20**, Nr 2, 149 (1927). — BAYLE: Recherches sur l'arachnite chronique. Paris 1822. — BEHR, H.: Beobachtungen über die progressive Paralyse während der letzten vier Jahrzehnte. Z. Psychiatr. **57**, 719 (1900). — BEITZKE, H.: Über knötchenförmige Leptomeningitis und Arteriitis syphilitica. Virchows Arch. **204**, 453 (1911). — BENARIO: Über Neurorezidive nach Salvarsan- und Quecksilberbehandlung. München: J. F. Lehmann 1911. — BENDA, C.: Spirochäten bei Arteriitis cerebralis syphilitica. Berl. med. Ges. Sitzg v. 4. Juli 1906. Berl. klin. Wschr. **1906**, 989. — BENON, R.: L'alcoolisme cérébral augmente, la paralysie générale diminue. Clin. **20**, Nr 39, 69. — BERGEL, S.: Beiträge zu den anatomischen Hirnveränderungen syphilitischer Kaninchen und zur Frage der „Neurotropie". Z. exper. Med. **53**, H. 3/4 (1926). — BERGER, H.: Über den Nachweis der Spirochäten des Paralytikergehirnes im Tierexperiment. Münch. med. Wschr. **60** (1921). — BERKELEY-HILL, O. A. R.: A note on the incidence of neurosyphilis among coloured races. Ind. med. Gaz. **61**, Nr 2, 57 (1926). — BERTOLUCCI, I.: Reperti di spirochete pallida nella paralisi progressiva. Rass. Studi psichiatr. **10** (1921). — BESSEMANS, A: Sur la relation de parenté qui unissent le treponema pallidum Noguchi au virus neurotrope de Levaditi et au treponema cuniculi. C. r. Soc. Biol. **97**, 1175. — BIELETZKY, V.: Spirochaeta pallida bei progressiver Paralyse. 1. Sowjet-Unions-Kongr. d. Neurol.

u. Psychiater 1927. Zbl. Neur. **49**, 481 (1928). — BINSWANGER, O.: Die Pathologie und Pathogenese der Paralyse. Schweiz. med. Wschr. **55**, Nr 19, 405. — BOAS: Die Wassermannsche Reaktion. Berlin: S. Karger 1922. — BONFIGLIO, F.: (a) L'encefalite spontanea del coniglio ed il problema etiologico dell' encefalite „Sperimentale" considetta „da paralisi progressiva". Policlinico, sez. prat. **32**, H. 11, 377. (b) Nouvi dati e nouvi veduto sulla cosi detta encefalite spontanea del coniglio (soroplasmosi) e sul suo parasitta (soroplasma citophilum). Note Psichiatr. **13**, Nr 3, 353. — BONHOEFFER, K.: Einige Schlußfolgerungen aus der psychiatrischen Krankenbewegung während des Krieges. Arch. f. Psychiatr. **60**, 721. — BOSTROEM, A.: Metaluesprobleme. Klin. Wschr. **16** (1926). — BOUMAN, L.: Die Spirochaeta pallida bei der Dementia paralytica. Nederl. Tijdschr. v. Geneesk. **1918**, H. 1, Nr 19. — BRANDWEINER, A.: Reinfektion bei Tabes dorsalis. Wien. klin. Wschr. **1917**, 1483. — BRAVETTA, E.: (a) Spirochete e infiltrati nella diagnosi post mortem, di paralisi progressiva. Soc. med.-chir. Pavia **34** (1921). (b) Sulla presenza di spirochete nell' encefalo dei paralitici. Boll. Soc. med.-chir. Pavia **34** (1921). — BRAVETTA, E. und P. BATTISTESSA: Paralisi progressiva atipica e reperto spirochetico. Boll. Soc. med.-chir. Pavia **36**, H. 3 (1923). — BREINL, F.: Immunität bei Fleckfieber. Acta med. scand. (Stockh.) **61**, 498. — BREINL, F. und E. SINGER: Über die fieberlose Flecktyphusinfektion des Meerschweinchens. Z. Immun.forschg **40**, 93. — BREINL, F. u. R. WAGNER: Untersuchungen über Immunität bei experimenteller Kaninchensyphilis. Z. Immun.forschg. 59. — BRIESE: Altérations rappelant celles de la paralysie générale dans le bulbe d'un lapin. Bull. Soc. roum. Neur. etc. **5** (1923). — BROADBENT, W. H.: Lettsomian lectures on syphilitic affections of the nervous system. Lancet **1**, 43 (1874), London; gleichzeitig in: Brit. med. J. London **1874**: Syphilis as a cause of disease of the nervous system. — BROCK: Spirochaeta pallida demonstrated in smears from a paretic brain by GIEMSAs stain. Illinois med. J. Mai **1913**. — BRONSTEIN, V.: Zur Frage der experimentellen Syphilis der Nervensystems bei Kaninchen. Venerol. (russ.) **12**, 1146 u. Dtsch. Zus.fassg. 1147. — BROSIUS, W.: Eine Syphilisendemie vor 12 Jahren und ihre heute nachweisbaren Folgen. Arch. f. Dermat. **71** (1904). — BROWN, WADE H.: Experimental syphilis. Proc. N. Y. path. Soc., N. S. **20** (Okt. 1920). — BROWN, WADE H. and LOUISE PEARCE: Syphilitic infection of the central nervous system of the rabbit. Arch. of Dermat. **2**, 635 (1920). — BRUCK, C.: Immunität bei Syphilis. Handbuch der pathogenen Mikroorganismen. Herausgeg. v. KOLLE, KRAUS und UHLENHUTH. Jena 1927, 3. Aufl. — BRÜNING, H.: Über die Neurorezidive der Syphilis mit besonderer Berücksichtigung der Salvarsanbehandlung. Arch. f. Dermat. Orig. **129**, 199 (1921). — BRUHNS, C.: (a) Der heutige Stand unserer Kenntnisse von der Aortensyphilis. Zbl. Hautkrkh. **1**, H. 1/2, 1. Übersichtsreferat. (b) Wird durch unsere jetzige Salvarsanbehandlung im Frühstadium der Syphilis die Gefahr späterer Aortitis und nervöser Metalues vermehrt? Einige kritische Bemerkungen. Med. Klin. 1927. Nr 7, 233. — BUMKE, O.: (a) Lehrbuch der Geisteskrankheiten. 2. Aufl. München: J. F. Bergmann 1924. (b) Über die Schwankungen in der Häufigkeit der Paralyse in Deutschland. Arch. f. Psychiatr. **74**, H. 2/4, 350 (1925). (c) Die Pupillenstörungen. 2. Aufl. Jena 1911. — BUSCHKE, A. und H. KROÓ: (a) Experimentelle Untersuchungen über die Immunität bei Recurrens und ihre Beeinflussung durch Salvarsan. Klin. Wschr. **1**, Nr 47, 2323 (1922). (b) Histologischer Nachweis von Spirochäten im Gehirnparenchym bei experimenteller Recurrens. Klin. Wschr. **1922**, Nr 50. (c) Experimentelle Analogieversuche zwischen Rekurrens und Syphilis. Arch. f. Dermat. **145** (1924).

CERLETTI, U.: La malattia piu diffusa. Dalla immunità relativa (eredoluetica) alle forme gravi (paralisi generale progressiva, tabe etc.). Nuova concezione sulla patogenesi di queste forme. Quad. Psichiatr. **10**, 81. — CHASKEL, M.: Über einige Paralysefälle mit klinischen und anatomischen Besonderheiten und Spirochätenbefunden. Arch. f. Psychiatr. **63**, 601. — CHESNEY und KEMP: Incidence of spirochaeta pallida in cerebrospinal fluid during early stage of syphilis. J. amer. med. Assoc. **83**, 1725 (1924). — COENEN: Progressive Paralyse und Mesaortitis syphilitica. Klin. Wschr. **5**, Nr 1, 22 (1926). — COLLINS: The influence of antisyphilitic treatment in preventing certain diseases of the nervous system considered of syphilitic origin. Postgraduate **11**, Nr 287. — COPOLLA, A.: Ricerche sulle spirochete nella paralisi progressiva. Riv. Pat. nerv. Siena **1922**. — CULLÈRE: Un cas de paralysie générale au 18. siècle. Ann. méd.-psychol. **1912**, 481.

DAELS, F.: Zit. in der erwähnten Arbeit von KUDICKE, FELDT und COLLIER. — DARASZKIEWICZ, L.: Zum Rätsel der Paralyse. Allg. Z. Psychiatr. **83**, 53. — DELBANCO: Diffuses oberflächliches Spätsyphilid unter dem Bilde mehrjähriger hartnäckiger erosiver Balanitis. Dermat. Wschr. **83**, 1475 (1926). — DELBANCO, E. und A. JAKOB: Über einen Fall von Liquorlues (NAST) mit anatomischem Befund am Zentralnervensystem. Arch. f. Dermat., Orig. **129**, 257 (1921). — DELGADO, H.: Treatment of paresis by inoculation which malaria. J. nerv. Dis. **55**, 376. — DIETERLE, R. R.: (a) Method for demonstration of spirochaeta pallida in single microscopic sections. Arch. of Neur. **18**, 73 (Juli 1927). (b) Spirochetosis of the central nervous system in general paralysis. Amer. J. Psychiatr. **7**, Nr 4 (1928). — DOFLEIN, F.: Lehrbuch der Protozoenkunde. Jena: Gust. Fischer 1916. — DOHI und

TANAKA: Über Spirochaeta pallida. Japan. Z. Dermat. **1905**, Nr 5, H. 5/6. — DONNER, S.: Die arteriosklerotische Belastung der Paralytiker und anderer Geisteskranker. Z. Neur. **89**, 429. — DÜRCK, H.: Über akute knötchenförmige syphilitische Leptomeningitis und über syphilitische Atteriitis der Hirnarterien. Verh. dtsch. path. Ges. **1908**. — v. DÜRING: Erfahrungen in Kleinasien über endemische Syphilis. Münch. med. Wschr. **1918**, Nr 36. DUNLAP: Anatomical broderline between the socalled syphilitic and metasyphilitic disorders in the brain. Americ J. Insanity **69**, 1045. — DUPÉRIÉ, R.: Hérédosyphilis tardive; présence du tréponème pâle dans le muco-pus conjunctival et dans la liquide céphalorachidien recueilli par ponction lombaire. Semaine méd. **1909**, 557.

EHRLICH, P.: Biologische Betrachtungen über das Wesen der Paralyse. Z. Psychiatr. **71**, 830 (1914). — EHRMANN: Über Befunde von Spirochaeta pallida in den Nerven des Praeputiums bei syphilitischer Initialsklerose. Dtsch. med. Wschr. **1906**, Nr 28, 1115. — EICHELBERG: Diskussionsbemerkung auf der 7. Jverslg. Ges. dtsch. Nervenärzte in Breslau am 29. Sept. bis 1. Okt. 1913. Dtsch. Z. Nervenheilk. **50**, 59. — v. EINSIEDEL: Bemerkungen zu dem Aufsatz von Dr. L. DARASZKIEWICZ (Winniza) „Zum Rätsel der Paralyse". Allg. Z. Psychiatr. **83**, 64. — ELGART, J.: Pathogénie et prophylaxie des maladies métasyphilitiques (Tabes et paralysie générale). Arch. internat. Neur. **1**, 161 u. **2**, 5 (1927). — ELIASSOW, A.: Meningitis gummosa bei einem Neugeborenen. Zbl. Path. **32**, Nr 5 (1921). — ELLIOT, B., LANDIS and PAUL F. STOOKEY: The buccal and lingual mucosa in neurosyphilis. Med. J. a. Rec. **119**, Nr 11. — ERB: (a) Über neue Wendungen und Umwertungen der Tabeslehre. (Sitzgs.ber.) Neur. Zbl. **1913**, 791. (b) Tabes, rückschauende und nachdenkliche Betrachtungen. Dtsch. Z. Nervenheilk. **47/48**, 74 (1914). (c) Betrachtungen über die neuesten Grundlagen des Begriffs und des Wesens der Metalues. Dtsch. Z. Nervenheilk. **50**, 55 (1914). — ESMARCH, FR. und W. JESSEN: Syphilis und Geistesstörung. Allg. Z. Psychiatr. **14**, 20 (1857).

FELDMANN, W.: Syphilis des Zentralnervensystems mit gleichzeitiger gummöser Syphilis der Haut und der Schleimhäute. Venerol. (russsisch) **1925**, Nr 5, 17. — FELS: Wandlungen im klinischen Verlauf der progressiven Paralyse. Mschr. Psychiatr. **22**, Erg.-H. — FERRARINI, C.: Le attuali conoscenze sulla biologia dell'infezione sifilitica e la loro applicazione alle patogenesi della paralisi progressiva. Rass. Studi psichiatr. **11**, H. 4—5 (Siena Juli bis Oktober 1922).— FÉRÉ, C.: Note sur l'aplatissement hypotonique du pied chez les paralitiques généraux. Nouv. Iconogr. Salpêtrière **17**, 79 (Paris 1904). — FINKELSTEIN, J. und T. BOBIKINA-STRELINSKAJA: Zur Pathologie der experimentellen Syphilis des Nervensystems bei Kaninchen. Venerol. (russ.) **1927**, Nr 9, 846. — FIOCCO, G. B.: Un caso non commune di riinfezione sifilitica: in tema di virus neuro-e dermotropo. Giorn. ital. Dermat. **66**, H. 4, 1287 (1925). — FISCHER, H. v.: Versuche zum Nachweis der Spirochaeta pallida in den Lymphdrüsen von Paralytikern. Zbl. Bakter. Orig. I. Abt. **108**, 247. — FISCHER, O.: Gibt es eine Lues nervosa? Z. Neur. Orig. **16**, 120 (1913). — FLEISCHMANN, R.: Das Verhalten des Liquor spinalis bei den verschiedenen Stadien und Formen nichtbehandelter Syphilis. Klinische Untersuchungen an 347 Fällen unbehandelter Syphilitiker. Dtsch. Z. Nervenheilk. **70**, H. 4/6, 177. — FORSTER, E.: (a) Impfversuche mit Paralytikergehirn. 19. Verslg mitteldtsch. Psychiater u. Neur. Jena 1. u. 2. Nov. 1913. Z. Neur. Ref. **8**, 412. (b) Tierimpfungen mit Spirochäten von Paralytikern. Jverslg dtsch. Ver. Psychiatr. Straßburg i. E. am 24./25. April 1914. Z. Psychiatr. **71**, 742 (1914). (c) Spirochätenfunde bei mit Malaria behandelten Paralytikern. Münch. med. Wschr. **72**, Nr 51 (1925). (d) Spirochäten im Liquor von Paralytikern (Sitzungsber.) Zbl. Neur. **46**, H. 13/14, 909 (1927). — FORSTER, E. und E. TOMASCEWSKI: Nachweis von lebenden Spirochäten im Gehirn von Paralytikern. Dtsch. med. Wschr. **39**, 1237. — FOURNIER, L.: Preuves de l'existence de la syphilis nerveuse chez les indigènes. Clinique **21**, Nr 67, 209. — FOURNIER, L. et SCHWARTZ: Pluralités des tréponèmes. Ann. Inst. Pasteur 1923. — FRAZIER, CHESTER N. Effect of elevation of body temperature on the course of experimental syphilis in the rabbit. Arch. of Dermat. **16**, 445 (1927). — FRIEDLÄNDER, E.: Die Infektiosität der Lues latens und ihre praktische Bedeutung für die Irrenpflege. Dtsch. med. Wschr. **1919**, Nr 32. — FRIEDMANN, M.: Echte Neurorezidive und deren Beziehung zur Metalues. Münch. med. Wschr. **1926**, Nr 43, 1795. — FRISCH, F.: (a) Nervenlues und Aortitis luetica. Mitt. Ges. inn. Med. Wien **22**, Nr 2, 86. (b) Tabes dorsalis und mesaortitis luetica. Bemerkungen zu der Arbeit von SIEGFRIED KESSLER. Klin. Wschr. **3**, 2146; **4**, Nr 9. — FRÜHWALD: Über die Infektiosität des Blutes Syphilitischer. Wien. klin. Wschr. **1914**, 795.

GALEWSKY: Bemerkungen zur Arbeit von DARASZKIEWICZ. Allg. Z. Psychiatr. **83**, 77. — GAMMELTOFT: Die kongenitale Lues und ihre Bedeutung für das Kind. Zbl. Gynäk. **50**, Nr 51a, 3375 (1926). — GANS, A.: Ein Beitrag zur Rassenpsychiatrie. (Beobachtungen an geisteskranken Javanern.) Münch. med. Wschr. **1922**, Nr 42. — GÄRTNER, W.: Über die Häufigkeit der progressiven Paralyse bei kultivierten und unkultivierten Völkern. Statistische, biologische und Immunitätsuntersuchung über die Syphilis. Z. Hyg. **92**, H. 3, 341. — GARBINI: Un caso di sifilide contratta nel periodo iniziale della paralisi progressiva. Riv. sper. Freniatr. **29**, 354 (1903). — GAUCHER et MERLE: Constation du treponema pallidum dans le liquide céphalorachidien au cours de la syphilis acquise des centres nerveux.

C. r. Acad. Sci. Paris **148**, 862 (1909). — GAUDUCHEAU, A.: Conséquences de l'hygiène sexuelle. Rev. Hyg. **48**, 81. — GEBER, H. und L. BENEDEK: Vorkommen von lebenden Spirochäten bei Paralysis progressiva. Wien. klin. Wschr. Nr 26, 1624. — GEBER, H., L. BENEDEK und K. TATAR: Vorkommen von Spirochäten bei Dementia paralytica progressiva. Wien. klin. Wschr. Nr 26, 1491. — GELLHORN: Siehe LAEHR. — GENNERICH, W.: (a) Die Ursachen von Tabes und Paralyse. Mschr. Psychiatr. **38**, 391. (b) Die Syphilis des Zentralnervensystems. 2. Aufl. Berlin: Jul. Springer 1922. — GEORGI, F.: Zur Bedeutung des Organantikörpernachweises für Theorie und Praxis der metasyphilitischen Erkrankungen. 3. Jverslg südostdtsch. Psychiater u. Neur. 25./26. Febr. 1928 Breslau. Arch. Psychiatr. **84**, H. 3, 523 (1928). — GERŠKOVIČ, L.: (a) Vorkommen der Spirochaeta pallida bei Tabes. Sovrem. Psichonevr. (russ.) **3**, Nr 6, 478 (1926). (b) Spirochaeta pallida in den Lymphdrüsen bei Tabes. Sovrem. Psichonevr. (russ.) **5**, Nr 9, 117 (1927). (c) Spirochaeta pallida im Gelenkerguß bei Tabes. Sovrem. Psichonevr. (russ.) **5**, Nr 9, 114 (1927). — GIANELLI, A.: (a) La „Spirochaeta pallida" nel sistema nervosa centrale di feto a termine di una demente paralitica. Policlinico sec. prat. **1917**. (b) Un caso di „tabes dorsalis" con manifestazioni sifilitiche (gomme) e con reperto della spirochaeta pallida nel tessuto callosi circostante all' ulcera perforante. Policlinico sec. med. **1919**, 1. — GIANNULI, F.: Über die Pathogenese der diffusen Hirnsklerose (STRÜMPELLsche Krankheit). Dtsch. Z. Nervenheilk. **71**, 306 (1921). — GLÜCK: Über das Alter, den Ursprung und die Benennung der Syphilis in Bosnien und der Herzegowina. Arch. f. Dermat. **21**, 347. — GOUGEROT, JEAN MEYER et ROBERT WEILL-SPIRE: Fréquences des psychopathies simulant la paralysie générale chez les tabétiques. Bull. Soc. franç. Dermat. **32**, Nr 7, 317. — GOZZANO, M.: Sui rapporti fra constituzione morfologica e forma clinica nella paralisi progressiva. Riv. sperim. Freniatr. Arch. ital. Mal. nerv. e ment. **51**, H. 1/2, 93 (1927). — GRABOW, C. und F. PLAUT: Experimentelle Untersuchungen zur Frage der Antikörperbildung im Liquorraum. Z. Immun.-forschung **54**, H. 3/4 (1928). — GRAETZ, F. und E. DELBANCO: Weitere Beiträge zum Studium der Histopathologie der experimentellen Kaninchensyphilis. Dermat. Wschr. **58**, Erg.-H. (1914). — GRANT, A. R. und H. T. KIRKLAND: Spirochaetes in the brain in general paralysis. J. ment. Sci. **73**, Nr 303, 595 (1927). — GRAVES, WILLIAM W.: (a) Can rabbits be infected with syphilis directly from the bloods of general paretics? J. amer. med. Assoc. **1913**, Nr 17, 1504. (b) Observations on the recognition of the virus during the later periods of syphilis: Two successful inoculations of rabbits directly from the blood of general paretics. Med. J. **20**, Nr 6 (1913). — GRIMALDI, L.: (a) Spirocheta pallida e paralisi progressiva. Ann. Neur. **39**, H. 1, 22 (1922). (b) Spirocheta pallida e paralisi progressiva. Ann. Neur. **39**, H. 1 (1922). — GRÜNBERG: Demonstration mikroskopischer Präparate von Spirochätenbefunden in Schnitten durch das Felsenbein. 20. Verslg dtsch. otol. Ges. Münch. med. Wschr. **1911**, Nr 29, 1598. — GRÜNDLER, W.: Konstitutionsuntersuchungen an Paralytischen. Mtschr. Psychiatr. **61**, H. 5, 283 (1926). — GRÜTZ, O.: Beiträge zur Reinkultur der Spirochaeta pallida. Arch. f. Dermat. **147**, 337. — GUREWITSCH, M.: Beiträge zum Hirnluesproblem. I.—III. Mitt. Z. Neur. **116**, 214 (1928.) — GUISLAIN: Klinische Vorträge übersetzt von LAEHR. 1854.

HALL, H. C.: Über das Vorkommen von Spirochäten bei der Dementia paralytica. Hosp.tid. (dän.) **1919**, Nr 24. — HASHIMOTO, T.: Experimentelle Versuche über die Superinfektion der Syphilis am Menschen. Japan. J. Dermat. **25**, Nr 6, 81 (1925). — HAUPTMANN, A.: (a) Über herdartige Spirochätenverteilung in der Hirnrinde bei Paralyse. Mschr. Psychiatr. **45** (1919). (b) Spirochäten und Hirnrindengefäße bei Paralyse. Z. Neur. **57** (1920). (c) Neue Spirochätenforschungen bei Paralyse. Z. ärztl. Fortbildg **1919**, Nr 22. (d) Klinik und Pathogenese der Paralyse im Lichte der Spirochätenforschung. Z. Neur. **70**, 254 (1921). (e) Der „Weg über den Liquor". Ein neuer Zugang zum Verständnis der Pathogenese toxischer Cerebrospinalerkrankungen. Klin. Wschr. **4**, Nr 27, 1297. (f) Der „Weg über den Liquor". 1. Teil. Ausbau und Verteidigung meiner Metaluestheorie. Z. Neur. **102**, H. 3/4 (1926). Vgl. dazu das Ref. v. JAHNEL, Zbl. Neur. **102**, H. 3/4, 325 (1926). — HEDRÉN, G.: Untersuchungen über Spirochaeta pallida bei kongenitaler Syphilis. Zbl. Bakter. I Orig, **46**, 232—247 (1908). Jena. — HEIBERG, P.: Die Zahl der Syphilisfälle in Kopenhagen und die Zahl der an progressiver Paralyse im St. Hans-Hospital Gestorbenen. Zbl. Nervenheilk. **30**; N. F., **18**, 126. — HEIM, G.: Spielarten des Syphiliserregers. Dermat. Zbl. **16**, 265 (1913). — HELL, F.: Reinduratio, Reinfectio, Superinfectio und schankriforme Papeln bei Lues. Arch. f. Dermat. **124**, 443. — HELLER, J.: Ein Beitrag zur Häufigkeit der progressiven Paralyse in einem engumgrenzten Personenkreis. Neur. Zbl. **40**, Erg.-Bd. 106 (1921). — HENDERSON: Cerebral syphilis. Amer. J. insanity **70**. — HENSGE: Die Paralysefrequenz der städt. Nervenheilanstalt Chemnitz von 1905—1922. Psychiatr.-neur. Wschr. **25**, 281. — HERMANS, E. H.: Die Syphilis in Niederländisch-Ostindien. Arch. Schiffs- u. Tropenhyg. **31**, H. 1, 2 (1927). — HERMEL, H.: Über Spirochätenbefunde bei atypischer Paralyse. Z. Neur. **73** 419 (1921). — HERRSCHMANN: (a) Über eine direkt nekrotisierende Form der Hirnsyphilis. Z. Neur. **55**. (b) Die Paralysefrequenz in Wien 1902—1923. Wien. klin. Wschr. Nr 37, 277. — HILDEBRAND, PH.: Syphilis im frühen Mittelalter. Münch. med.

Wschr. **1925**, Nr 11. — HIRSCHL-MARBURG: Syphilis des Nervensystems. Handbuch d. Geschlechtskrankheiten, herausgeg. v. FINGER **3 II** (1916). — HOCHE, A.: (a) Über die Tragweite der Spirochätenbefunde bei progressiver Paralyse. Med. Klin. **9**, 1065. (b) Dementia paralytica. ASCHAFFENBURGS Handbuch d. Psychiatr. Leipzig-Wien: Deuticke 1912. (c) Wandlungen der wissenschaftlichen Denkformen. Münch. med. Wschr. **73**, Nr 32, 1307 (1926). — HOFF, H. und E. POLLAK: (a) Experimentelle Studien zum Metaluesproblem. Progressive Paralyse. Z. Neur. **96**, 51 (1925). (b) Zur Frage der „Paralyseencephalitis" beim Kaninchen nach subduraler Injektion von Paralytikerliquor. Klin. Wschr. **5**, Nr 27, 1 (1926). HOFF, H. und F. SILBERSTEIN: Experimentelle Untersuchungen über den Wirkungsmechanismus der Malariatherapie. Z. exper. Med. **48**, 6. — HOFFMANN, E.: Mitteilungen und Demonstrationen über experimentelle Syphilis, Spirochaeta pallida und andere Spirochätenarten. Dermat. Z. **1906**, 561. (b) Über den Nachweis von Syphilisspirochäten in der Hirnrinde bei Dementia paralytica durch H. NOGUCHI. Dtsch. med. Wschr. **1913**, Nr 11. (c) Über eine nach innen gerichtete Schutzfunktion der Haut (Esophylaxie) nebst Bemerkungen über die Entstehung der Paralyse. Dtsch. med. Wschr. **1919**, Nr 45, 1233. (d) Über Syphilisinfektion mit Leichenmaterial und eventuelles Schmarotzertum der Spirochaeta pallida. Münch. med. Wschr. **1926**, Nr 5. (e) Über Leicheninfektion mit Syphilis und die Bedeutung der Spirochätenuntersuchung für ihre Erkennung. Wien. med. Wschr. **1926**, Nr 30, 903. (f) Diskussionsbemerkung zu dem Vortrag von STERN über: Die Frage der Infektionsmöglichkeit durch Paralytiker. Arch. f. Dermat. **138**, 212 (1922). — HOFFMANN, W. H.: Die Immunität bei Spirochätenkrankheiten (span.). Reimproso de Sanidad y Beneficencia. Bol. Oficial. Edit. Mensual. **27** (1922). — HOLZINGER, F.: Lues, Paralyse, Tabes. Bemerkungen zu der Arbeit von WILMANNS in **4**, H. 23/24 dieser Wschr.; Klin. Wschr. **4**, Nr 41, 1966. — HÜBNER, A. H.: (a) Über kongenitale Lues. Arch. f. Psychiatr. **57**, H. 1. (b) Paralyse- und Syphilisfragen vor Gericht. Sitzg d. psychiatr. Vereins d. Rheinprovinz v. 24. Juni 1922. Zbl. Neur. **30**, 114. — HULDSCHINSKY, K.: Die ethnographische und historische Ähnlichkeit zwischen der Verbreitung der Paralyse und der Rachitis. Z. physik. Ther. **34**, H. 1, 9 (1927). — HUSLER, I.: Über „Lues nervosa" und über idio- und parakinetische Syphiliswirkungen in der Descendenz (Kritik und Familienuntersuchungen). Z. Kinderheilk. **37**, H. 4/5, 200.

IDELSOHN: Über das Blut und dessen bactericides Verhalten gegen Staphylococcus pyogenes aureus bei progressiver Paralyse. Arch. f. Psychiatr. **31**, 690. JOLLY: Bemerkungen zu IDELSOHNS Arbeit. Ebenda. — IGERSHEIMER, J.: (a) Spirochätenbefunde an der Sehbahn bei Paralyse. Dtsch. med. Wschr. **1921**, Nr 26. (b) Über die periphere Sehbahn bei Tabes und Paralyse. Bericht über d. **44**. Zusammenk. dtsch. ophthalm. Ges. Heidelberg 1924. (c) Untersuchungen über den Opticusprozeß bei Tabes und Paralyse. Bericht über die 45. Zusammenk. dtsch. ophthalm. Ges. Heidelberg **1925**, 5 (1927). (d) Über den Opticusprozeß bei Tabes und Paralyse. Dtsch. med. Wschr. **52**, Nr 23, 943 (1926). — IKEGAMI, Y.: Spirochaetes in spinal fluid of syphilitics. Acta Dermat. (jap.) Ref. J. amer. med. Assoc. **88**, Nr 13, 1038. (b) Is it possible to find spirochetes pallida in the spinal fluid of syphilitics. Japan. J. Dermat. **26**, Nr 5/6, 34 (1926). (c) Studien über die bactericide Wirkung der Cerebrospinalflüssigkeit. Z. Immun.forschg **46**, 522. — ILBERG, G.: Aus der Geschichte der Pocken und der Impfung. Allg. Z. Psychiatr. **83**, 55. — ILLERT, E.: (a) Beitrag zur Serodiagnostik der experimentellen Kaninchensyphilis. Klin. Wschr. **2**, Nr 25. (b) Experimenteller Beitrag zur Frage der Antikörperbildung im Kaninchenliquor und suboccipitaler Einverleibung von Antigenen. Z. Hyg. **108**, H. 1, 90 (1927). — ILLERT, E. und F. JAHNEL: Über Liquorbefunde bei spontaner Kaninchenencephalitis. Klin. Wschr. **3**, Nr 18. — MC INTOSH, FILDES, HEAD and FEARNSIDES: Parasyphilis of the nervous system. Brain **36**, Part. 1, 1 (1913).

JACOBSOHN, H.: Über die Blutgruppenzugehörigkeit der Paralytiker. Z. Neur. **105**, 810 (1926). — JADASSOHN: Syphilisrückgang und Salvarsan. Klin. Wschr. **5**, Nr 48, 2248 (1926). — JAHNEL, F.: (a) Studien über die progressive Paralyse. I. Arch. f. Psychiatr. **56**, H. 2. (b) Studien über die progressive Paralyse. II. Arch. f. Psychiatr. **57**, H. 2. (c) Studien über die progressive Paralyse. III. Arch. f. Psychiatr. **57**, H. 3. (d) Über die Lokalisation der Spirochäten im Gehirn bei progressiver Paralyse. Neur. Zbl. **1917**, Nr 10. (e) Über das Vorkommen von Spirochäten im Kleinhirn bei der progressiven Paralye. Z. Neur. **36**, H. 3/4. (f) Über Spirochätenbefunde in den Stammganglien bei Paralyse. Mschr. Psychiatr. **42**, H. 1 (1917). (g) Paralyse und Tabes im Lichte der modernen Syphilisforschung. Z. ärztl. Fortbildg **1917**, Nr 14. (h) Über die Spirochaeta pallida bei der progressiven Paralyse. Dermat. Z. **24**, H. 10 (1917). (i) Über einige Beziehungen der Spirochäten zu dem paralytischen Krankheitsvorgang. Z. Neur. **42**, H. 1/2. (k) Über das Vorkommen von Spirochäten in den perivasculären Räumen der weißen Substanz bei der Paralyse. Mschr. Psychiatr. **45**, H. 1. (l) Über einige neuere Ergebnisse von Spirochätenuntersuchungen bei der progressiven Paralyse. Allg. Z. Psychiatr. **75**. (m) Die Spirochäten im Zentralnervensystem bei Paralyse. Z. Neur. **73**, 310 (1921). (n) Ein Verfahren zur elektiven Spirochätendarstellung des Zentralnervensystems. Dtsch. med. Wschr. **1920**, Nr 29.

(o) Einiges über die Prinzipien und neuere Methoden des Spirochätennachweises im Gewebe mit besonderer Berücksichtigung des Zentralnervensystems. Münch. med. Wschr. **1920**, Nr 32. (p) Weitere Erfahrungen über Spirochätenfärbungen im Nervengewebe. Münch. med. Wschr. **1920**, Nr 44. (q) Über die Färbung der Spirochäten im Nervensystem (span.). Riv. méd. de Hamburgo. **1920**, Nr 9. (r) Über das Vorkommen von Spirochäten in der Aorta bei progressiver Paralyse. Z. Neur. **60**. (s) Die Lehre von der Lues nervosa. Arch. f. Dermat. **135**, 232 (1921). (t) Das Problem der progressiven Paralyse. Z. Neur. **76**, H. 1/2. (u) Beobachtungen an Paralysespirochäten. Vortr. a. d. 44. Wandervers. südwdtsch. Neurol. u. Irrenärzte in Baden-Baden. Mai 1917. Ref. Z. Neur. **19**, 193. (v) Zur Paralysefrage. Verein dtsch. Ärzte in Prag, Sitzg v. 18. Jan. 1924. Zbl. Neur. **37**, 388. (w) Über die Möglichkeiten und Wege der therapeutischen Beeinflussung von Paralyse und Tabes. Z. Neur. **101** (1926). (x) Paralytikerorganismus und Spirochäte. Vers. d. bayer. Psychiater München, Sitzg v. 25. und 26. Juli 1925. Zbl. Neur. **42**, 99. (y) Die kongenitale Syphilis und ihre Beziehungen zu Nerven- und Geisteskrankheiten. Klin. Wschr. **6**, Nr 19 (1927). (z) Über das Vorkommen der Spirochaeta Duttoni im Hirngewebe des Menschen (Paralytikers) während der Recurrensinfektion. Münch. med. Wschr. **1926**, Nr 48. (aa) Über die Möglichkeit von Syphilisübertragung durch Paralytiker und Tabiker. Wien. klin. Wschr. **1928**, Nr 28. — JAHNEL, F. und E. ILLERT: Kritische Untersuchungen zur Ätiologie der epidemischen Encephalitis. Klin. Wschr. **2**, Nr 37—38. — JAHNEL, F. und J. LANGE: (a) Ein Beitrag zu den Beziehungen zwischen Frambösie und Syphilis: Die Frambösieimmunität von Paralytikern. Münch. med. Wschr. **1925**, Nr 55, 1452. (b) Zur Kenntnis der Frambösieimmunität der Paralytiker. Klin. Wschr. **5**, Nr 45 (1926). (c) Frambösie, Syphilis, Paralyse. Z. Neur. **106**, 416 (1926). (d) Ein weiterer Beitrag zur Frage der Immunitätsbeziehungen zwischen Frambösie und Syphilis: Eine gelungene Übertragung von Frambösie aus Sumatra auf einen Fall von progressiver Paralyse. Münch. med. Wschr. **1927**, Nr 35, 1487. (e) Zur Syphilisimmunität der Paralytiker. Münch. med. Wschr. **1926**, Nr 45, 1875. — JAHRREISS, W.: Die Paralysebewegung an der psychiatrischen und Nervenklinik der Universität Leipzig in den Jahren 1905—1922. Zugleich ein Beitrag zur Frage nach der prophylaktischen Wirkung des Salvarsans. Z. Neur. **89**, H. 4/5 (1924). — JAKOB, A.: (a) Über das Wesen der progressiven Paralyse. Dtsch. med. Wschr. **1919**, Nr 43. (b) Über Entzündungsherde und miliare Gummen im Großhirn bei Paralyse (mit besonderer Berücksichtigung der Entzündungserscheinungen bei den Anfallsparalysen). Z. Neur. **52** (1919). (c) Einige Bemerkungen zur Histopathologie der Paralyse und Tabes mit besonderer Berücksichtigung des Spirochätenbefundes. Arch. f. Psychiatr. **65**, H. 1/3 (1922). (d) Über den Befund von miliaren Gummen bei der Paralyse. Z. Neur. **102**, H. 1/2 (1926). (e) Über atypische Paralyse und Malariatherapie. Ges. d. Neurol. u. Psychiater Groß-Hamburgs. Sitzg v. 24. Februar 1928. (f) Zum Problem der malariabehandelten Paralyse. Wien. klin. Wschr. **1928**, Nr 28, 997. — JAKOB, A. und W. WEYGANDT: Mitteilungen über experimentelle Syphilis des Nervensystems. Münch. med. Wschr. **1913**, Nr 37. — JAKOB, CHR.: Estudios anátomo é histopatológicos sobre las afecciones sifiliticas del cerebro. An. de la administracion sanitaria y asistencia publica **1909**. — JEANSELME, E., E. SCHULEMANN et R. MARTINI: Recherches sur la présence des tréponèmes dans le liquide céphalo-rachidien des syphilitiques. Presse méd. **33**, Nr 62, 1041 (1925). — JOERS: Spirochätenbefunde im Liquor bei Lues. Dermat. Wschr. **71**, 966 (1920). — JUNIUS und ARNDT: Beitrag zur Statistik, Ätiologie, Symptomatologie und pathologischen Anatomie der progressiven Paralyse. Arch. f. Psychiatr. **44**, 249, 493, 971 (1908).

KAFKA, V.: Über die Bedeutung der Hämolysinreaktion für die Pathogenese der Parylyse. Med. Klin. **1924**, Nr 14. — KAIRIUKSTIS, JONAS: Zum Paralyseproblem. Allg. Z. Psychiatr. 88, H. 4/7, 211. — KANNER, L.: The racial prospect of general paralysis. Amer. J. Syph. **11**, Nr 1, 23 (1927); Z. Neur. **108**, H. 5 (1927). — KAUFMANN-WOLF: Sind Tabiker und Parylytiker noch infektiös? Dermat. Z. **24**, H. 7 (1917). — KEHRER und STRUZINA: Über die Häufigkeit der Lues cerebrospinalis und der metaluetischen Erkrankungen vor, während und nach dem Kriege. Arch. f. Psychiatr. **70**, 256. — KEMP, J. E. and A. M. CHESNEY: Report of the recovery of T. pallidum from the spinal fluid of a patient with syphilitic meningitis of the neuro-recurrens type. Bull. Hopkins Hosp. **36**, Nr 3 (1925). KERIM, F.: Die Paralyse und die prophylaktische Rolle der Malaria bei syphilitischen Erkrankungen des Nervensystems in der Türkei. Wien. klin. Wschr. **39**, Nr 30, 915 (1926). KIENDL: Seltene Kombination von luetischer Erkrankung des Zentralnervensytems und tertiärer Knochensyphilis. Münch. dermat. Ges., Sitzg v. 22. April 1921. — KIERNAN: zit. bei GARBINI. — KIRCHHOFF: (a) Ist die Paralyse eine moderne Krankheit? Allg. Z. Psychiatr. **68**, 124. (b) Ist die Paralyse eine moderne Krankheit? Nachtrag. Allg. Z. Psychiatr. **68**, 410. — KIRSCHBAUM, W.: (a) Über Malaria- und Recurrensfieberbehandlung bei progressiver Paralyse. Vergleichende Untersuchungen über die Häufigkeit der Remissionen. Z. Neur. **75**, H. 3/5 (1922). (b) Zur Histopathologie der mit Malaria behandelten progressiven Paralyse. Arch. f. Psychiatr. **73**, H. 2/4 (1925). (c) Tertiär-luische Erscheinungen bei progressiver Paralyse besonders nach Malariabehandlung. Dtsch. Z. Nervenheilk.

96, 61 (1927). — KLARFELD, B.: (a) Zur Frage nach der Pathogenese der Paralyse. Z. Neur. 75, 95 (1922). (b) Die Anatomie der Psychosen. Lehrbuch d. Geisteskrankheiten von O. BUMKE. 2. Aufl. München 1924. — KLAUDER, J. V. and H. C. SOLOMON: Juvenile paresis. With a presentation of twenty-three cases. Amer. J. med. Sci. Oktober 1923, Nr 4, 545. — KNORRE: Syphilitische Lähmungen. Dtsch. Klin. 1849, 69. — KOLB: (a) Nil nocere! Allg. Z. Psychiatr. 83, 68. (b) Eine vergleichende internationale Paralysestatistik. Z. Neur. 96, 1 (1925). (c) Eine vergleichende internationale Paralysestatistik. 2. Vorläufige Schlüsse aus der provisorischen Paralysestatistik. Z. Neur. 96, H. 1/3, 74 (1925). — KOLLE, W.: (a) Experimentelle Studien über Syphilis- und Recurrensspirochäten. Dtsch. med. Wschr. 1926, Nr 1. (b) Die Bedeutung der experimentellen symptomlosen Syphilisinfektion für die Erforschung der Lues-Epidemiologie und -Pathologie. Zbl. Bakter. I, Orig. 106 (1928). KOLLE, W. und E. EVERS: (a) Experimentelle Untersuchungen über Syphilis und Recurrensspirochäten. III. Experimentelles über Syphilisinfektion ohne Symptome. Dtsch. med. Wschr. 1926, Nr 14, 557. (b) Experimentelle Untersuchungen über Syphilis und Recurrensspirochätose. Dtsch. med. Wschr. 1926, Nr 14. — KOLLE, W. und LAUBENHEIMER: Zur Frage des Rückganges der Syphilis und der Änderung ihres Charakters. Dtsch. med. Wschr. 53, Nr 1, 3 (1927). — KOLLE, W. und R. PRIGGE: Experimentelle Studien mit Syphilis und Recurrensspirochätose. VI. Untersuchungen zur Frage der aktiven Immunität und Infektionsimmunität bei Syphilis. Dtsch. med. Wschr. 1927, Nr 36. — KOLLE, W. und SCHLOSSBERGER: (a) Experimentelle Studien über Syphilis und Recurrensspirochätose. V. Über symptomlose Infektion von Mäusen und Ratten, sowie symptomlose Superinfektionen syphilitischer Kaninchen mit Spirochaeta pallida. Dtsch. med. Wschr. 1926, Nr 30. (b) Die Persistenz der Syphilisspirochäte in Mäusen während langer Zeiträume. Dtsch. med. Wschr. 1928, Nr 4. — KOLMER, J. A.: Immunity in syphilis with special reference to congenital or prenatal syphilis. Arch. of Pediatr. März 1920. — KOLMER, MATSUNAMI und BROADWELL: Der Einfluß von Jodkalium auf die Luetinreaktion. J. amer. med. Assoc. 2. Sept. 1916. — KRAFFT-EBING: (a) Die Ätiologie der progressiven Paralyse. Vortr. internat. med. Kongreß Moskau 1897. (b) Die progressive allgemeine Paralyse. 2. Aufl., herausgeg. v. H. OBERSTEINER. Wien und Leipzig 1908. (c) Zur Geschichte und Literatur der Dementia paralytica. Allg. Z. Psychiatr. 23, 627 (1866). (d) Zur Kenntnis des paralytischen Irreseins beim weiblichen Geschlecht. Arch. f. Psyhiatr. 7. — KRAEPELIN, E.: (a) The problems presented by general paresis. J. nerv. Dis. 63, Nr 3, 209 (1926). (b) Bemerkung zu vorstehender Annahme des Dr. DARASKIEWICZ. Allg. Z. Psychiatr. 83, 73. — KRAEPELIN, E. und J. LANGE: Psychiatrie. 9. Aufl. 2 I (1927). — KRAUS, A.: Lues gummosa penis und Tabes dorsalis. Dtsch. dermat. Ges. i. d. tschechoslow. Rep. Sitzg 24. Jan. 1926. Zbl. Hautkrankh. Nr 19, 606. — KRAUS, R.: zit. nach NEISSER. — KREBSBACH, E.: Über Spirochätenbefunde im Kleinhirn bei progressiver Paralyse. Inaug.-Diss. Freiburg i. B. 1919. — KRON, H.: Tabesfragen. Mschr. Psychiatr. 24, 477 (1908). — KUDICKE, A., A. FELDT und W. A. COLLIER: Untersuchungen über die Spirochäten aus Blut und Liquor von Recurrenskranken und über die Heilungsvorgänge beim Recurrens. Z. Hyg. 102, H. 1/2. — KUFS, H.: Beiträge zur atypischen Paralyse — disseminierte Meningoencephalitis mit laminärer Rindenerweichung bei Paralyse, Pleuritis gummosa bei Paralyse, altes Hirngumma bei frischer Paralyse — und zur Endarteriitis syphilitica der kleinen Rindengefäße. Z. Neur. 106, H. 4/5, 518 (1926). — KYRLE, J.: Lues gummosa und Liquorveränderungen. Arch. f. Dermat. 131, 69.

LACAPÈRE, G.: (a) La syphilis chez les indigènes de l'afrique du nord. Ann. Malad. vénér. 17, 321. (b) La question de la dualité des virus syphilitiques et les causes d'orientation de la syphilis. Rev. franç. Dermat. 1, Nr 2, 112 (1925). — LAEHR, H.: Nekrolog auf v. GELLHORN. Allg. Z. Psychiatr. 39 (1883). — LAFORA, G. R.: Neue experimentelle Untersuchungen über die neurotrope Lues und das Problem der Paralyse (span.). Arch. de Neurobiol. 4, Nr 1, 54 (1924). — LAMBKIN, F. J.: Syphilis in the Uganda Protectorate. J. of roy. Army med. Corps XI, 1908, Nr 2, 149. Ref. Arch. Schiffs- u. Tropenhyg. 13, 746 (1909). — LANDSTEINER, R.: Immunität und Serodiagnostik bei menschlicher Syphilis. Zbl. Bakter. I 41, 785 (1908). Ref. — LANGER: Die Häufigkeit der luetischen Organveränderungen, insbesondere der Aortitis luetica. Münch. med. Wschr. 1926, Nr 43, 1782. — LAUTER, F. W.: Die Beeinflussung der Inkubationszeit von Paralyse, Tabes und Lues cerebri durch die Behandlung der frischen Lues und andere Faktoren. Dtsch. Z. Nervenheilk. 82, H. 5/6. — O'LEARY, P. A.: Syphilis of the central nervous and cardiovascular systems in husband and wife. Med. Clin. N. Amer. 11, 1643 (1928). — LEMAY, P. et L. JALOUSTRE: Fixation du bismuth par le cerveau. C. r. Soc. Biol. 88, Nr 7, 474. — LENZMANN: Das Problem der Metalues. Ein Beitrag zur Frage des Wesens der Paralyse und Tabes. Kleine klin. Bücherei Leipzig: Repertorienverlag 1921. — LESSER, FR.: (a) Zur allgemeinen Pathologie der Syphilis und der sogenannten parasyphilitischen Erkrankungen. Dermat. Z. 11, H. 9, 619 (Septemb. 1904). (b) Zur quartären Syphilis des Zentralnervensystems. Med. Klin. 1921, Nr 25, 750. — LEVADITI, C.: Présence du tréponème dans le sang des paralytiques généraux. C. r. Acad. Sci. 157, 864. — LEVADITI et MARIE: (a) L'action du liquide céphalo-rachidien des paralytiques généraux sur le virus syphilitique. C. r. Soc. Biol. **1907**, 872. (b) Etude sur le tréponème de la paralysie générale. Ann. Inst. Pasteur **33**, Nr 11 (Novbr. 1919). (c) Pluralités des Virus syphilitiques. Ann. Inst. Pasteur Paris **1923**. — LEVADITI, C., A. MARIE et BANKOWSKI: (a) Présence de tréponèmes pâles de SCHAUDINN dans le cerveau des paralytiques généraux. Bull. Soc. franç. Dermat. **24**, 257. (b) Le tréponème dans le cerveau des paralytiques généraux. Ann. Inst. Pasteur **27**, 577. 1913. — LEVADITI, C., A. MARIE et S. NICOLAU: Virulence par l'homme du spirochete de la spirillose spontanée du lapin. C. r. Acad. Sci. **172**, Nr 24, 1542. — LEVADITI, C., S. NICOLAU et Mll. R. SCHOEN: L'étiologie de l'encéphalite epizootique du lapin, dans ses rapports avec l'étude expérimentale de l'encéphalite léthargique. Ann. Inst. Pasteur **38**, Nr 8 (1924). — LEVADITI, C. et J. ROCHÉ: La syphilis. Paris 1909. — LEVADITI, C., R. SCHOEN et M. v. SANCHIS-BAYARRI: Le virus syphilitique comporte-t-il un cycle évolutif dont le tréponèma pallidum n'est qu'une des phases connues? Ann. Inst. Pasteur **42**, Nr 5, 475 (Mai 1928). (b) Le cycle évolutif du „Treponema pallidum". Bull. Acad. Méd. **98**, 149 (1927). — LEWIN, E. M.: Zur Frage des neurotropen syphilitischen Virus. Dermat. Wschr. **85**, 1419 (1927). — LÖWENBERG, K.: (a) Über die Syphilis des Zentralnervensystems und der Aorta. Klin. Wschr. **3**, Nr 13, 531. (b) Über miliare Nekrosen bei Hirnsyphilis. Z. Neur. **107**, H. 5, 699 (1927). — LUNIER: Recherches sur la paralysie générale. Ann. méd. psychol. **1849**.

MACHAERAS, A.: Zur Frage des Rückganges der Syphilis und der Änderung ihres Charakters. Dermat. Wschr. **86**, 605 (1928). — MANOUÉLIAN: Recherches histomicrobiologiques sur la paralysie générale existence du tréponème dans le cystoplasma des cellules nerveuses de l'écorce cérébrale. C. r. Acad. Sci. **1922**, Nr 17. — MARBURG, O.: Infantile und juvenile Paralyse. Wien. klin. Wschr. **1903**, Nr 47; Wien. med. Wschr. **1908**, Nr 12. — MARCHAND, L.: (a) Considérations pathogéniques sur la paralysie générale. Presse méd. **1921**, Nr 70, 695. (b) Le tréponème pâle est-il l'agent de la paralysie générale? Encéphale **16**, Nr 3, 156 (1921). MARGULIS, M. S.: Pathologie und Pathogenese der Neurosyphilis. Dtsch. Z. Nervenheilk. **87**, H. 1/3, 79. — MARIE, A. et KOHEN: La paralysie générale n'est pas encore en diminuation. Bull. Acad. Méd. **91**, 536. — MARIE, A. und C. LEVADITI: Das Treponema der allgemeinen Paralyse. Z. Psychiatr. **71**, 834 (1914). — MARIE, A., C. LEVADITI et J. BANKOWSKI: Présence du tréponema pallidum dans le cerveau des paralytiques généraux. C. r. Soc. Biol. **74**, 794. — MARINESCO, G.: (a) Nature et traitement de la paralysie générale. Neur. Zbl. **33**, Nr 23, 1234 (1914). (b) Beziehungen zwischen der Spirochaeta pallida und der Hirnläsion bei der progressiven Paralyse. Neur. Zbl. **1913**, 1457. (c) Préparation avec spirochètes dans l'écorce d'une paralytique générale. Rev. Neur. **1**, Nr 12 (1913). — MARINESCO et MINEA: (a) Présence du tréponèma pallidum dans un cas de méningitis syphilitique associée à la paralysie générale et dans la paralysie générale. Bull. Acad. Méd. **1912**, Nr 12. (b) Rélation entre les „tréponèma pallida" et les lésions de la paralysie générale. C. r. Soc. Biol. **75**, 231. (c) Présence de tréponèma pâle dans le cerveau des paralytiques généraux. C. r. Soc. Biol. **1913**, Nr 13. (d) Association de méningite syphilitique et de paralysie générale; présence des tréponèmes dans les méninges. C. r. Soc. Biol. **1913**, Nr 12. (e) A propos de la présence du tréponèma pallida dans le cerveau des paralytiques généraux. Rev. Neur. **1913**, Nr 10. (f) Infectiosité du liquide céphalo-rachidien dans la paralysie générale juvénile. C. r. Acad. Sci. **159**, Nr 3. — MARKUS, O.: Über klinische Diagnose und pathologisch-anatomische Befunde bei Paralyse. Arch. f. Psychiatr. **52**, 1116. — MARKUSZEWICZ, R.: Ein Fall von progressiver Paralyse mit einer ungewöhnlichen Reaktion auf die Malariabehandlung. Z. Neur. **99**, H. 1/2, 218. — MATTAUSCHEK, E.: Spirochätenüberimpfung bei metaluetischen Erkrankungen. Med. Klin. **1914**, Nr 10, 871. — MATTAUSCHEK und PILCZ: (a) Beitrag zur Lues- und Paralysefrage. (Erste Mitteilung über 4134 katamnestisch verfolgte Fälle von luetischer Infektion. Z. Neur. 8, 133 (1911/12). (b) Zweite Mitteilung über 4134 katamnestisch verfolgte Fälle von luetischer Infektion. Z. Neur. **15**, 608 (1913). — MATTHES: Statistische Untersuchungen über die Folgen der Lues. Münch. med. Wschr. **1902**. — MATZDORFF und ECKHARDT: Über die Abhängigkeit der Tabes vom Alter und der Behandlung. Z. Neur. **76**, H. 5, 600 (1922). — MEGGENDORFER, F.: (a) Über die Rolle der Erblichkeit bei der Paralyse. Z. Neur. **65**, 18. (b) Über den Ablauf der Paralyse. Z. Neur. **63**, 9 (1921). — MENDEL, E.: Die progressive Paralyse der Irren. Berlin: Aug. Hirschwald 1880. — MENDEL, K. und TOBIAS: Die Syphilisätiologie der Frauentabes. Neur. Zbl. **1911**, Nr. 20. — MESTCHERSKY, G. and S. BOGDANOFF: Experimental study of superinfection in Syphilis. Urologic. Rev. **32**, 230 (1928). — METZGER, E.: Studien über den Verlauf zweier gleichzeitig gesetzten Infektionen (Malaria und Recurrens). Z. Immun.forschg **47** (1926). — MIGNOT, R.: Notes sur le développement physique des paralytiques généraux. Rev. Méd. **29**, 161 (1909). — MILIAN, M.: Unité ou dualité du virus syphilitique. Rev. Neur. **1920**, Nr 7, 649. — MINASSIAN, P.: Coesistenza di lesioni sifilitiche des sistema nervoso, della pelle e della ossa. Giorn. ital. Dermat. **66**, H. 4, 1286 (1925). — MINGAZZINI, G.: Über die Ursachen der Lues und Metalues nervosa praecox. Festschrift für WOLDEMAR BECHTEREW. Leningrad 1926. — MÖBIUS, O. J.:

Progressive Paralyse und berühmte Leute. Psychiatr. neur. Wschr. **6**, 9 (1904/05). — MÖNKEMÖLLER, J.: Zur Geschichte der progressiven Paralyse. Z. Neur. **5**, 515. — MOORE, J. E.: (a) The apparent influence of pregnancy on the incidence of neurosyphilis in women. Arch. internat. Med. **30**, Nr 5, 548. (b) Über das Vorhandensein des Treponema pallidum im Gehirn der progressiven Paralyse. Z. Neur., Orig. **16**, 227. (c) The occurrence of the syphilitic organism in the brain in paresis. J. nerv. Dis. III, **40**, 171. — MOREIRA, J. und VIANNA: Ein Beitrag zum Studium der Dementia paralytica in Rio de Janeiro, insbesondere im National-Krankenhaus für Geisteskranke. Trabalhos do Primeiro Congresso Brasileiro de Neurologia, Psychiatria e Medicina Legal (portug.) (23 a 26 de Agosto de 1916). — MORINI: Ricerce microcopiche e sperimentali sulla presenza della spirochete pallida nei tessuti e nelle secrezioni fisiologiche e patologiche. Modena **1923**. — MOREL-LAVALLÉE, M.: Les déterminations organiques de la syphilis peuvent-elles, dans certain cas tenu à la nature des virus, celui-ci pouvant alors prodruire des localisations analogues chez toute une série d'individus contaminés à la même source. Gaz. Hôp. Paris **65**, 303 (1892). MORSELLI: zit. bei GARBINI. — MOTAIS, F.: Le tabes en Cochinchine. Bull. Soc. Path. **19**, Nr 2, 81 (1926).

NÄCKE, P.: Über einige makroskopische Gehirnbefunde bei männlichen Paralytikern. Z. Psychiatr. **57**, 619 (1900). — NÄGELSBACH: (a) Die Syphilis in Westabessinien. Arch. Schiffs- u. Tropenhyg. **1926**, H. 3. (b) Zur Frage der exotischen Syphilis. Arch. Schiffs- u. Tropenhyg. **31**, H. 4, 179 (1927). — MC NAMARA, W. L.: The noninfectivity of the blood in tertiary syphilis. Amer. J. Syph. **9**, Nr 3, 470 (1925). — NATHAN, E.: (a) Neurorezidive nach Wismutbehandlung. Münch. med. Wschr. **72**, Nr 34, 1420. (b) Syphilitische Reagine im Fruchtwasser. Klin. Wschr. **6**, Nr 1, 21 (1927). — NATHAN, E. und R. WEICHBRODT: Untersuchungen über die Wassermannsche Reaktion bei Paralytikern. Arch. f. Dermat. **135**, 308 (1921). — NEISSER, A.: Bericht über die Erforschung der Syphilis. Arb. ksl. Gesdh.amt **37**. Berlin: Jul. Springer 1911. — NEUBÜRGER, K.: Zentrale Veränderungen beim Kaninchen nach Überimpfung von Paralytikergehirn. Z. Neur. **84**, 146 (1923). — NEUBÜRGER, K. und K. TERPLAN: (a) Über histologische Befunde an inneren Organen bei experimenteller Kaninchensyphilis. Virchows Arch. **247**, 531 (1924). (b) Nachtrag zu der Frage der experimentellen Lues der Kaninchenleber und -niere. Virchows Arch. **253**, 706. — NEUMANN, H.: Lehrb. Psychiatr. 1859. — NICHOLS, H. and W. HOUGH: (a) Positive results following the inoculation of the rabbit with paretic brain substance. J. amer. med. Assoc. **60**, 120. (b) Demonstration of spirochaeta pallida in the cerebrospinal fluid. J. amer. med. Assoc. **60**, Nr 2, 108 (1913). — NISSLE, A.: Theoretische Erwägungen über die Beziehungen zwischen Parasit und Krankheit unter besonderer Berücksichtigung der progressiven Paralyse. Arch. f. Hyg. **93**, 258 (1923). — NOGUCHI, H.: (a) Studien über den Nachweis der Spirochaeta pallida im Zentralnervensystem bei der progressiven Paralyse und bei Tabes dorsalis. Münch. med. Wschr. **60**, 737. (b) Dementia paralytica und Syphilis. Berl. klin. Wschr. **50** (1884). (c) Additional studies on the presence of spirochaeta pallida in general paralysis and tabes dorsalis. J. Cut. Dis. **31**, 543. (d) Der Nachweis von Spirochäten im Gehirn von Paralytikern. Dtsch. med. Wschr. **39**, 1604. (e) The transmission of treponema pallidum from the brains of paretics to the rabbits. J. amer. med. Assoc. **61**, 85. — NOGUCHI and MOORE: A demonstration of treponema pallidum in the brain in cases of general paralysis. J. exper. Med. **17**, 232 (1913). — NONNE: (a) Syphilis und Nervensystem. 5. Aufl. Berlin: S. Karger 1924. (b) Über einen klinisch und anatomisch untersuchten Fall von Meningitis cerebrospinalis acuta syphilitica (mit positivem Spirochätenbefund) im Frühstadium der Lues. Med. Klin. **17**, Nr 50, 1501 (1921). (c) Kritische Überlegungen. Allg, Z. Psychiatr. **83**, 74. — NONNE und PETTE: Kritische Bemerkungen zum Aufsatz von Dr. OTTO NAST „Kurzgefaßte Indikationsstellung für die endolumbale Behandlung der Syphilis aller Stadien". Med. Klin. **1926**, 1520. — NÜRNBERGER: Die Diagnose und Therapie in der Gestationsperiode. Beih. Med. Klin. **1926**, Nr 6.

OBERSTEINER, H.: Siehe KRAFFT-EBING: Die progressive allgemeine Paralyse. — OLIVEIRA, RIBEIRO ALVARO DE: Contribution à l'étude des aortites dans la paralysie générale. Mém. Hosp. Inquery (port.) II **1925**, Nr 2, 237. — OLIVIER: De la paralysie générale sénile. Rev. Psychiatr. **1906**. — OSTERTAG, B.: (a) Über das Minimum des Intervalls frischer luischer Infektion und Ausbruch der Paralyse. Zbl. Neur. **48**, H. 7/8, 492 (1927). (b) Zur Pathogenese und Pathologie der Paralyse. I. Mitt.: Über das Minimum des Intervalls zwischen luetischer Infektion und Ausbruch der Paralyse. Mschr. Psychiatr. **68**, 430 (1928). — OSTMANN: Beobachtungsergebnisse über Frequenz und Verlauf der progressiven Paralyse der Irren. Psychiatr.-neur. Wschr. **27**, Nr 39, 386 (1925).

PACHECO E SILVA, A. C.: (a) Contribution à l'étude du tréponèma pallidum dans l'écorce cérébrale des paralytiques généraux. Mem. Hosp. Inquery (port.) **1**, Nr 1, 201 (1924). (b) Localisation du tréponèma dans le cerveau des paralytiques généraux. Rev. neur. **2**, Nr 6, 558 (1926). (c) Spirochätose der Nervenzentren. Mem. Hosp. Inquery (port.) **1926/27**. — PACHECO E SILVA und CANDIDO DA SILVA: Nachweis des Treponema pallidum im Sehnerv. Mem. Hosp. Inquery (port.) **1926/27**. — PACHECO E SILVA et L. PASSOS: La malariathérapie dans la paralysie générale. Mem. Hosp. Inquery (port.) **1927**, Nr 3/4, 203. — PAROUNAGIAN and MASON: Superinfection in a neurosyphilitic patient. Arch. of Dermat. **12**, Nr 3, 443 (1925). — PASINI, A.: Experimental researches on syphilitic superinfection. Phenomena of immunity in the syphilis. Urologic Rev. **32**, 249 (1928). — PEARCE, L.: (a) Reciprocal influence of concomitant infections: Syphilis and vaccinia. Proc. Soc. exper. Biol. a. Med. **24**, Nr 8, 739 (1927). (b) Reciprocal effects of concomitant infections. I. The influence of vaccina on the reaction to infection with experimental syphilis. J. of exper. Med. **47**, 611 (1928). — PERACCHIA, G. C.: (a) Über die Einheit oder Vielheit des syphilitischen Virus bei der progressiven Paralyse. Arch. f. Psychiatr. **77**, H. 3, 494. (b) Focolai spirochetici e localizzazioni nell' encefalo di paralitici progressivi. Boll. Soc. med. chir. Pavia **36** (1923). — PERKEL, J. und M. ISRAELSON: Die Blutgruppenverteilung bei Kranken an Syphilis des Zentralnervensystems, der inneren Organe und an tertiären Hautsyphiliden. Trudy Odesskogo gosudarstvennogo dermatovenerologičeskogo Inst. im E. S. Glavče (russ.) **1**, Festschr. 1917—1927, 296 (1927). — PERNET: Über die Bedeutung von Erblichkeit und Vorgeschichte für das klinische Bild der progressiven Paralyse. Berlin: S. Karger 1917. PETTE, H.: (a) Über den Einfluß der verschiedenen Formen antiluetischer Behandlung auf das Entstehen der „metaluetischen" Erkrankungen. Dtsch. Z. Nervenheilk. **67**, 151 (1921). (b) Über das Ergebnis cisternaler Verimpfung von Paralytiker- und Tabikerliquor auf Kaninchen. Z. Neur. **108**, H. 4, 532 (1927). (c) Weitere klinische und pathologisch-anatomische Beiträge zum Kapitel der Frühlues des Zentralnervensystems. Z. Neur. **92**, H. 3/4 (1924). — PFAUNDLER: Über die Verbreitung der Lues im Kindesalter. Z. Kinderheilkunde **16**, 64 (1917). — PFEIFFER: Gummata nach Infektionsbehandlung der Paralyse. Psychiatr.-neur. Wschr. **28**, Nr 29, 313 (1926). — PFEIFFER, J. A. F.: A note concerning strains of treponema pallidum obtained from the brains of paretics at autopsy. Soc. exper. Biol. a. Med. **14**, Nr 1 (1916). — PFISTER, M.: (a) Die syphilidogenen Erkrankungen des Nervensystems in China. Z. Neur. **103**, H. 3, 455. (b) Syphilis: Central nervous system and antisyphilitic treatment. China med. J. **39**, Nr 8, 688 (1925). — PICK, PH. J. und BANDLER: Rückblick auf das Schicksal von Syphiliskranken. Arch. f. Dermat. **101** (1910). — PILCZ, A.: (a) Die weiteren Lebensschicksale von Kindern, welche während des Bestehens einer mütterlichen Geistes- oder Nervenkrankheit geboren worden sind. Jb. Psychiatr. **43**, 103. (b) Tabes und Paralysefrage. Wien. med. Wschr. **1925**, Nr 48, 50 u. 51. (c) Die Paralysefrequenz der letzten 20 Jahre in der Wiener Irrenanstalt. Wien. klin. Wschr. **1922**, Nr 29. (d) Über Änderungen des klinischen Bildes der progressiven Paralyse im Laufe der letzten Dezennien. Wien. klin. Wschr. **1908**, Nr 40. (e) Erwiderung auf vorliegenden Aufsatz von AEBLY. Wien. med. Wschr. **1926**, Nr 2. (f) Untersuchungen über die Blutgruppenzugehörigkeit bei Geisteskranken. Jb. Psychiatr. **45**, H. 2, 120. (g) Zur Frage der Blutgruppen und Impfmalaria. Wien. klin. Wschr. **1927**, Nr 20. — PIRILAE, P.: (a) Ein Fall von frühzeitiger progressiver Paralyse. Arb. a. d. Inst. d. Univ. Helsingfors N. F. **3**, 461. (b) Über die frühluetische Erkrankung des Zentralnervensystems. (Drei Fälle mit positivem Spirochätenbefund.) Arb. path. Inst. Univ. Helsingfors **2**, H. 1/2. — PLAUT, F.: (a) Die Wassermannsche Seradiagnostik der Syphilis in ihrer Anwendung auf die Psychiatrie. Jena: Gust. Fischer 1909. (b) Über den gegenwärtigen Stand des serologischen Luesnachweises bei den syphilidogenen Erkrankungen des Zentralnervensystems. Münch. med. Wschr. **1907**, 30. (c) Die Lues-Paralysefrage. Allg. Z. Psychiatr. **66**, 390. (d) Syphilis und Nervensystem. Münch. med. Wschr. **1918**, Nr 45, 1260. (e) Die Behandlung der Lues des Zentralnervensystems. (Unter Ausschluß der symptomatischen Behandlungsmethoden.) Z. Neur. **17**. (f) Nachforschungen über okkulte Syphilis des Nervensystems bei Familienangehörigen von Paralytikern. Ein Beitrag zur Frage der Lues nervosa. Mschr. Psychiatr. **54**, Nr 6, 195. (g) Über eine Methode zur Liquorgewinnung beim lebenden Kaninchen. Z. Neur. **66**, 69 (1921). (h) Mikromethoden für die Untersuchung von Liquor cerebrospinalis und Kammerwasser. Z. Neur. **65**, 373 (1921). (i) Paralysestudien bei Negern und Indianern. Berlin: Jul. Springer 1926. (k) Untersuchungen über Trypanocidie, Phagocytose und aktive Immunisierung bei Paralyse nebst einigen Erwägungen. Z. Neur. **101**. (l) Pockenschutzimpfung als Ursache der Paralyse. Eine neue Irrlehre. Naturwiss. **13**, 996 (1925). (m) Zur Bewertung von Liquorbefunden bei Kaninchen. Entgegnung auf den vorstehenden Aufsatz von HOFF und POLLAK. Klin. Wschr. **5**, Nr 27 (1926). (n) Zur Frage der „Paralyse-Encephalitis" beim Kaninchen nach subduraler Injektion von Paralytikerliquor. Klin. Wschr. **5**, Nr 16, 711 (1926). (o) Untersuchungen über die Sonderstellung des Nervensystems zur Spirochäteninfektion. Recurrensinfektion des Nervensystems bei dem als recurrensimmun geltenden Kaninchen. Münch. med. Wschr. **1926**, Nr 38, 1552. (p) Das Nervensystem als Bildungsstätte für Antikörper bei Recurrens. Wien. klin. Wschr. **41**, Nr 28 (1928). — PLAUT, F. und G. EHRISMANN: Die Serodiagnostik im Dienste der Syphilis- und Paralysestatistik. Z. Neur. **106**, 1. — PLAUT, F. und GÖRING: Untersuchungen an Kindern und Ehegatten von Paralytikern. Münch. med. Wschr. **1911**, Nr 37, 1959. — PLAUT, F. und F. JAHNEL: (a) Schutzpockenimpfung, Syphilisverlauf und Paralyse im Lichte tierexperimenteller Untersuchungen. Münch. med. Wschr. **1926**, Nr 13, 515. (b) Die progressive Paralyse eine Folge der Schutzpockenimpfung? Münch. med. Wschr. **1926**, Nr 10, 396. — PLAUT, F. und P. MULZER: (a) Über Liquorbefunde bei normalen und syphilitischen Kaninchen. Münch. med. Wschr. **1921**, Nr 27, 833. (b) Über Liquorbefunde bei normalen und syphilitischen Kaninchen (II. Mitt.). Münch. med. Wschr. **38**, 1211. (1921). (c) Die Liquordiagnostik im Dienste der experimentellen Kaninchensyphilis. Münch. med. Wschr. **14**, 496 (1922). (d) Über die Wirkung verschiedener Spirochätenstämme auf Liquor und Nervengewebe von Kaninchen, insbesondere nach Überimpfung von Hirnrinde menschlicher Paralytiker. Münch. med. Wschr. **1922**, Nr 52, 1779. (e) Über die Wirkung ungenügender Salvarsanbehandlung bei experimenteller Kaninchensyphilis. Münch. med. Wschr. **1923**, Nr 20, 623. (f) Untersuchungen über die Ursache der negativen Wa.R. des Kaninchenliquors. Münch. med. Wschr. **1923**, Nr 24, 762. (g) Der tierexperimentelle Nachweis der Syphilisspirochäten im Nervensystem bei Encephalitis syphilitischer Kaninchen. Münch. med. Wschr. **1924**, Nr 1, 9. — PLAUT, F., P. MULZER und K. NEUBÜRGER: (a) Zur Ätiologie der entzündlichen Erkrankungen des Nervensystems bei syphilitischen Kaninchen. Münch. med. Wschr. **47**, 1401 (1923). (b) Über einige anatomische Veränderungen bei experimenteller Kaninchensyphilis. Münch. med. Wschr. **1922**, 498. Nr 14. (c) Über die Frage der Impfencephalitis des Kaninchens und ihrer Beziehungen zur Syphilis. Münch. med. Wschr. **71**, Nr 51, 1781 (1924). — PLAUT, F. und G. STEINER: (a) Recurrensinfektionen bei Paralytikern. Z. Neur. **53** (1919). (b) Über das Auftreten von Spirosomen und entzündlichen Veränderungen im Liquor bei Recurrenskranken. Arch. Schiffs- u. Tropenhyg. **24** (1920). — PÖHLMANN: Superinfektion bei Tabes dorsalis. Münch. med. Wschr. **1914**, Nr 45. — PÖTZL, O.: Über die modernen unspezifischen Methoden zur Behandlung der progressiven Paralyse und über die Methoden einer exakten Verfolgung ihrer Ergebnisse. Med. Klin. **1923**, Nr 46. — PRIGGE, R.: Die experimentellen Grundlagen der Lehre von der Syphilisimmunität. Handbuch d. pathog. Mikroorganismen. Jena 1927. 3. Aufl. Herausgeg. v. KOLLE, KRAUS und UHLENHUTH. — PRIGGE, R. und M. ROTHERMUNDT: Experimentelle Untersuchungen über die Persistenz der Recurrensspirochäten im Gehirn der Mäuse. Z. Hyg. **108**, H. 2. — PULCHER: Nuovi metodi per la dimostrazione della spirocheta pallida nella sezioni di tessuto cerebrale. Riv. sper. Freniatr. **45** (1921).

QUEYRAT et FEUILLET: Recherche du spirochète de SCHAUDINN dans plusieurs cas de paralysie générale. Soc. Hôp. 30. März 1906. Syphilis **1906**, 534.

RACH, E.: (a) Zur Kenntnis der luetischen Leptomeningitis beim Säugling. Jb. Kinderheilkunde **75**, H. 2, 222. (b) Ein Säugling mit Hydrocephalus lueticus und trüber spirochätenhaltiger Cerebrospinalflüssigkeit. Off. Protokoll d. k. k. Ges. d. Ärzte in Wien 17. Juni 1910. Wien. klin. Wschr. **23**, Nr 25, 957 (1910). — RADOVICI, A.: Der Dualismus des syphilitischen Virus. Der Eintrittsweg des Treponema in das Nervensystem. Spital (rum.) **44**, Nr 11, 396 (1924). — RAECKE, J.: (a) Lehre von der Paralyse im Lichte neuerer Forschungsergebnisse. Arch. f. Psychiatr. **56**, 3. (b) Zum Paralyse- und Tabesproblem. Klin. Wschr. **2**, Nr 21. (c) Bedeutung der Spirochätenbefunde. Arch. f. Psychiatr. **57**, 13. (d) Dementia paralytica, eine Spirochätenkrankheit im Gehirn. Arch. f. Psychiatr. **58**. — REASONER, M. A.: Early death from cerebral syphilis with succesful rabbit inoculation. J. amer. Med. Assoc. **66** (1916). — RANKE: Über Gehirnveränderungen bei der angeborenen Syphilis. Z. f. d. Behdlg u. Erforschg jugendl. Schwachsinns **2** (1908). — RAVAUT et PONSELLE: Recherches sur la présence du spirochèta pallida dans le systéme nerveux de l'homme au cours de la syphilis acquise et héréditaire. Bull. Soc. méd. Hôp. Paris **1907**, 24, 1462. — REDLICH, E.: (a) Der gegenwärtige Stand der Metaluesfrage. Wien. klin. Wschr. **36**, Nr 10/11. (b) Schützt die Behandlung der frischen Syphilis vor dem späteren Auftreten der sog. Metalues? Kritische Bemerkungen. I. Wien. klin. Wschr. **73**, Nr 14, 655. — REUTER: Zit. bei JAHNEL: Über das Vorkommen von Spirochäten in der Aorta bei progressiver Paralyse. Z. Neur. Orig. **60**, H. 1/5. — RÉVÉSZ, B.: Die rassenpsychiatrischen Erfahrungen und ihre Lehren. Beih. z. Arch. Schiffs- u. Tropenhyg. **1911**, Nr 5. — REZZA, A.: (a) Il metodo di JAHNEL per l'impregnazione argentica della spirochete. Rass. Studi psichiatr. **9** (1920). (b) Ancora sul metodo di JAHNEL per le spirochete. Rass. Studi psichiatr. **10**, H. 3/4 (1921). — RIDDEL and STEWART: Spirochaetosis of the cerebrospinal fluid. J. of Neur. **3**, 345. — v. RINECKER: Über syphilitische Psychosen. I. Verslg d. südwestdtsch. Neurol. u. Psychiater Baden-Baden 20. u. 21. Mai 1876. Arch. f. Psychiatr. **7**, 240. — RONDONI, P.: Die Beteiligung des Nervensystems an den Immunitätsvorgängen. Erg. Neur. **2** (1917). — RUSCH: Tabes und spirochätenhaltige Erosion der Clitoris. Wien. dermat. Ges. Sitzg v. 10. März 1921. Zbl. Hautkrkh. **1**, H. 5, 220.

SAGEL, W.: Versuche, diejenigen Fälle von Dementia paralytica, die durch Recurrensimpfungen und andere Maßnahmen unbeeinflußt geblieben waren, mit lebenden Stämmen von Spirochaeta pallida zu behandeln. Dtsch. med. Wschr. **1926**, Nr 19. — SAINZ DE AJA: Lumbalpunktion. Die Häufigkeit der Nervenlues. Ecos espan. Dermat. (span.) **1927**, Nr 24, 995. — SALOMON: Zit. bei A. NEISSER: (a) Bericht über die Erforschung der Syphilis. Arb. ksl. Gesdh.amt **37**. (b) Die Ursachen der größeren Häufigkeit der Paralyse und Tabes bei den Kulturvölkern. Dtsch. med. Wschr. **51**, Nr 46, 1897 (1925). — SANGUINETI, L. R.: Influenza delle varietà spirochetiche sul decorso clinico della paralisi generale progressiva. Quad. Psichiatr. **8**, Nr 3/4, 41/46. — SCHAMBERG, J. F. and HSIEN-WU TSENG: (a) Experiments on the therapeutic value of hot baths with special reference to the treatment of syphilis and some physiologic observations. Amer. J. Syph. **11**, Nr 3, 337 (St. Louis Juli 1927). — SCHAMBERG, J. F. and A. M. RULE: (a) Therapeutic effect of hot baths in experimental primary syphilis in rabbits. J. amer. med. Assoc. **88**, Nr 16 (1927). (b) Studies of the therapeutic effect of fever in experimental rabbit syphilis. The thermal death point of spirochaeta pallida. Arch. of Dermat. **14**, Nr 3 (1926). (c) The effect of extremely hot baths in experimental syphilis. Further studies. Arch. of Dermat. **17**, 322, 350 (1928). — SCHARNKE, A.: (a) Zur Ätiologie der progressiven Paralyse. Arch. f. Psychiatr. **62**, H. 3, 766 (1921). (b) Spirochäten und Paralyse. Sitzgsber. Ges. Naturwiss. Marburg **1923**, Nr 5. (c) Experimentelles, Klinisches und Therapeutisches zur Metaluesfrage. Vortr. geh. a. d. Tagg d. südwestdtsch. Dermat. Zbl. Hautkrkh. **26** (1927). — SCHARNKE und RUETE: Spirochäten, Serum und Liquor. Studien zur Pathogenese der Paralyse. Z. Neur. Orig. **64**, 343 (1921). — SCHINDLER: Metasyphilis und die Tendenz des Organismus zur Spontanheilung der Syphilis. Ein Korreferat zu dem Thema: „Syphilis und Metasyphilis" von WILMANNS und STEINER. Z. Neur. **106**, H. 4/5, 771. — SCHLOSSBERGER, H.: (a) Syphilis und Frambösie bei Mäusen. Zbl. Bakter., Orig., Beih. z. **104**, 237 (1927). (b) Experimentelle Untersuchungen über das Eindringen der Syphilisspirochäten in das Zentralnervensystem von Mäusen und Kaninchen. Arb. Staatsinst. f. exp. Ther. Frankfurt Nr 21. SCHLOSSBERGER, H. und R. PRIGGE: Beobachtungen bei der Recurrensinfektion syphilis- und frambösiekranker Kaninchen. Med. Klin. **1926**, Nr 32. — SCHMEISSER, H. C.: Über akute syphilitische Meningoencephalitis bei Neugeborenen. Beitr. path. Anat. **53**, 151 (1912). — SCHMIDT, P. W.: Untersuchung der Insassen der Strafanstalt Münster auf Geschlechtskrankheiten. Klin. Wschr. **1928**, Nr 42, 2010. — SCHMIDT-KRAEPELIN, T.: Über die juvenile Paralyse. Berlin: Jul. Springer 1920. — SCHMIDT-OTT, A.: Über die Beeinflussung der experimentellen Kaninchensyphilis durch Trypanosomeninfektion. Münch. med. Wschr. **1927**, Nr 35, 1488. — SCHMORL: (a) Mitteilung zur Spirochätenfrage. Ges. f. Natur- u. Heilk. in Dresden. 3. Nov. 1906. Münch. med. Wschr. **1907**, Nr 54, 188. (b) Vier Fälle von Salvarsanvergiftung. Vortr. in der Dresden. Ges. Natur- u. Heilk. 26. April 1913. Berl. klin. Wschr. **1913**. (c) Zit. bei JAHNEL: Über das Vorkommen von Spirochäten in der Aorta bei progressiver Paralyse. Z. Neur. Orig. **60**, H. 1/5. — SCHNEIDER, E.: (a) Beitrag zur Kenntnis der Degenerationsformen der Treponema pallidum. Z. Neur. **48** (1919). — SCHNEIDER, P.: Zur pathologischen Einheitlichkeit der Miliarsyphilome. Verh. dtsch. path. Ges. Jena 1921. Ref. Dermat. Wschr. **1922**, 76. (b) Über die Organveränderungen bei der angeborenen Frühsyphilis. Verh. d. Dtsch. Path. Ges., 23. Tag. Wiesbaden, 19.—21. April 1928, 177. — SCHOB, F.: Über miliare Nekrosen und Abscesse in der Hirnrinde eines Paralytikers und ihre Beziehungen zur Spirochaeta pallida. Z. Neur. **95**, H. 3/4 (1925). — SCHÖNFELD, W. und H. KREY: Das Vorkommen von Spirochäten im Liquor von Syphilitikern und deren Beziehungen zu anderen Liquorbefunden. Münch. med. Wschr. **1927**, Nr 10, 412. — SCHRIDDE: Spirochätenbefunde bei einem Falle von kongenitaler Syphilis. Münch. med. Wschr. **1905**. — SCHRÖDER, P.: (a) Über Remissionen bei progressiver Paralyse. Mschr. Psychiatr. **32**. (b) Der Stand der Metasyphilisfrage bei Erkrankungen des Nervensystems. Z. ärztl. Fortbildg **17**, Nr 14 (1920). — SCHULZE: Die Malariabehandlung der Paralyse. Dtsch. med. Wschr. **51**, Nr 45, 1856 (1925). — SCHUSTER, P.: Hat die Hg-Behandlung der Syphilis Einfluß auf das Zustandekommen metasyphilitischer Nervenkrankheiten? Dtsch. med. Wschr. **1907**, Nr 50, 2083. — SEIKEL: Ependymitis ulcerosa und Riesenzellenleber bei Lues congenita. Zbl. Path. **33**, Nr 13, 337 (1923). Ref. Zbl. Neur. **35**, 345. — SÉZARY, A.: (a) La syphilis nerveuse. Paris: Masson et Co. 1926. (b) Syphilis exotique et pathogénie de la syphilis nerveuse. Presse méd. **34**, Nr 1, 4 (1926). — SÉZARY et MARGERIDON: L'unicité du virus syphilitique. Kératite et gomme perforant du palais chez la fille d'une tabétique. Bull. Soc. Méd. Hôp. Paris **41**, Nr 13, 562 (1925). — SÉZARY et PAILLARD: Constatation du tréponème dans le liquide céphalorachidien au cours de l'hémiplégie syphilitique. C. r. Soc. Biol. **67**, 295 (1910). — SHINKLE: Chancer in a juvenile with general paralysis, during antisyphilitic treatment. J. amer. med. Assoc. **82**, 1780. — SHMOOKLER, H. B. and A. I. RUBENSTONE: Demonstration of spirochaeta pallida in nerve tissue by dark field illumination. N. Y. med. J. **1919**, 107. SICARD, M. J. A.: Syphilis nerveuse et son traitement. Rev. neur. **1920**, Nr 7, 614. — SICARD und LÉVY-VALENSI: Latente Syphilis der Araber. Reaktion des Blutes und des Liquors. Presse méd. **1916**, Nr 40. — SIEMENS, H. W.: Superinfektionsversuche bei quartärer Syphilis. Zbl. Neur. **38**, H. 8. — SIEMENS, H. W. und K. BLUM: Versuche über die Agglutination der Spirochaeta pallida in Hautextrakten von Paralytikern und von Normalen. Z. Immun.forschg **42**, H. 1, 81 (1912). — SIERRA, A. M.: Vorhandensein des Treponema pallidum in der Hirnrinde von Paralytikern mit Malariabehandlung (span.). Bol. Inst. Clín. quir. Buenes Aires **3**, Nr 21/25, 670 (1927). — SIGERIST, H. E.:

Kritische Betrachtungen über die Frühgeschichte der Syphilis. Dtsch. med. Wschr. **1926**, Nr 25, 1050. — SIMON, C.: Tabès avec syphilides cutanéo-muqueuses. Bull. méd. **38**, Nr 44, 1327 (1924). — SIMMONDS, M.: (a) Über den diagnostischen Wert des Spirochätennachweises bei Lues congenita. Münch. med. Wschr. **53**, 1302 (1906). (b) Über den diagnostischen Wert des Spirochätennachweises bei Lues congenita. Münch. med. Wschr. **1906**, Nr 24, 13. — SIOLI, F.: (a) Die pathologische Histologie der Paralyse und die Spirochätenbefunde. Niederrhein. Ges. f. Natur- u. Heilk. Bonn 12. Nov. 1917. Dtsch. med. Wschr. **1918**, Nr 3. (b) Über die Spirochaeta pallida bei Paralyse. (Vorläufige Mitt. teilung.) Arch. f. Psychiatr. **59**, H. 1. (c) Die Spirochaeta pallida bei der progressiven Paralyse. Arch. f. Psychiatr. **60**, H. 273. (d) Über Spirochäten bei Endarteriitis syphilitica des Gehirns. Arch. f. Psychaitr. **66**, H. 3/4 (1922). — SITTIG, O.: Über den gegenwärtigen Stand einiger Luesfragen, insbesondere der Metaluesfrage. Beitr. z. ärztl. Fortbildg **5**, Nr 25. — SKALWEIT, W.: (a) Zur Pathogenese der Paralyse. Z. Neur. **104**, H. 4/5, 715 (1926). (b) Luetinreaktion und Hämogramm bei Impfmalaria. Münch. med. Wschr. **72**, Nr 19, 762 (1925). — SNESSAREFF, P. und J. FINKELSTEIN: Zur Frage der experimentellen Syphilis des Nervensystems beim Kaninchen. Z. Neur. **84**, 174 (1923). — SMITH, J. CHR.: Über das Auftreten der Dementia paralytica und das Verhältnis zwischen Häufigkeit und antiluetischer Behandlung. Hospitalstidende (dän.) **70**, Nr 14, 311 (1927). — SOLOMON, H. C.: Pregnancies as a factor in the prevention of neurosyphilis. Amer. J. Syph. **10**, Nr 1 (Januar 1926). — SPATZ, H.: (a) Das Lues cerebri-Paralyseproblem und die pathogenetische Bedeutung des Ausbreitungsweges. Schweiz. Arch. Neur. **16**, H. 1, 153. (b) Zur Pathologie und Pathogenese der Hirnlues und der Paralyse. Z. Neur. **101** (1926). — SPIELMEYER, W.: (a) Familiäre amaurotische Idiotie. Zbl. Ophthalm. **10**, H. 4, 161. (b) Die Trypanosomenkrankheiten und ihre Beziehungen zu den syphilogenen Nervenkrankheiten. Jena: Gust. Fischer 1908. (c) Die Behandlung der progressiven Paralyse. Arch. f. Psychiatr. **50**, H. 1. (d) Über Versuche der anatomischen Paralyseforschung zur Lösung klinischer und grundsätzlicher Fragen. Z. Neur. **97**, 287 (1925). (e) Versuche der theoretischen Neuroluesforschung zur Lösung therapeutischer Fragen. Verh. 38. Kongr. dtsch. Ges. inn. Med. Wiesbaden 1926, 15. — SPILLMANN, L.: Tabès et syphilide cutanée tertiaire. Bull. Soc. franç. Dermat. **32**, Nr 4, 12. — SPILLMANN et CRÉHANGE: Tabès évoluant 5 ans après le chancre chez un malade agé de 27 ans. Bull. Soc. franç. Dermat. **33**, Nr 6, 448. — SPITZER, L.: Die Beziehungen zwischen Salvarsanbehandlung und Auftreten der Metalues. Münch. med. Wschr. **74**, Nr 15 (1927). — SPRENGER, GG.: Über einige morphologische Verschiedenheiten der Spirochaeta pallida im Paralysegehirn. Arch. f. Psychiatr. **61**, Nr 3. — ŠPRINGLOVÁ, M.: Spirochäten im Paralytikergehirn nach Malaria und anderen fieberhaften Erkrankungen. Cas. lék. česk. **66**, Nr 18, 731; Nr 19, 772; Nr 20, 817 (1927). — STEINER, G.: (a) Impfexperimente mit Spinalflüssigkeit von Syphilitikern. 43. Verslg südwestdtsch. Irrenärzte 1923. Allg. Z. Psychiatr. **71**, 326. (b) Über das Verhalten des Syphiliserregers im Zentralnervensystem. Straßburg. med. Ztg. v. 15. Mai 1917, **14**, H. 5, 103. (c) Beiträge zur experimentellen Syphilis des Nervensystems. Ref. Z. Neur. **10**, H. 1. (d) Zur Pathogenese der progressiven Paralyse. Arch. f. Psychiatr. **74**, 457. (e) Zur Pathogenese der progressiven Paralyse. Versuche am Recurrensmodell. 52. Verslg südwestdtsch. Neur. u. Psychiater Baden-Baden, Sitzg v. 11.—12. Juni 1927. (f) Zur Pathogenese der progressiven Paralyse. Jkurse ärztl. Fortbildg. **1928**, Maiheft, 17. — STEINER, G. und J. STEINFELD: Experimentelle Untersuchungen zur Pathologie und Therapie der Spirochätenkrankheiten. I. Die Immunitätsverhältnisse des Gehirns und des Serums in ihren Beziehungen zueinander und bei experimenteller Recurrens. Klin. Wschr. **4**, Nr 42, 1995 (1925). — STEINTHAL: Beiträge zur Geschichte der Tabes dorsalis. Hufelands J. **98** (1844). — STERN, R.: (a) Über körperliche Kennzeichen der Disposition zur Tabes. Leipzig u. Wien: Deuticke 1912. (b) Zur Frage der Infektionsmöglichkeit durch Paralytiker. Arch. Dermat. **138**, 210 (1922). — STEVENSON, G. S.: Two recent improvements in the staining of spirochetes in nervous tissue. Arch. of Neur. **7**, 349. — STRASSMANN: (a) Ein Beitrag zur Pathogenese der HEUBNERschen Endarteriitis durch den Nachweis der Spirochaeta pallida in den entzündeten Gefäßen. Beitr. path. Anat. **49** (1910). (b) Zwei Fälle des Zentralnervensystems mit Fieber, der zweite mit positivem Spirochätenbefund in Gehirn und Rückenmark. Dtsch. Z. Nervenheilk. **40**, 387. — STRÄUSSLER, E.: „Spezifische“ Lues und progressive Paralyse. Mschr. Psychiatr. **66** (1927). — STRUZINA, E.: Die Lues cerebrospinalis und die metaluetischen Erkrankungen vor, während und nach dem Kriege. (Eine Statistik über die in der hiesigen Universitätsklinik behandelten Fälle aus den Jahren 1913, 1917 und 1921. Inaug.-Diss. Breslau 1924, 21 Seiten mit Tabell. STÜHMER: Die sog. „Wandlung“ der Syphilis im Lichte experimenteller Forschung. (Med. naturwis. Ges. Münster i. W. Sitzg v. 15. Juni 1927.) Münch. med. Wschr. **74**, Nr 29, 1257 (1927). — SÜSSTRUNK: Über die Beziehungen der progressiven Paralyse zu den Generationsvorgängen. Zbl. Gynäk. **49**, Nr 26, 1409.

TAKÉOUCHI, K.: Un cas de démence paralytique infantile. Arch. Méd. Enf. **57**, Nr 5, 280. THIROUX: La durée de l'infection des centres nerveux. Presse méd. **1910**, Nr 89. —

THOMSEN, O.: Pathologisch-anatomische Veränderungen über die kongenitale Syphilis bei dem Fetus und dem neugeborenen Kind. Leipzig: Thieme 1928. — TODD: Encyclop. of anat. a. physiol. **3**, 721 (1847). — TOYOFUKU, T.: Veränderungen am Rückenmarke hereditärluetischer Neugeborener. Arb. neur. Inst. Wien **18** (1910). — TRAUTMANN, R.: Zit. nach der erwähnten Arbeit v. KUDICKE, FELDT und COLLIER.

UHLENHUTH und MULZER: (a) Zit. v. KRANTZ, Zur Frage der Syphilisimmunität. Zbl. Hautkrkh. **19**, 351. (b) Weitere Mitteilungen über Ergebnisse der experimentellen Syphilisforschung. Berl. klin. Wschr. **1913**, Nr 44. — UHLENHUTH, P., E. HÜBNER und WOITHE: Zit. in der erwähnten Arbeit von KUDICKE, FELDT und COLLIER.

VALENTE, P.: Sur l'infection précoce de l'espace sousarachnoidien dans la syphilis. Arqu. Inst. bacter. Camara Pestana (port.) **5**, H. 1. (b) Sur l'étiologie et la pathogénie de la paralyse générale. Arqu. Inst. bacter. Camara pestana (port.) **5**, H. 1 Lisbonne (1918). VERSÉ: Über Phlebitis syphilitica cerebrospinalis. Beitr. path. Anat. **56**, 580. — VOLK und PAPPENHEIM: Infektiosität des Liquor cerebrospinalis bei progressiver Paralyse. Wien. klin. Wschr. **26**, 1824.

WAGNER, R.: Über den Mechanismus der Fiebertherapie syphilitischer Erkrankungen. Z. Immun.forschg **59**. — WAGNER, R. und F. BREINL: (a) Fieberwirkung bei experimenteller Syphilis. Klin. Wschr. **6**, Nr 17 (1927). (b) Fieberwirkung bei experimenteller Syphilis. Arch. Dermat. **153**, H. 2 (1927). — WAGNER-JAUREGG: (a) Zur Veranlagung der Paralytiker. Mschr. Psychiatr. **8**. (b) Die moderne Therapie der Neurolues. Verh. d. 38. Kongresses dtsch. Ges. inn. Med. Wiesbaden **1926**, 34 — (c) Paralysefrequenz in und außer der Irrenanstalt, unter dem Einflusse der Malariabehandlung. Mschr. Psychiatr. **1928**, 678. — WARTHIN, A. S.: (a) The persistence of active lesions and spirochetes in the tissues of clinically inactive or „Cured" Syphilis. Amer. J. med. Sci. **152**, 508. Nr 4, (Oktober 1916). (b) The new pathology of syphilis. Harvey society lectures **1917—1919**, 67. — WARTHIN, A. S., R. C. WANSTROM and E. BUFFINGTON: Application of the Warthin-Starry-Silveragar method to the demonstration of spirochaeta pallida in the spinal fluid by means of coagula obtained by the ALZHEIMER method. Arch. of Dermat. **8**, 831. — WATANABE: Über die Verteilung der Spirochäten in der Primärsklerose. Acta dermat. **7**, 701. — WEICHBRODT, R.: (a) Die progressive Paralyse und ihre Therapie. Z. Neur. **105**, 599 (1926). (b) Die Beeinflussung der Inkubationszeit bei Infektionskrankheiten. Dtsch. med. Wschr. **51**, Nr 47, 1949. (c) Die Therapie der Paralyse. Arch. Psychiatr. **61**, H. 1. (d) Experimentelle Untersuchungen zur Salvarsantherapie der Paralyse. Dtsch. med. Wschr. **1921**, Nr 3, 69. (e) Bayer 205. Berl. klin. Wschr. **1921**, 34. — WEICHBRODT, R. und F. JAHNEL: Einfluß hoher Körpertemperaturen auf die Spirochäten und Krankheitserscheinungen der Syphilis im Tierexperiment. Dtsch. med. Wschr. **1919**, Nr 18. — WEIL: Über die Bedeutung der „meningealen Permeabilität" für die Entstehung der progressiven Paralyse. Z. Neur. **24**, 501. — WEINBERG, W.: Zur Frage der Häufigkeit der Syphilis in der Großstadt. Arch. Rassenbiol. **11**, 193. — WEYL, B.: Großhirnbefund bei hereditär-syphilitischen Säuglingen. Jb. Kinderheilk. **68**. — WIEDEBURG, P. H.: Zur Ausbreitung der Paralyse in Deutschland. Allg. Z. Psychiatr. 88, 243 (1928). — WIESEL: (a) Die Latenzzeit der progressiven Paralyse. Hygiea (Stockh.) **86**, 164. (b) De la durée de l'incubation de la paralysie générale. Acta med. scand. (Stockh.) **61**, 61. — WIGERT, V. und K. LOBERG: Vaccination und Paralyse. Ein Versuch, die Hypothese von DARASZKIEWICZ zu prüfen. Allg. Z. Psychiatr. **85**, 257 (1926). — WILCZOWSKI, E.: Blutgruppenuntersuchungen bei Schizophrenie und progressiver Paralyse. Klin. Wschr. **1927**, Nr 4, 168. — WILE, U. J.: (a) The demonstration of the spirochaeta pallida in the brain substance of living paretics. J. amer. med. Assoc. **61**, 866. (b) The spirochaetal content of the spinal fluid of tabes, general paresis and cerebrospinal syphilis. Amer. J. Syph. **1**, Nr 1 (1917). — WILE, U. J. und A. KIRCHNER: A new method for the demonstration of spirochaeta pallida in the spinal fluid. Arch. of Dermat. **8**, 831. — WILE, U. J. und P. H. DE KRUIF: Cultural experiments with the spirochaeta pallida derived from the paretic brain. J. amer. med. Assoc. **1916**. — WILMANNS, K.: (a) Die Wandlung der Syphilis. Zbl. Hautkrkh. **22**, H. 1/2, 1. (b) Lues, Paralyse, Tabes. Klin. Wschr. **4**, Nr 23, 1097 (1925). (c) Kritische Betrachtungen zum Aufsatz des Dr. DARASKIEWICZ. Allg. Z. Psychiatr. **83**, 71. WILMANNS, K. und G. STEINER: (a) Syphilis und Metasyphilis. Z. Neur. **101**, 875 (1926). (b) Bemerkungen zu dem Aufsatz von Dr. SCHINDLER. Z. Neur. **106**, H. 4/5, 786. — WIRZ, FR.: Zur Frage der „Lues nervosa". Dermat. Z. **53** (1928). — WITEBSKY, E.: Betrachtungen zur Pathogenese metasyphilitischer Erkrankungen. Münch. med. Wschr. **74**, Nr 45, 1914 (1927). — WOHLWILL, F.: Pathologisch-anatomische Untersuchungen am Zentralnervensystem klinisch nervengesunder Syphilitiker (mit Einschluß der kongenitalen Syphilis). Arch. f. Psychiatr. **59**, H. 2/3, 733. — WOLDRICH, A.: Über die Zunahme der Aortenlues und Lues des Zentralnervensystems. Wien. Arch. inn. Med. **15**, 141 (1928). — WORMS, W.: (a) Die spontane Kaninchenspirochätose. Zbl. Hautkrkh. **17**, 821. (b) Erscheinungslos verlaufende experimentelle Syphilisinfektion bei Kaninchen und Affen. Dtsch. med. Wschr.

1926, Nr 19, 785. — WRIGHT und RICHARDSON; Zit. bei JAHNEL: Über das Vorkommen von Spirochäten in der Aorta bei progressiver Paralyse. Z. Neur. **60**, H. 1/5.

ZALLA, M.: L'„enigma“ della paralisi progressiva. Riv. Pat. nerv. **33**, 352 (1928). ZALOZIECKI: Intratestikuläre Impfung mit Liquor cerebrospinalis einer progressiven Paralyse bei Kaninchen. (Sitzgsber.) Münch. med. Wschr. **1914**, 795. — ZANNI, G.: Reperto di spirochete nella membrana timpanica e nel tratto periferico del nervo acustico dei feti eredo-luetici. Alterazioni isto-patologiche del nervos acustico. Atti di Clin. oto-laring. della R. univ. Roma **1925**, 23, 395.

B. Pathologische Anatomie der Syphilis des Nervensystems.

ACHÚCARRO, N.: Darstellung von neugebildeten Fasern des Gefäßbindegewebes in der Hirnrinde eines Falles von progressiver Paralyse durch eine neue Tanninsilbermethode. Z. Neur. Orig. **7**, 375. — ADELHEIM, R.: Zur pathologischen Anatomie der Impfmalaria bei progressiver Paralyse. Wien. klin. Wschr. **39**, Nr 15, 412 (1926). — ALBERTIS, D. DE und M. U. MASINI: Contributo all'anatomia patologica della tiroidea nella paralisi progressiva. Note Psichiatr. **3**, 48 (1910). — D'ALLESSANDRO, F.: Contributo alla anatomia patologica dellaghiandola genitale maschile nella paralisi progressiva. Note Psichiatr. **10**, Nr 3, 415. — ALTSCHUL, R.: Gefäßveränderungen im Gebiete einer Pachymeningitis haemorrhagica interna bei progressiver Paralyse. Arch. f. Psychiatr. **80**, H. 4/5, 633—642 (1927). — ALZHEIMER, A.: (a) Die Kolloidentartung des Gehirns. Arch. f. Psychiatr. **30**. (b) Über die Ausbreitung des paralytischen Degenerationsprozesses. Neur. Zbl. **1896**. (c) Ein Fall von luetischer Meningomyelitis und Encephalitis. Arch. f. Psychiatr. **29** (1897). (d) Histologische Studien zur Differentialdiagnose der progressiven Paralyse. Histol. Arb. Großhirnrinde, herausgegeben von NISSL **1904**. (e) Die syphilitischen Geistesstörungen. Z. Psychiatr. **66** (1909). (f) Progressive Paralyse und endarteriitische Hirnlues. Jverslg d. dtsch. Ver. Psychiatr. Dresden 1905. Zbl. Nervenheilk. **28**, **443**. (g) Die stationäre Paralyse. Ref. erstattet auf der Verslg bayer. Irrenärzte. Gaupps Zbl. **30**, 708 (1907). (h) Ergebnisse auf dem Gebiete der pathologischen Histologie der Geistesstörungen. I. Ref. Z. Neur. **5**, 753. (i) Beiträge zur Kenntnis der pathologischen Neuroglia und ihrer Beziehungen zu den Abbauvorgängen im Nervengewebe. Histol. Arb. Großhirnrinde **3**, H. 3 (1910). (k) Über noch nicht genauer bekannte paralyseähnliche Krankheitsbilder. Vortrag, gehalten auf der ostdtsch. Psychiaterverslg. Breslau, 7. Dez. 1912. Ref. Z. Neur. **6**, **1074**. (l) Eigenartige metasyphilitische Erkrankung. Sitzgber. Breslauer psychiatr.-neur. Vernng. v. 17. Febr. 1913. Ref. Z. Neur. **7**, 83. — AMEGHINO, A.: Pathologische Untersuchung eines Falles von Spätparalyse. Rev. Asoc. méd. argent. **37**, Nr 231, 5. — ANSALONE, G.: (a) Lesioni neurofibrillari nella Demenza paralitica. Manicomio **27**, 39. (b) Über die Veränderungen der Neurofibrillen bei der progressiven Paralyse. Vortrag, gehalten auf dem psychiatr. Kongreß Perugia, 3.—7. Mai 1911. Ref. Z. Neur. **3**, 767. — ASKANAZY: Über die pathologisch-anatomische Wirkung der Gehirncysticercosis. Dtsch. med. Wschr. **1902**, 431. — ASPRAY, J.: Case of luetic osteo-arthritis involving first and second cervical vertebrae, with partial destruction of otondoid process. Radiology **8**, Nr 1, 72 (1927). — AUTENRIED und GLÜCK: Syphilitische Wirbelcaries. Allg. Wien. med. Ztg **1879**, Nr 47, 48. — AYALA, GUISEPPE: Sul valore delle cellule nervose polinucleate per la diagnosi istopatologica della dementia paralytica infanto-juvenilis. Riv. sper. Freniatr. **48**, H. 1/2, 310.

BAIRD, H.: Ependymal alterations in general paralysis. J. ment. Sci. **56**, 89 (1910). — BALLIF, L. et LUNEVSCHI: Hemorrhagies multiples chez un p. g. p. inoculé avec la malaria (paludisme). Bull. Soc. roum. Neur. etc. **3**, Nr 3, 54. — BAUMGARTEN: (a) Zur Hirnarterien-Syphilis. Arch. f. Heilk. **16** (1875). (b) Über chronische Arteriitis und Endarteriitis mit besonderer Berücksichtigung der sog. luetischen Erkrankungen der Gehirnarterien usw. Virchows Arch. **73** (1878). (c) Die gummöse Syphilis des Gehirns und des Rückenmarks usw. Virchows Arch. **86** (1881). (d) Ein Fall von verbreiteter obliterierender Entzündung der Gehirnarterien usw. Virchows Arch. **76**. — v. BECHTEREW: Die Syphilis des Zentralnervensystems. Handb. path. Anat. des Nervensystems, herausgegeben von JACOBSOHN und FLATAU, Berlin 1904. — BENDA, C.: (a) Spirochäten bei Arteriitis cerebralis syphilitica. Berl. med. Ges., Sitzg v. 4. Juli 1906. Berl. klin. Wschr. **1906**, 989. (b) Arteriitis syphilitica cerebr. Berl. klin. Wschr. **1908**, 989. — BENEDEK, L. und J. KISS: Über die Wirkung der Recurrenstherapie auf den pathohistologischen Prozeß der progressiven Paralyse. Psychiatr. neur. Wschr. **29**, Nr 2 (1927). — BEITZKE, H.: Über knötchenförmige Leptomeningitis und Arteriitis syphilitica. Virchows Arch. **204**, 453 (1911). — BIELSCHOWSKY, M.: (a) Über den Bau der Spinalganglien unter normalen und pathologischen Verhältnissen. J. Psychol. u. Neur. **11**, 188 (1908). (b) Über Markfleckenbildung und spongiösen Schichtenschwund der Hirnrinde der Paralytiker. J. Psychol. u. Neur. **25**, H. 2, 72 (1919). — BIELSCHOWSKY und BRODMANN: Zur feineren Histologie und Histopathologie der Großhirnrinde mit besonderer Berücksichtigung der progressiven Paralyse. J. Psychol. u. Neur. **5**, 173 (1905). — BINSWANGER: Die pathologische Histologie der Großhirnrindenerkrankung bei der progressiven Paralyse. Jena 1903. — BONFIGLIO, G.: Contributo alla conoscenza dei prodotti di disfacimento del sistema nervoso. Pigmenti emosidernici. Congresso della Societa Italiana di Freniatria. Perugia 1911. Riv. sper. Freniatr. **39**, 133 (1912). — BORDA: Paralysie générale progressive. Riv. Soc. med. argent. **13**, 377 (1906). — BOUMAN, L.: (a) Beitrag zur Histopathologie der Dementia paralytica. Psychiatr. neurol. klin. Valeriusplein, Amsterdam. Z. Neur. **101**, 68. (b) Gliaherde bei Tetanus und Dementia paralytica (holl.). Nederl. Tijdschr. Geneesk. **68 II**, Nr 8, 1001 (1924). — BRAVETTA, E.: (a) La reazione di SPATZ nella paralisi progressiva e il suo significato diagnostico e biologico. Note Psychiatr. **12**, Nr 2, 237. (b) Due anni di terapia malarica della paralisi progressiva. Boll. Soc. med.-chir. Pavia **1**, H. 5, 1073 (1926). (c) Sul valore della reazione istochimica del ferro per la diagnosi rapida di paralisi progressiva. Boll. Soc. med.-chir. Pavia **36**, H. 3, 269. — BRAVETTA e GATTI CASAZZA: (a) La puntura cerebrale nella diagnosi delle demenze (Nota prima). Boll. Soc. med.-chir. Pavia **35**, H. 5 (1922). (b) La puntura cerebrale nella diagnosi degli stati demenziali non paralitici. Boll. Soc. med.-chir. Pavia **35**, H. 2 (1923). — BRECHTKEN, A.: Über 2 Fälle von „Tabespsychose" mit anatomischem Befund. Allg. Z. Psychiatr. **28**, 114 (1928). — BRESLER: Ein Fall von infantiler progressiver Paralyse. Neurol. Zbl. **1895**. (b) Erbsyphilis und Nervensystem. Leipzig 1904. — BRESOWSKY: Über die Veränderungen der Meningen bei Tabes und ihre pathogenetische Bedeutung. Arb. neur. Inst. Wien. Univ. **20** (1913). — BUMKE, O.: Die Pupillenstörungen. 2. Aufl. Jena 1911.

CAJAL, S. R.: Beitrag zur Kenntnis der Neuroglia des Groß- und Kleinhirns bei der progressiven Paralyse mit einigen technischen Bemerkungen zur Silberimprägnation des pathologischen Nervengewebes. Z. Neur. **100**, H. 4/5, 738—793; Trav. laborat. recherch. biol. Univ. Madrid **23**, H. 3, 157—216. — CASAMAJOR: Über das Glykogen im Gehirn. NISSL-ALZHEIMERS Arbeiten **6**, 52. — CATOLA, G.: Contributo allo studio dell'anatomica patologica della paralisi progressiva: alterazioni viscerali. — Qualche considerazione sulla plasmacellule. Riv. Pat. nerv. **15**, 1 (1910). — CERLETTI: (a) Sopra alcuni raporti tra le cellule a bastoncello (Stäbchenzellen) e gli elementi nervosi nelle Paralisi progressiva. Riv. sper. Freniatr. **1905**, vol. 31. (b) Zur Stäbchenzellenfrage. Folia neurobiol. **3** (1910). (c) Die Gefäßvermehrung im Zentralnervensystem. NISSL-ALZHEIMERS Arbeiten **4**, 19 (1910). — CHIARI: Hochgradige Endarteriitis luetica an den Hirnarterien eines 15 monatlichen Mädchens bei sicher konstatierter Lues hereditaria. Wien. med. Wschr. **1881**, Nr 17. — CHOMINSKIJ, B.: (a) Die Methode der Schnelldiagnose der progressiven Paralyse (nach SPATZ). Sovrem. Psichonevr. (russ.) **2**, Nr 1, 68. (b) Zur pathologischen Anatomie der Gefäße des Zentralnervensystems bei progressiver Paralyse. Sovrem. Psichonevr. (russ.) **2**, Nr 5/6, 612. — CIUFFINI, P.: Studio clinico ed anatomo-patologico sulla dementia paralytica post tabem. Policlinico, Sez. Med. **18**, 161. — COENEN, PH.: Progressive Paralyse und Mesaortitis syphilitica. Klin. Wschr. **5**, Nr 1, 22. — COLLINS, J.: A case of progressive muscular atrophy and tabes with autopsy. J. nerv. Dis. **1902**. — CREUTZFELD, H. G. und A. METZ: Über Gestalt und Tätigkeit der Hortegazellen bei pathologischen Vorgängen. Z. Neurol. **106**, H. 1/2, 18 (1926).

DÉJÉRINE: (a) Du rôle joué par la meningite spinale post. des tabétiques dans les pathogénies des scleroses combinées. Arch. de Physique biol. 1884. (b) Etude clinique et anatomopathologique sur l'atrophie musculaire des ataxiques. Rev. méd. 1889. — DÉJÉRINE J. et ANDRÉ-THOMAS: Maladies de la moelle épinière. Paris 1909. — DELBANCO, E. und A. JAKOB: Über einen Fall von Liquorlues (Nast) mit anatomischem Befund am Zentralnervensystem. Arch. f. Dermat. **129**, 257 (1921). — DÖHLE: Über Aortenerkrankung bei Syphilis usw. Dtsch. Arch. klin. Med. **1895** und Inaug.-Diss. Kiel 1895. — DUDGEON, J. S.: The SPATZ test for iron in the brain. J. ment. Sci. **70**, Nr 291, 577. — DUNLAP, CH. B.: (a) Syphilis in meninges. Proc. of N. Y. path. Soc. **10**, Nr 1, 2. (b) Relationship between general paralysis and some form of late cerebral syphilis. J. nerv. Dis. **38**, 486. — DÜRCK, H.: (a) Über akute knötchenförmige syphilitische Leptomeningitis und über syphilitische Arteriitis der Hirnarterien. Verh. dtsch. path. Ges. **12**, 211. (b) Über die sog. Kolloiddegeneration in der Großhirnrinde. Z. Neur. **88**, 478.

ELSCHNIG, A.: Pathologische Anatomie des Sehnerven. Handb. path. Anat. des Nervensystems **2**, herausgegeben von FLATAU, JACOBSOHN und MINOR. — ERB: (a) Über syphilitische Spinalparalyse. Neurol. Zbl. **1892**, Nr 6, 161. (b) Über die spastische und syphilitische Spinalparalyse und ihre Existenzberechtigung. Dtsch. Z. Nervenheilk. **23**, 347 (1903). — EPSTEIN, L.: Über Markfaserschwund in der Großhirnrinde bei Tabes und Paralyse. Mschr. Psychiatr. **1898**.

FIAMBERTI, A. M.: Contributo allo studio della reazione istochimica di SPATZ per la diagnosi anatomopatologica della paralisi progressiva. Osp. psichiatr. prov. Brescia.) Rass. Studi psichiatr. **14**, H. 4, 393—403. — FISCHER: Syphilitische Nekrose des Atlas. Heilung. Z. Chir. **22**, 420 (1885). — FISCHER, O.: (a) Über einen eigenartigen Markfaserschwund in der Hirnrinde bei Paralyse. Wien. klin. Wschr. **1906**, **Nr. 22**. (b) Klinische und anatomische Beiträge zur Frage nach den Ursachen und der Bedeutung der cerebrospinalen Pleocytose. Jb. Psychiatr. **27**, 313 (1906). (b) Über den fleckweisen Markfaserschwund in der Hirnrinde bei progressiver Paralyse. Arb. dtsch. psychiatr. Univ.-Klin. Prag. Berlin: S. Karger 1908, 63. (d) Die Lues-Paralysefrage. Ref. erstattet auf der Verslg dtsch. Irrenärzte 1909. Allg. Z. Psychiatr. **66**, 373 (1909). (e) Der spongiöse Rindenschwund, ein besonderer Destruktionsprozeß der Hirnrinde. Z. Neur. Orig. **2**, 1 (1911). (f) Über das Vorkommen von gummös-luischen Veränderungen im Rückenmark von Paralytikern. Jahresverslg d. dtsch. Vereins f. Psych. in Straßburg i. E. am 24./25. April 1914. Z. Psychiatr. **71**, 742 (1914). (g) Corticale Gruben als Folge meningealer Cystenbildung bei chronischen Meningitiden, insbeosondere der progressiven Paralyse. Z. Neur. **21**, 451 (1913/14). — FLATAU, JACOBSOHN und MINOR: Handb. path. Anat. des Nervensystems. Berlin: S. Karger 1904. — FLECHSIG: Ist die Tabes dorsalis eine Systemerkrankung? Neur. Zbl. **1890**. — FÖRTIG, HERM.: Über die Untersuchung paralytischer Hirne mittels Frontalschnitten. Z. Neurol. **59**, 132 (1920). — FORSTER, E.: Die Syphilis des Zentralnervensystems. LEWANDOWSKYS Handb. Neur. **3**, 346 (1912). — FRANCIONI, GINO: Paralisi progressiva: cura malarica reperti anatomici. Note Psichiatr. **1926**, Nr 2. — FREEMAN: Treatment of general paralysis: histopathologic observations in fifteen cases. J. amer. med. Assoc. **88**, Nr 14, 2/4 (1927). — FRETS, G. P.: Die anatomischen Veränderungen in den Gehirnen verstorbener Dementia-paralytica-Patienten, die mit Malaria (resp. Recurrens) behandelt worden sind (holl.). Nederl. Tijdschr. Geneesk. **70 I**, Nr 20, 1988 (1926). — FREUND, LUCIE: Ein Beitrag zur Gefäßsyphilis des Gehirns. Virchows Arch. **232**, 203 (1921). — FUJIWARA, KENZO: Ein Beitrag zur Kenntnis der pathologischen Anatomie des Sehnervenschwundes bei Tabes dorsalis und progressiver Paralyse. Univ.-Augenkl. Berlin. v. Graefes Arch. Ophthalm. **115**, H. 4, 562—583 (1925). — FULLER, SOLOMON C.: (a) Amyloid degeneration of the brain in two cases of general paresis. Amer. J. insanity **70**, Nr 4, 837 (1914). (b) Anatomical findings of general paresis and multiple sclerosis in the same case. J. nerv. Dis. **53**, Nr 6, 437. (c) Anatomic findings of general paresis and multiple sclerosis in the same case. Arch. of Neur. **5**, Nr 6, 757. — FUNAKAWA, YUZO: Beteiligung der Sehrinde an dem histopathologischen Prozeß der progressiven Paralyse. v. Graefes Arch. Ophthalm. **119**, H. 2, 270—290 (1927). — FÜRSTNER: (a) Zur Pathologie und pathologischen Anatomie der progressiven Paralyse, insbesondere über die Veränderungen des Rückenmarks usw. Arch. f. Psychiatr. **24**, (1892). (b) Über die spinalen Veränderungen bei der progressiven Paralyse. Arch. f. Psychiatr. **33** (1900).

GANS, A.: Das Abblasen des Turnbullblaus in mikroskopischen Schnitten. Z. Mikrosk. **40**, 310 (1923). — GAUPP-ALZHEIMER: Die stationäre Paralyse. Zbl. Nervenheilk. **1907**, 606. — GIANELLI, A.: Un caso di tabes dorsalis con manifestazioni sifilitiche (gomme) e con reperto della spirochaeta pallida nel tessuto callosi circostante all'ulcera perforante. Policlinico, sez. med. **26**, 361. — GILJAROWSKY, W.: Ein anatomischer Beitrag zur Frage über die Beziehungen der progressiven Paralyse zu der Gehirnsyphilis. Z. Neur. **6**, 21 (1911). GORIA, C.: Sull'anatomia patologica della paralisi progressiva. Quad. Psychiatr. **13**, Nr 9/10, 197. — GREIFF: Über Rückenmarkssyphilis. Arch. f. Psychiatr. **12**, 564. — GRÜTTER, E.: Über die Kombination von juveniler Paralyse mit miliarer Gummenbildung bei zwei Geschwistern. Z. Neur. **54**, 225 (1920). — GUCCIONE, FILIPPO: Contributo alla diagnosi anatomica differenziale tra meningite tubercolare a sifilitica. (Inst. di anat. patol. univ. Roma.) Pathologica **17**, Nr 409, 641—650. — GUREWITSCH, M.: (a) Zur pathologischen Anatomie der mit Malaria behandelten progressiven Paralyse. Med.-biol. Ž. (russ.) **2**, H. 2, 48 und deutsche Zusammenfassung S. 59. (b) Zur pathologischen Anatomie der malariabehandelten progressiven Paralyse. Z. Neur. **105**, 314 (1926). (c) Beiträge zum Hirnluesproblem I.-III. Mitt. Z. Neur. **116**, 214 (1928).

HANÓN, JULIO L.: Zur Histopathogenese der Tabes (span.). Rev. otol. etc. y Cir. neur. **1**, Nr 2, 91—104 (1927). — HASSIN, G. B.: Beitrag zur Histopathologie der Tabes dorsalis. Neur. Zbl. **33**, Nr 20, 1137 (1914). — HAUPTMANN: (a) Die Permeabilität der Meningealgefäße. Vortrag auf dem Kongreß südwestdeutscher Neurologen und Irrenärzte zu Baden-Baden, Juni 1912. (b) Über herdartige Spirochätenverteilung in der Hirnrinde bei Paralyse. Mschr. Psychiatr. **45**, H. 2 u. 3 (1919). — HAYASHI, M.: Histologische Studien über Eisenreaktion an der paralytischen Großhirnrinde. Ref. Fol. neurobiol. **8**, 638 (1914). — HENNEBERG: (a) Über Lues cerebrospinalis. Charité-Ges. Sitzgsber. 2. Juni 1904. (b) Die tierischen Parasiten des Zentralnervensystems. Handb. d. Neur. **3** (1912). (c) Über Salvarsan-Hirntod. Klin. Wschr. **1**, Nr 5, 207 (1922). — HERRMANN, G. und G. HERRNHEISER: Encephalographiestudien. Schläfenlappenatrophie bei halluzinierenden Paralytikern. Z. Neur. **96**, H. 4/5, 730 (1925). — HERRSCHMANN, H.: Über eine direkt nekrotisierende Form der Hirnsyphilis. Dtsch. med. Wschr. **52**, Nr 5, 192. — HERXHEIMER, G.: Zur Ätiologie und pathologischen Anatomie der Syphilis. Erg. Path. **11** (1907). — HEUBNER: (a) Endarteriitis syphilitica bei einem $2^1/_2$jährigen Kinde, nebst Bemerkungen über Hirnarterienlues. Charité-Ann. **26**. (b) Beiträge zur Kenntnis der hereditären Syphilis. Virchows Arch. **84**, 267. (c) Syphilis des Gehirns und des übrigen Nervensystems. v. ZIEMSSENS Handb. **11**. (d) Über die Hirnerkrankung der Syphilitischen. Arch. f. Heilk. **1870**, 272. — HIRSCHL und MAR-

BURG: Syphilis des Nervensystems. FINGERS Handb. Geschlechtskrkh. **3 II**, 1416 (1916). — D'HOLLANDER, F. et T. RUBBENS: Paralysie générale et gommes miliaires. (Contribution à l'étude histopathologique de la paralysie générale et de la syphilis cérébrale.) (Clin. psychiatr. uni. v. Louvain.) Encéphale **20**, Nr 5, 301—314; Bull. Acad. Med. belg. **5**, Nr 2, 60—65. HOLZER: Zur histologischen Diagnose der progressiven Paralyse. (Ver. d. Irrenärzte Niedersachsens u. Westfalens, Hannover, Sitzg v. 3. Mai 1924. Z. Neur. **38**, 473. — HOMÉN: (a) Eine eigentümliche, bei drei Geschwistern auftretende typische Krankheit unter der Form einer progressiven Dementia. Arch. f. Psychiatr. **24** (1892). (b) Weitere Beiträge zur Kenntnis der Lues hereditaria tarda, speziell des Nervensystems. Arb. path. Inst. Univ. Helsingfors. **1**. (c) Strang- und Systemerkrankungen des Rückenmarks. Handb. path. Anat. des Nervensystems **2** (1904). Herausgeg. v. FLATAU und JACOBSOHN. — HORTEGA: Siehe METZ und SPATZ. — HOULTON, TH. L.: General paralysis: the histopathology of the basal ganglia, corpus callosum and dentate nucleus in four cases. Arch. of Neur. **17**, 214.

IGERSHEIMER, J.: (a) Syphilis und Auge. Handb. Hautkrkh. **17 II**. (b) Über die periphere Sehbahn bei Tabes und Paralyse. Zbl. Ophthalm. **12**, 313. (c) Neue Untersuchungen zur Syphilis des Sehapparates. Verh. außerordentl. Tagung ophthalm. Ges. Wien am 4., 5., 6. Aug. 1921. Berlin: S. Karger. (d) Weitere Untersuchungen über den Opticusprozeß bei Tabes und Paralyse. Ber. **45**. Zusammenk. dtsch. ophthalm. Ges. Heidelberg **1925**, 5. — ILBERG, G.: (a) Ein Fall von Psychose bei Endarteriitis luet. cerebri. Z. Neur. **2**, 1. (b) Beschreibung des Zentralnervensystems eines sechstägigen syphilitischen Kindes mit unentwickeltem Großhirn bei ausgebildetem Schädel, mit Asymmetrie des Kleinhirns sowie anderer Gehirnteile und mit Aphasie der Nebennieren. Arch. f. Psychiatr. **34**, 140. (c) Das Gewicht des Gehirns und seiner Teile von 102 an Dementia paralytica verstorbenen männlichen Sachsen. Allg. Z. Psychiatr. Berlin. **60** (1903).

JAFFÉ, R.: Luetische Erkrankungen der Hypophyse. Frankf. Z. Path. **27**, 324 (1922). — JAHNEL, F.: (a) Die Spirochäten im Zentralnervensystem bei der Paralyse. Z. Neur. **73**. 310 (1921). (b) Über das Vorkommen und die Bewertung positiver Wa.R. im Liquor bei Meningitis. Arch. f. Psychiatr. **56**, H. 1. (c) Über das Vorkommen der Spirochaeta Duttoni im Hirngewebe des Menschen (Paralytikers) während der Recurrensinfektion. Münch. med. Wschr. **73**, Nr 48, 2015 (1926). (d) Die kongenitale Syphilis und ihre Beziehungen zu Nerven- und Geisteskrankheiten. Klin. Wschr. **6**, Nr 19 (1927). — JAKOB, A.: (a) Über Hirnbefunde in Fällen von „Salvarsantod". Z. Neur. **19**, H. 2 (1913). (b) Über Entzündungsherde und miliare Gummen im Großhirn bei Paralyse (mit bes. Berücksichtigung der Entzündungserscheinungen bei den Anfallsparalysen). Z. Neur. **52**, H. 1/3, 7 (1919). (c) Über die Endarteriitis syphilitica der kleinen Hirnrindengefäße. Z. Neur. **54**, 39 (1920). (d) Über atypische Paralysen und paralyseähnliche Krankheitsbilder mit vergleichender Berücksichtigung des histologischen und parasitologischen Zustandes. Dtsch. Verein f. Psychiatr. Jahresverslg Dresden 25.—26. April 1921. Z. Neur. **25**, 510. (e) Zur Klinik und pathologischen Histologie der Tabespsychosen. Z. Neur. **101**, 227 (1926). (f) Die Histopathologie im Dienste der psychiatrischen Krankheitsforschung. Arch. f. Psychiatr. **81**, H. 1, 68 (1927). (g) Normale und pathologische Anatomie und Histologie des Großhirns. Handb. d. Psychiatr., herausgeg. von Aschaffenburg, Leipzig, Wien: 1927. (h) Einige Bemerkungen zur Histopathologie der Paralyse und Tabes mit besonderer Berücksichtigung des Spirochätenbefundes. Arch. f. Psychiatr. **65**, H. 1/3, 191. (i) Über den Befund von miliaren Gummen bei der Paralyse. Kurze Erwiderung auf den SPIELMEYERschen Aufsatz über die Paralyse. Z. Neur. **102**, H. 1/2, 313. (k) Zum Problem der malariabehandelten Paralyse. Wien. klin. Wschr. **1928**, Nr 28, 994. (l) Zur Klinik und pathologischen Anatomie der stationären Paralyse. Z. Neur. **54**. 117. — JAKOB, A. und KAFKA: Über atypische Paralysen und paralyseähnliche Krankheitsbilder mit besonderer Berücksichtigung der anatomischen und serologischen Untersuchungsergebnisse. Vortrag gehalten auf der Jahresverslg d. Vereins norddtsch. Psych. u. Neurol. in Altona am 5. April 1913. Z. Neur. **7**, 467. — JOSEPHY: (a) Zur Pathoarchitektonik der progressiven Paralyse. (Jahresverslg des dtsch. Ver. f. Psych. Jena, Sitzg v. 20. u. 21. Sept. 1923.) Z. Neur. **35**, 147. (b) Frühparalyse. (Ges. d. Psychiater und Neurologen Groß-Hamburgs, Sitzg v. 26. Nov. 1922.) Z. Neur. **32**, 117. (c) Diskussionsbemerkung zu dem Vortrag von STIEFLER über die SPATZsche Methode zur histologischen Schnelldiagnose der progressiven Paralyse. (Jahresverslg d. dtsch. Irrenärzte, Jena 1923.) Zbl. Neur. **35**, 148. — JUNIUS und ARNDT: Beitrag zur Statistik, Ätiologie, Symptomatologie und pathologischen Anatomie der progressiven Paralyse. Arch. f. Psychiatr. **44**, 249, 493, 971 (1908). — JÜRGENS: Über Syphilis des Rückenmarkes und seiner Häute. Charité-Ann. **1885**, 729. — JUQUELIER, P. et A. FILASSIER: Paralysie générale avec symptômes moteurs rappelant la sclérose en plaques. Evolution rapide. Autopsie: méningo-encéphalite diffuse et sclérose symétrique des cordons latéraux de la moëlle; prédominance de cette sclérose aux faisceaux pyramidaux croisés. (Soc. méd. Psychol. **29 I**. Ann. méd.-psychol. **70 I**, 214.

KAHLER: Die multiple syphilitische Wurzelneuritis. Z. Heilk. 8 (1887). — KALNIN, E.: Der paralytische Prozeß und die Zentren des extrapyramidal-motorischen Systems. Z.

Neur. **89**, 310 (1924). — KALTENBACH, H.: Über einen eigenartigen Markprozeß mit metachromatischen Abbauprodukten bei einem paralyseähnlichen Krankheitsbild. Z. Neur. **75**, H. 1/2, 138. — KAUFMANN, IRENE: Über die Markscheidenbildung der Hinterstränge des Rückenmarks. Z. Neur. **67**, 190. — KIELCZEWSKI, ST. und STRYJENSKI: Über die Bedeutung der SPATZschen Reaktion für die Diagnose der progressiven Paralyse. Polska Gaz. lek. **4**, Nr 48, 1012—1014. — KIRSCHBAUM, W.: Zur Histopathologie der mit Malaria behandelten progressiven Paralyse. Arch. f. Psychiatr. **73**, 526 (1925). — KLARFELD, B.: Die Anatomie der Psychosen. Lehrb. Geisteskrkh. v. O. BUMKE. 2. Aufl. München 1924. KLEIST: Experimentell-anatomische Untersuchungen über die Beziehungen der hinteren Rückenmarkswurzeln zu den Spinalganglien. Virchows Arch. **1904**. — KLIENEBERGER, O. L.: Ein Fall von Balkenmangel bei juveniler Paralyse. Alg. Z. Psychiatr. **67**, 572 (1910). — KNORRE: Syphilitische Lähmungen. Dtsch. Klin. **1849**, 69. — KOCH, MATHILDE L.: Chemical Investigations of the central nervous system under normal and pathologic conditions. Chemical examination of the central nervous system in two cases of general paralysis. Arch. of Neur. **7**, Nr 4, 488. — KOLB: Zweikernige Ganglienzellen. Z. Neur. **19**, 341. — KOSTERLITZ, E.: Zur Genese und Therapie der Tabes. Arch. f. Psychiatr. **71**, H. 3/4, 462. — KÖSTER: (a) Sitzgsber. niederrheinischen Ges. Nat. u. Heilk. Bonn 1898. (b) Zur Physiologie der Spinalganglien und der trophischen Nerven, sowie zur Pathogenese der Tabes dorsalis. Leipzig 1904. — KRAEPELIN, E. und J. LANGE: Psychiatrie. 9. Aufl. **2 I** (1927). — KRAUSE: Pathologische Anatomie der Hirnsyphilis. Jena: Gustav Fischer 1915. — KUFS, H.: (a) Beitrag zur Syphilis des Gehirns und der Hypophysis und zur Differentialdiagnose zwischen der Tuberkulose und Syphilis des Zentralnervensystems. Arch. f. Psychiatr. **39** (1905). (b) Über den herdförmigen Markfaserschwund und über die polysklerotischen Formen der Paralyse. Zugleich ein Beitrag zur Pathogenese der multiplen Sklerose. Z. Neur. **75**, 289. (c) Über ausgedehnte Kolloiddegeneration des Gehirns bei einem 74 Jahre alten Paralytiker und andere Fälle dieser Hirnentartung. Z. Neur. **95**, 151 (1925). (d) Über einen Fall von Atrophia olivocerebellaris auf der Basis einer luetischen Frühmeningitis mit nach $8^1/_2$ Jahren nachfolgender progressiver Paralyse. Zugleich ein Beitrag zur Frage der Beziehungen zwischen der Heredolues und der Heredodegeneration. Z. Neur. **96**, H. 1/3, 275 (1925). (e) Beiträge zur atypischen Paralyse — disseminierte Meningoencephalitis mit laminärer Rindenerweichung bei Paralyse, Pleuritis gummosa bei Paralyse, altes Hirngumma bei frischer Paralyse — und Endarteriitis syphilitica der kleinen Rindengefäße. Z. Neur. **106**, H. 4/5, 518 (1926).

LAFORA: (a) Zur Frage der hereditären Paralyse des Erwachsenen. Z. Neur. Orig. **9**, 443. (b) Zur Histopathologie der juvenilen Paralyse mit Mitteilung zweier Fälle. Z. Neur. Orig. **15**, 281. (c) Über die moderne Diagnostik und Behandlung der Nervensyphilis (span.). Madrid: Calpe 1920. (d) Über die Tabes. (span.). Archivos Neurobiol. **4**, Nr 2 (1924). — LAIGNEL-LAVASTINE et P. PITULESCO: (a) La déformation globuleuse homogêne de certaines fibres nerveuses du cervelet des paralytiques généraux. Seconde note. C. r. Soc. Biol. **70**, 483. (b) Lésions neuro-fibrillaires des cellules nerveuses corticales des paralytiques généraux. Encéphale **5 II**, 417 (1910). (c) Lesions nervo-fibrillaires du cervelet des paralytiques généraux. Pariser psychiatr. Ges. Encéphale **6**, 451. — LAMY, HENRI: (a) De la méningo-myélite syphilitique. Etude clin. anat.-pathol. Paris: L. Bataille et Cie. 1893. (b) De la méningo-myélite syphilitiques, étude clinique et anatomo-pathologique. Nouv. iconogr. de la Salp. 1893. — LANCEREAUX: Note sur quelques faits de pachyméningite gommeuse avec lésions des circonvolutions cérébrales antérieures. Bull. Acad. Méd. Paris **7**, 2. s. 901—913 (1878). — LANCERAUX, E.: Des affections syphilitiques de l'appareil circulatoire. Arch. génér. Med. **22**, 42—61. (Paris 1873). — LANDSBERGEN: Lues cerebri und progressive Paralyse, ein klinischer und anatomischer Beitrag. Mschr. Psychiatr. **29** (1911). — LAPINSKY: Über die Affektionen der Vorderhörner bei Tabes dorsalis. Arch. f. Psychiatr. **40**. — LASAREW, W. G.: Über Eisen im Gehirn bei progressiver Paralyse. (Nervenabt. I. Arbeiterkrankenhaus, Kiev.) Z. Neur. **112**, 60 (1928). — LEHOCZKY, T. v.: Beiträge zu einigen anatomischen Problemen der progressiven Paralyse (hirnhistol. Abt. psych. neurol. Univ.-Klin. Budapest). Arch. f. Psychiatr. **80**, 435—479 (1927). — LEVERTY: A case of fulminating general paresis, with autopsy. Med. Rec. **81**, 413. — LEWIS, BEWAN: A textbook of pathology in relation to mental diseases. London 1889. — LEYDEN, E.: Die graue Degeneration der hinteren Rückenmarksstränge **1863**. — LISSAUER: (a) Beitrag zum Faserverlauf im Hinterhorn des menschlichen Rückenmarks und zum Verhalten desselben bei Tabes dorsalis. Arch. f. Psychiatr. **17** (1896). (b) Klinisches und Anatomisches über Herdsymptome bei Paralyse. Z. Psychiatr. **48**. — LISSAUER und STORCH: Über einige Fälle atypischer Paralyse. Mschr. Psychiatr. **9**. — LÖWENBERG, KONSTANTIN: (a) Zur Klinik und Histopathologie der chronischen Syphilis der Hirngefäße. Z. Neur. **102**, 800. (b) Über hyaline Degeneration der Großhirnrinde bei progressiver Paralyse. Z. Neur. **93** (1924). (c) Zur Frage der elektiven Gefäßerkrankung. J. Psychol. u. Neur. **36**, 81 (1928). — LUBARSCH, O.: Über die Ablagerung eisenhaltigen Pigments im Gehirn und ihre Bedeutung bei der progressiven Paralyse. Arch. f. Psychiatr. **67**, 1. — LUCKE, BALDWIN: Tabes dorsalis: A pathological and clinical study of 250 cases. J. nerv. Dis. **43**, Nr 5, 393 (1916).

MAGNAN: De la dégénerescence colloide du cerveau dans la paralysie générale. Arch. de physiol. norm. path. **1869 II**, 251. — MALAMUD: Zur Klinik und Histopathologie der chronischen Gefäßlues im Zentralnervensystem. Z. Neur. **102**, 778 (1926). — MARBURG, OTTO: Bemerkungen zu den pathologischen Veränderungen der Hirnrinde bei Psychosen. Arb. neurol. Inst. Wien. Univ. **26**, 244. — MARCUS, HENRY: Etudes cliniques et anatomopathologiques sur différentes affections des noyaux centraux du cerveau. Acta med. scand. (Stockh.) **49**. — MARGULIS, M.: (a) Über diffuse akute fieberhafte syphilitische Meningoencephalitis. Neurol.-neuropath. Psychiatr. (russ.) **1925**, 383. (b) Pathologie und Pathogenese der Neurosyphilis. Dtsch. Z. Nervenheilk. **37**, 79. — MARIE, P.: Leçons sur les Maladies de la moëlle. Paris 1892. — MARIE, P. et GUILLAIN: Les lésions du système lymphatique postérieur de la moëlle sont l'origine du processus anatomo-pathologique du tabès. Rev. Neur. **1903**. — MARINESCO, G. et J. MINEA: Association de méningite syphilitique et de paralysie générale; présence de tréponèmes dans les méninges. C. r. Soc. Biol. **74**, 709. — MARKUS, O.: Über klinische Diagnose und pathologisch-anatomische Befunde bei Paralyse. Arch. f. Psychiatr. **52**, 1116. — MARTINI, G.: Un caso di paralisi progressiva riscontrato istologicamente. Riv. Pat. nerv. **16**, 407. — MATTHEWSON: Über einen Fall von kongenitaler Syphilis. Prag. med. Wschr. **20**. 11. — MENDEL, E.: Die progressive Paralyse der Irren. Berlin: Aug. Hirschwald 1880. — MESCHEDE, FRANZ: Die paralytische Geisteskrankheit und ihre organische Grundlage. Virchows Arch. **34**, 81—103 249—299 (1865). — METZ, A.: Über eine morphologische und funktionelle Differenzierung des nervösen Stützgewebes. (Ver. norddtsch. Psychiater u. Nervenärzte u. Ges. d. Neurolog. u. Psychiater Groß-Hamburgs, Hamburg-Friedrichsberg, Sitzg v. 9. Juni 1923,) Zbl. Neur. **33**, 445. — METZ, A. und H. SPATZ: Die HORTEGAschen Zellen (= das sog. „dritte Element") und über ihre funktionelle Bedeutung. Z. Neur. **89**, 138. — MEYER, ADOLF: Anatomical findings in a case of facial paralysis of ten days' duration in a general paralytic with remarks on the termination of the „auditory" nerves. J. exper. Med. **2**, Nr 6 (1897). — MEYER, E.: Syphilis des Zentralnervensystems. Zbl. Path. **9**, 746 (1898). — MIGNOT, R. et L. MARCHAND: (a) Paralysie générale avec dégénérescence amyloide du cerveau et syndrôme pseudo-bulbaire. Encéphale **7 I**, 497. (b) Mode de développement de la dégénération amyloide dans le cerveau. C. r. Soc. Biol. **70**, 989. — MINEA, L.: Sur la réaction plastique des cellules de la colonne de CLARKE dans le tabès. C. r. Soc. Biol. **95**, Nr 27, 768 (1926). — MOREIRA, J. und U. VIANNA: Die allgemeine progressive Paralyse bei Greisen. Z. Neur. Orig. **18**, 187. — MOROWOKA, T.: The microscopical of the choroid plexus in general paralysis of the insane, and other formes of mental disease. Proc. roy. Soc. Med. **14**, Nr 10, sect. psychiatr. — MOTT, F. W.: (a) The degeneration of the neurons in the light of recent research especially in relation to syphilis and general paralysis. Lancet **185**, 1367. (b) The degeneration of the neuron in the light of recent research; especially in relation to syphilis and general paralysis. Brit. med. J. **1913**, Nr 2759, 1269. — MÜNZER, F. T.: Über Darstellung und Vorkommen von Glykogen im Nervensystem Z. Neur. **112**, 288.

NACHT, S.: Contribution a l'étude de l'anatomie pathologique des myélites syphilitiques en général et de leur forme progressive en particulier. Paris: Amédée Legrand 1926. — NAECKE: (a) Die Gehirnoberfläche von Paralytischen. Ein Atlas. Leipzig: Vogel 1909. (b) Über atypische Paralysen. Allg. Z. **76**, 177 (1910). — NAGEOTTE: (a) Tabes et paralysie générale. Thèse de Paris 1893. (b) La lésion primitive tu tabes. Bull. Soc. Anat. **1894**. (c) Etude sur un cas de tabes uniradiculaire chez un paralytique général. Rev. Neur. **1895**. (d) Etude sur la meningomyelite diffuse dans le tabes, la paralysie générale et la syphilis spinale. Arch. de Neur. **1895**. (e) Pathogénie du tabes dorsal. Paris: Gnaud 1903. (f) A propos de la note de Mm. LAIGNEL-LAVASTINE et P. PITULESCO: la déformation etc. C. r. Soc. Biol. **70**, 217. — NAKAMURA, JO.: Über Veränderungen in der Hirnrinde malariabehandelter Paralytiker und Luetiker. Arb. neur. Inst. Wien. **28**, 197. — NISSL, F.: (a) Die Diagnose der progressiven Paralyse. Allg. Z. Psychiatr. **60**, 215 (1903). (b) Zur Lehre von der Hirnlues. Neur. Zbl. **23**, 42 (1904). (c) Sind wir imstande, aus dem pathologisch-anatomischen Befunde die Diagnose der progressiven Paralyse zu stellen? Mschr. Psychiatr. **4**. (d) Zur Histopathologie der paralytischen Rindenerkrankung. Histol. Arb., herausgegeben v. NISSL. Jena 1904. — NOGUCHI, H.: Studien über den Nachweis der Spirochaeta pallida im Zentralnervensystem bei der progressiven Paralyse und Tabes dorsalis. Münch. med. Wschr. **1913**, Nr 14. — NONNE, M.: (a) Über einen klinisch und anatomisch untersuchten Fall von Meningitis cerebrospinalis acuta syphilitica (mit positivem Spirochätenbefund) im Frühstadium der Lues. Med. Klin. **17**, Nr 50, 1501 (1921). (b) Syphilis und Nervensystem. 5. Aufl. Berlin 1924.

OBERSTEINER: (a) Bemerkungen zur tabischen Hinterwurzelerkrankung. OBERSTEINERs Arbeiten **1895**. (b) Die Pathogenese der Tabes. Berl. klin. Wschr. **1897**, Nr 42. (c) Die progressive allgemeine Paralyse. 2. Aufl. Wien u. Leipzig: Alfred Hölder 1908. — OBERSTEINER und REDLICH: Über Wesen und Pathogenese der tabischen Hinterstrangsdegeneration. Arb. hirnanat. Inst. Wien **1894**, H. 2. — OLIVEIRA, RIBERO: Alvaro de: Contribution à l'étude des aortites dans la paralysie générale. Mem. Hosp. Inquery

2, Nr 2, 237. — Oppenheim, H.: (a) Zur Kenntnis der syphilitischen Erkrankungen des zentralen Nervensystems. Berlin 1890. (b) Zur pathologischen Anatomie der Tabes dorsalis. Berl. klin. Wschr. **1894**. (c) Neue Beiträge zur Pathologie der Tabes dorsalis. Arch. f. Psychiatr. **20**. (d) Die syphilitischen Erkrankungen des Gehirns. Wien 1903. (e) Lehrbuch der Nervenkrankheiten. 7. Aufl. Berlin 1923. Bearb. v. Cassierer, Goldstein, Nonne, Pfeiffer. — Ostertag, B.: (a) Die Schnelldiagnose der Paralyse mittels der Eisenreaktion und das Vorkommen von Hämosiderin bei anderen luetischen Erkrankungen. Münch. med. Wschr. **71**, Nr 42, 1467. (b) Die diagnostische Verwertbarkeit der Eisenreaktion bei den luischen Erkrankungen des Zentralnervensystems. Berl. Ges. Psychiatr. u. Nervenkrankh. Sitzg v. 14. Juli 1924. (c) Über die Veraschung des histologischen Schnittes zur Anstellung histochemischer Reaktionen am Zentralnervensystem. Arch. f. Psychiatr. **80**, 662 (1927). (d) Zur Pathogenese und Pathologie der Paralyse. II. Mitt.: Zur Differentialdiagnose bei protahiertem Verlaufe. (Hochgradige Gehirnatrophie bei alter anfangs recht symptomloser Paralyse.) Mschr. Psychiatr. **68**, 441—452 (1928). (e) Zur Pathogenese und Pathologie der Paralyse. I. Mitt.: Über das Minimum des Intervalls zwischen luetischer Infektion und Ausbruch der Paralyse. Mschr. Psychiatr. **68**, 430—440 (1928). — Ostmann: Ergebnisse der Herzsektion bei 350 Paralytikern und 15 Tabikern. Dtsch. med. Wschr. **52**, Nr 37, 1554 (1926).

Pappenheim, M.: Syphilitischer Parkinsonismus. Z. Neur. **100**, 81. — Perusini: Sopra spec. cellule degli infiltrati nel syst. nerv. centr. Riv. sper. Freniatr. **36** (1910). — Peter, Cuno: (a) Über die Eisenreaktion bei Paralytikern, angestellt an Hirnpunktionsmaterial. Münch. med. Wschr. **71**, Nr 1, 12 (1924). (b) Zur Frage des differentialdiagnostischen Wertes der Eisenreaktion an Probepunktionsmaterial. (Zur Mitteilung B. Ostertags in Nr 42 d. Münch. med. Wschr. 1924.) Münch. med. Wschr. **72**, Nr 3, 99—100. — Pette, H.: (a) Klinische und anatomische Betrachtungen über die Frage der Zusammengehörigkeit von Amyotrophie und Tabes dorsalis. Z. Neur. **76**, 275. (b) Über den Eisengehalt der Hirnrinde und der Meningen bei syphilitischen Erkrankungen des Zentralnervensystems. Münch. med. Wschr. **1925**, Nr 22, 894. — Pfanner, A.: (a) Gliosi sottoependimale in un caso di paralisi progressiva a decorso rapido. Arch. gen. di Neur. **8**, H. 1, (1927). (b) Studio sulla diffusione del processo paralitico ai centri extrapiramidali. I. (Studi neurol. del cati a Eugenio Tanzi.) (Osp. psichiatr. prov. Lucca.) Torino: Tipogr. soc. torinese **1926**, 345. — Pfeifer, B.: Zur histologischen Diagnose der progressiven Paralyse mittels Hirnpunktion. Münch. med. Wschr. **59**, 517. — Pfeiffer, F.: Zur anatomischen Differentialdiagnose der progressiven Paralyse. Arch. f. Psychiatr. **70**, 554. — Pielczewski, St. und Stryjenski: Über die Bedeutung der Spatzschen Reaktion für die Diagnose der progressiven Paralyse. Polska Gaz. lek. **4**, Nr 48, 1012—1014 (1925). — Pirilae, P.: Ein Fall von frühzeitiger progressiver Paralyse. Arb. path. Inst. Helsingfors. N. F. **3**, 461. — Plaut, F.: (a) Die Wa.R. in der Psychiatrie und Neurologie. Ref. Z. Neur. **1**, 1. (b) Über Halluzinosen der Syphilitiker. Monographien Neur. **1913**, Nr 6. — Plaut und Spielmeyer: Zur Frage der Heilbarkeit der Paralyse. Wissenschaftl. Sitzg d. dtsch. Forschungsanstalt f. Psychiatrie. Zbl. Neur. **31**, 464. — Poetzl und Schüller: (a) Demonstrationen von Schnitten atypischer Paralysen. Neur. Zbl. **26**, 872 (1907). (b) Über letale Hirnschwellung bei Syphilis. Z. Neur. Orig. **3**, 139 (1910). — Pruijs, W. M.: Über Mikroglia, ihre Herkunft, Funktion und ihr Verhältnis zu anderen Gliaelementen. Z. Neur. **108**, 298 (1927). — Putnam, T. J. and J. K. Putnam: The experimental study of Pachymeningitis hemorrhagica. J. nerv. Dis. **65**, 260 (1927).

Rach, E.: Zur Kenntnis der luetischen Leptomeningitis beim Säugling. Jb. Kinderheilk. **75**, 222 (1912). — Radimská-Jandová: Erfolge der Malariakur bei der progressiven Paralyse vom klinischen und pathologisch-anatomischen Standpunkt (tschech). Psych. neurol. klin. univ. Bratislave. Bratislav. lek. Listy **6**, 441—458 (1927). — Raecke: Einiges über die Veränderungen im Kleinhirn und Hirnstamm bei Paralyse. Allg. Z. Psychiatr. **57** (1900). (b) Die Gliaveränderungen im Kleinhirn bei der progressiven Paralyse. Arch. f. Psychiatr. **34**, 523 (1901). (c) Zum Paralyse- und Tabesproblem. Klin. Wschr. **2**, Nr 21, 958. (d) Hugo Richter: Zur Histogenese der Tabes. Arch. f. Psychiatr. **64**, 383 (1921). — Ranke: (a) Über Gewebsveränderungen im Gehirn luetischer Neugeborener. Neur. Zbl. **1907**, 112. (b) Über Gehirnveränderungen bei der angeborenen Syphilis. Z. jugendl. Schwachsinn **2** (1908). (c) Spielt in der Ätiologie der Paralyse neben der luetischen Infektion eine spezifische Disposition des Nervensystems eine Rolle? Neur. Zbl. **27**, 556 (1908). — Raymond: Contribution à l'étude de la syphilis du système nerveux. Arch. de Neur. **26** (1894). (b) Paralysie gén. infant. Semaine med. **1900**, 19. — Redlich: (a) Die hinteren Wurzeln des Rückenmarks und die pathologische Anatomie der Tabes dorsalis. Jb. Psychiatr. **11** (1892). (b) Die Pathologie der tabischen Hinterstrangerkrankung. Jena: G. Fischer 1897. — Rezza, A.: Ein Beitrag zur Frage nach den Degenerationsformen von Plasmazellen bei progressiver Paralyse. Fol. neur. biol. **7**, 338. — Rezza, A. und A. Vedrani: Reperti istologici in un caso di paralisi generale giovanile. Riv. ital. Neur. etc. **6**, 254. — Richter, H.: (a) Zur Histogenese der Tabes. Neur. Zbl. **1914**, Nr 14, 881. (b) Zur

Histogenese der Tabes. Z. Neur. Orig. **67**. (c) Sur la pathogénie du Tabes. Arch. suisse Neur. **9**, 65 (1921). (d) Einige Bemerkungen zur Pathogenese der Tabes. Arch. f. Psychiatr. **72**, 318 (1924). (e) Weiterer Beitrag zur Pathogenese der Tabes. Arch. f. Psychiatr. **70**, 529 (1924). — RIESE: W.: Rückenmarksveränderungen eines Paralytikers. Arch. f. Psychiatr. **60**, H. 1. — ROBUSTOW: Klinische und histologische Beiträge aus dem Gebiete der chronischen Syphilis des Zentralnervensystems mit besonderer Berücksichtigung der Gefäßlues. Z. Neur. **102**, H. 5, 757 (1926). — RODRIGUEZ-SOMOZA: La macroglie et la microglie dans un cas de paralysie générale. Trav. laborat. recherch. biol. Univ. Madrid **24**, 289. — ROSSI, E.: Ricerche histopatologiche dei gangli rachidei nei dementi paralytici. Névraxe **14/15**, 87. — RUMPF: Die syphilitische Erkrankung des Nervensystems. Wiesbaden 1887.

SAGEL: (a) (a) Über einen senilen Fall von progressiver Paralyse. Z. Neur. Orig. **11**, 651. (b) Über einen Fall von endarteriitischer Lues der kleinen Hirngefäße. Z. Neur. **1**, 367 (1910). — SAITO, SH.: Die Hirnkarte des Paralytikers. Studien über das Wesen und die Ausbreitung des paralytischen Prozesses in der Hirnrinde. Arb. neur. Inst. Wien. Univ. **25**, 1—182. — DE SANCTIS, C.: I pigmenti emosiderinici nella paralisi progressiva. Riv. sper. Freniatr. **48**, 279. — SANTAGELO, G.: Contributo clinico ed istopatologico alla patogenesi dei disturbi del linguaggio nella demenza paralitica. Clin. Mal. nerv. Univ. Roma. Pisani **44**, 51. — SCHAFFER, K.: Über Nervenzellveränderungen des Vorderhornes bei Tabes. Mschr. Psychiatr. **1898**. (b) Das Verhalten der Spinalganglienzellen bei Tabes auf Grund NISSLs Färbung. Neur. Zbl. **1898**. (c) Anatomisch-klinische Vorträge aus dem Gebiete der Nervenpathologie. Jena 1901. (d) Die Topographie der paralytischen Rindendegeneration. Neur. Zbl. **1902**. (e) Ein Fall von ausgedehnter Meningitis syphilitica der Hirnkonvexität und Basis. Neur. Zbl. **1904**, Nr 27. (f) Über Fibrillenbilder der progressiven Paralyse. Neur. Zbl. **2**, 25 (1906). (g) Tabes dorsalis. LEWANDOWSKYs Handb. d. Neurologie 1. Aufl. **2**, 959. (h) Über Fibrillenbilder tabischer Spinalganglien. Z. Neur. **1** (1910). (i) Beiträge zur Histopathogenese der tabischen Hinterstrangsdegeneration. Dtsch. Z. Nervenheilk. **13**. (k) Bemerkungen zu der Histopathologie der Tabes. Z. Neur. **67**. (l) Über die intraspinale Bifurkation der Hinterwurzeln beim Menschen. Z. Neur. **67**. — SCHARNKE: Zur pathologischen Anatomie und Pathogenese der juvenilen Paralyse. Arch. f. Psychiatr. **55**, H. 1. — SCHARPFF: Hirngewicht und Psychose. Arch. f. Psychiatr. **49**, 242. — VAN DER SCHEER, W. M.: Ein Fall von Hydrocephalus internus bei einem Patienten mit Dementia paralytica, wobei viele der Symptome das Bestehen eines Haematoma subdurale nahelegten. Psych. en Neurol. Bladen **15**, 404. — SCHMIERGELD: Les glandes à sécrétion interne dans la paralysie générale. Encéphale **1907**, 501. — SCHMIDT-KRAEPELIN, TONI: Beitrag zur Kenntnis der serologischen und anatomischen Befunde bei Paralysen mit langsamen Verlauf. Z. Neur. **103**, 144 (1926). — SCHOB, F.: Über miliare Nekrosen und Abscesse in der Hirnrinde eines Paralytikers und ihre Beziehungen zur Spirochaeta pallida. Z. Neur. **95**, 588—612. — SCHOLZ, W.: Zur Klinik und pathologischen Anatomie der chronischen Encephalitis epidemica. Z. Neur. **86**, H. 4/5. — SCHROEDER, E.: Entwicklungsstörungen des Gehirns bei Dementia praecox. Ein Beitrag zur Frage der Ätiologie dieser Psychosen. Z. Neur. Orig. **8**, 194. — SCHRÖDER, P.: (a) Einführung in die Histologie und Histopathologie des Nervensystems. 2. Aufl. Jena: Fischer 1920. (b) Lues cerebrospinalis sowie ihre Beziehungen zur progressiven Paralyse und Tabes. Klinisch-anatomische Beiträge. Dtsch. Z. Nervenheilk. **54**, 83 (1916). (c) Paralyse und Entzündung. Z. Neur. **53**, 215 (1920). (d) Über Kolloidentartung im Gehirn. Z. Neur. **68**, 136 (1921). (e) Konkrementbildung und „kolloide" Plasmazellen in der paralytischen Hirnrinde. Z. Neur. Orig. **63**, 143. (f) Ein Beitrag zur Histopathologie der Tabes dorsalis. Zbl. Nervenheilk. **1906**. (g) Lues cerebrospinalis sowie ihre Beziehungen zur progressiven Paralyse und Tabes. Klinisch-anatomische Beiträge. Dtsch. Z. Nervenheilk. **54**, 83 (1916). — SCHÜKRY, ICHSAN: Über die SPATZsche Methode zur Schnelldiagnose der Paralyse und über das Vorkommen von Paralyse in der Türkei. Münch. med. Wschr **1925**, Nr 47, 2011. — SCHULTZE, FRIEDRICH: Zur Frage von der Heilbarkeit der Dementia paralytica. Dtsch. Z. Nervenheilk. **47/48**, 714. — SCHUSTER, JULIUS: (a) Zur Frage der Markfleckenbildung. Dtsch. Z. Nervenheilk. **82**, 186. (b) Beitrag zur Kenntnis der Lues hereditaria tarda. Mschr. Psychiatr. **50**, 152 (1921). — SCHWARTZ, PH.: Die traumatische Gehirnerweichung des Neugeborenen. Z. Kinderheilk. **31**, H. 1/2. — SEYFARTH: Pathologisch-anatomische Befunde nach künstlicher Malariainfektion bei Paralytikern. Chemische Untersuchungen des Malariapigments. Dtsch. path. Ges. Jena, Sitzg v. 12.—14. April 1921. — SIBELIUS: (a) Zur Kenntnis der Entwicklungsstörungen der Spinalganglienzellen bei hereditär-luetischen Neugeborenen. Dtsch. Z. Nervenheilk. **20** (1901). (b) Rückenmarkanomalien bei Paralytikern. Ein Beitrag zur Lehre von den inneren Degenerationszeichen. Beitr. path. Anat. **51**, 318 (1911). — SIEMERLING: (a) Ein Fall von hereditärer Hirn- und Rückenmarkslues. Arch. f. Psychiatr. **19**, 550 (1888). (b) Zur Lehre von der kongenitalen Hirn- und Rückenmarkssyphilis. Arch. f. Psychiatr. **20**, 102. (c) Zur Syphilis des Zentralnervensystems. Arch. f. Psychiatr. **22**, 191, 257. d) Ein Fall von gummöser Erkrankung der Hirnbasis mit Beteiligung des Chiasma nervorum opticorum. Arch. f. Psychiatr. **23**, 292. (e) Über Technik und Härtung großer Hirnschnitte. Vortrag auf der Jahresverslg d. Vereins d. dtsch. Irrenärzte zu Halle a. S. am 21. April 1899. Allg. Z. Psychiatr. **56**, 642. — SIERRA, ADOLFO M.: Ventrikelerweiterung und Subependymitis bei Paralyse (span.). Prensa méd. argent. **10**, Nr 36, 925. — SIOLI, F.: (a) Über amyloidähnliche Degeneration im Gehirn. Z. Neur. **12**, 447. (b) Histologische Befunde in einem Fall von Tabespsychose. Z. Neur. **3**, 330 (1910). (c) Die pathologische Histologie der Paralyse und die Spirochätenbefunde. Niederrhein. Ges. f. Natur u. Heilk. Bonn, 12. Nov. 1917. Dtsch. med. Wschr. **1918**, Nr 3. — SNESSAREW: Ein Fall atypischer progressiver Paralyse der Irren mit Entwicklung von Fibrillennetzen des Bindegewebes in der Hirnsubstanz. Neur. Zbl. **30**, 590 (1911). — SOLOMON, H. C. und A. E. TAFT: (a) Effects of antisyphilitic therapy as indicated by the histologic study of the cerebral cortex in cases of general paresis. A comparative study of forty-two cases. Trans. amer. neur. Assoc. **1922**, 141. (b) Histologic evidence of the result of treatment of general paralysis. Arch. of Neur. **7**, Nr 3, 399. — SOUTHARD, E. E.: The possible correlation between delusions and cortex lesions in general paresis. J. abnorm. a. soc. Psychol. **8**, 259. — SPATZ, H.: (a) Über den Eisennachweis im Gehirn, besonders in Zentren des extrapyramidal-motorischen Systems. Z. Neur. **77**, 352. (b) Über eine einfache Methode zur anatomischen Schnelldiagnose der progressiven Paralyse. Münch. med. Wschr. **69**, 1376 (1922). (c) Zur anatomischen Schnelldiagnose der progressiven Paralyse mittels der Eisenreaktion. Münch. med. Wschr. **1924**, Nr 47, 1645. (d) Zur anatomischen Schnelldiagnose der progressiven Paralyse. Zbl. Path. **33**, Nr 12, 313—320. (e) Über einige charakteristische makroskopische Befunde bei Geisteskranken. Jahresverslg d. Ver. bayer. Psychiater, München, Sitzg v. 25. Juli 1925. Ref. Zbl. Neur. **42**, 121. (f) Zur Pathologie und Pathogenese der Hirnlues und der Paralyse. Z. Neur. **101**, 644 (1926). (g) Versuche zur Nutzbarmachung der E. GOLDMANNschen Vitalfarbstoffversuche für die Pathologie des Zentralnervensystems (die Trypanblaumeningitis). Z. Psychiatr. **80**, 285. — SPIELMEYER: (a) Histopathologie des Nervensystems. Berlin: Jul. Springer 1922. (b) Die progressive Paralyse. (Anhang: Die Schlafkrankheit.) LEWANDOWKYs Handb. Neur. **3**, 488 (1912). (c) Zur anatomischen Differentialdiagnose der progressiven Paralyse. Zbl. Nervenheilk. **1906**, 423. (d) Über das Verhalten der Neuroglia bei der tabischen Opticusatrophie. Klin. Mbl. Augenheilk. **1906**. (e) Experimentelle Tabes bei Hunden. (Trypanosomen-Tabes.) Münch. med. Wschr. **1906**, Nr 48. (f) Die Trypanosomenkrankheiten und ihre Beziehungen zu den syphilogenen Nervenkrankheiten. Jena: Fischer 1908. (g) Über experimentelle Schlafkrankheit. Dtsch. med. Wschr. **1909**. (h) Zur Frage vom Wesen der paralytischen Hirnerkrankung. Z. Neur. **1**, 105 (1910). (i) Über einige anatomische Ähnlichkeiten zwischen progressiver Paralyse und multipler Sklerose. Z. Neur. **1**, 660 (1910). (k) Paralyse, Tabes, Schlafkrankheit. Erg. Neur., herausgegeben v. H. VOGT u. R. BING. Jena: G. Fischer 1911. (l) Die Behandlung der progressiven Paralyse. Arch. f. Psychiatr. **50**, 1. (m) Die Diagnose „Entzündung" bei Erkrankungen des Zentralnervensystems. Z. Neur. **25**, 543 (1914). (n) Eine Kleinhirnveränderung bei Typhus abdominalis. Münch. med. Wschr. **1918**, Nr 12, 313, 314. (o) Die Kleinhirnveränderung beim Typhus in ihrer Bedeutung für die Pathologie der Hirnrinde. Münch. med. Wschr. **1919**, Nr 26, 709—712. (p) Ein Beitrag zur Pathologie der Tabes dorsalis. Arch. f. Psychiatr. **40**. (q) Zur Pathogenese der Tabes. Z. Neur. **84**, 257 (1923). (r) Pathogenese der Tabes und Unterschiede der Degenerationsvorgänge im peripheren und zentralen Nervensystem. Z. Neur. **91**, 627 (1924). (s) Über Versuche der anatomischen Paralyseforschung zur Lösung klinischer und grundsätzlicher Fragen. Z. Neur. **97**, 287 (1925). (t) Die Bedeutung des lokalen Faktors für die Beschaffenheit der Entmarkungsherde bei multipler Sklerose und Paralyse. Arch. f. Psychiatr. **74**, 359 (1925). (u) Versuche der theoretischen Neuroluesforschung zur Lösung therapeutischer Fragen. Verh. dtsch. Ges. inn. Med. 38. Kongreß, Wiesbaden 12.—15. April 1926. München: J. F. Bergmann. (v) Familiäre amaurotische Idiotie. Zbl. Ophthalm **10**, 161. (w) Über die pathologische Anatomie der progressiven Paralyse. Schweiz. med. Wschr. **55**, Nr 15, 313—318. (x) A propos de l'anatomie pathologique de la paralysie générale. Arch. internat. Neurol. **1**, Nr 2, 46. (y) Zur Frage der Häufigkeit und Bedeutung miliarer Gummen bei Paralyse. (Entgegnung auf den Aufsatz A. JAKOBS.) Z. Neur. **102**, 320. (z) Das Interesse am Studium der Kreislaufstörungen im Gehirn und die Paralyse-Anatomie. Wien. klin. Wschr. **41**, Nr 28, 1011. — SPITZER, H.: Zur Pathogenese der Tabes dorsalis. Arb. neur. Inst. Wien. **28**, 227. — ŠPRINGLOVÁ, MARIE: Histologischer Befund bei zwei juvenilen progressiven Paralysen (tschech). Cas. lék. česk. **64**, Nr 51, 1833 und Nr 52 1880. — STARGARDT: (a) Über die Ätiologie der tabischen Arthropathien. Arch. f. Psychiatr. **49**, H. 3 (1912). (b) Über die Ursache des Sehnervenschwundes der Tabes und der progressiven Paralyse. Arch. f. Psychiatr. **51**, 711. — STEIN: Die Bedeutung der mehrkernigen Ganglienzellen. Z. Neur. **21**, 461 (1913/14). — STEINER, G.: (a) Über die Entmarkungsflecken bei progressiver Paralyse. Verslg südwestdtsch. Neurologen u. Irrenärzte, Baden-Baden 1922. Zbl. Neur. **30**, 206. (b) Eisenreaktionen im Zentralnervensystem. 49. Verslg südwestdtsch. Neurologen und Irrenärzte zu Baden-Baden, Mai 1924. Zbl. Neur. **30**, 206. (c) Beiträge zur pathologischen Anatomie der peripheren

Nerven bei den metasyphilitischen Erkrankungen. Arch. f. Psychiatr. **49**, H. 3. — STERN, R.: Beitrag zur Kenntnis der Form und Größe des Rückenmarksquerschnittes. Arb. neur. Inst. herausg. v. OBERSTEINER **1908**, 329. — STIEF, A.: Über die anatomischen Grundlagen der vegetativen Störungen bei Geisteskrankheiten. Dtsch. Z. Nervenheilk. **97**, 112 (1927). — STIEFLER, G.: (a) Über die SPATZsche Methode der anatomischen Schnelldiagnose der progressiven Paralyse. Münch. med. Wschr. **70**, Nr 22, 704 (1925). (b) Über die SPATZsche Methode zur histologischen Schnelldiagnose der progressiven Paralyse. Z. Neur. **89**, 438. — STRANSKY: Beiträge zur Kenntnis des Vorkommens von Veränderungen in den peripheren Nerven bei der progressiven Paralyse. OBERSTEINERs Festschrift 1907. — STRASMANN: (a) Zwei Fälle von Syphilis des Zentralnervensystems mit Fieber, der zweite mit positivem Spirochätenbefund in Gehirn und Rückenmark. Z. Nervenheilk. **40**, 387 (1910). (b) Ein Beitrag zur Pathogenese der HEUBNERschen Endarteriitis. Beitr. path. Anat. **49** (1910). STRÄUSSLER: (a) Die histopathologischen Veränderungen des Kleinhirns bei der progressiven Paralyse usw. Jb. Psychiatr. **27** (1906). (b) Über Entwicklungsstörungen im Zentralnervensystem bei der juvenilen Paralyse und die Beziehungen dieser Erkrankung zu den hereditären Erkrankungen des Zentralnervensystems. Z. Neur. **2** (1910). (c) Zur Lehre von der miliaren dissem. Form der Hirnlues und ihrer Kombination mit der progressiven Paralyse. Mschr. Psychiatr. **19**. (d) Über zwei weitere Fälle von Kombination cerebraler gummöser Lues mit progressiver Paralyse nebst Beiträgen zur Frage der „Lues cerebri diffusa" und der „luetischen Encephalitis". Mschr. Psychiatr. **27** (1910). (e) Weitere Beiträge zur Kenntnis der Kombination von tertiär-luetischer cerebraler Erkrankung mit progressiver Paralyse und über Erweichungsherde bei Paralyse. Z. Neur. Orig. **12**, 363. — STRÄUSSLER, E. und G. KOSKINAS: (a) Über „kolloide", „hyaline" Degeneration, über Koagulationsnekrose im Gehirn. Z. Neur. **100**, 344 (1926). (b) Über den spongiösen Rindenschwund, den Status spongiosus und die laminären Hirnrindenprozesse. Z. Neur. **105**, 55. (c) Über den Einfluß der Malariabehandlung der progressiven Paralyse auf den histologischen Prozeß. Wien. med. Wschr. **73**, Nr 17, 783—787 (1923). (d) Weitere Untersuchungen über den Einfluß der Malariabehandlung der progressiven Paralyse auf den histologischen Prozeß. Z. Neur. **97**, 176. — STROEBE, H.: Erkrankungen der Wirbelsäule und der Rückenmarkshüllen. Handb. d. pathol. Anatomie des Nervensystems von FLATAU und JAKOBSOHN, **2**. — STRÜMPELL: Die pathologische Anatomie der Tabes. Arch. f. Psychiatr. **1882**.

TAFT, A. E.: (a) A note on the pathology of the choroid plexus in general paralysis. Arch. of Neur. **7**, Nr 2, 177. (b) The incidence of sclerosis of the cornu ammonis and convulsions in general paresis. J. of Neur. **2**, Nr 7, 221. — TAKASE, KIYOSHI: Zur Pathologie des Kleinhirns bei progressiver Paralyse. Mit besonderer Berücksichtigung der Ausbreitung des Prozesses. Arb. neur. Inst. Wien. **26**, 285—338. — TARGOWLA, R.: L'hémorrhagie méningée de la paralysie générale au début. Bull. Soc. méd. Hôp. Paris **42**, Nr 32, 1525 (1926). — TERPLAN, K.: Zur Frage histopathologischer Veränderungen in sympathischen Ganglien und deren Bedeutung. Virchows Arch. **262**, 431 (1926). — TOULOUSE, MARCHAND et TARGOWLA: Constatations anatomo-pathologiques dans un cas de paralysie générale au début. Bull. Soc. Anat. Paris. **94**, Nr 1, 40. — TOYOFUKU, T.: Die Veränderungen am Rückenmarke hereditär-luetischer Neugeborener. Arb. neur. Inst. Wien. Leipzig u. Wien 1910. — TRAPET, ARTHUR: (a) Entwicklungsstörungen des Gehirns bei juveniler Paralyse. Arch. f. Psychiatr. **45**, 716 (1909). (b) Über Entwicklungsstörungen des Gehirns bei juveniler Paralyse und ihre Bedeutung für die Genese dieser Krankheit. Arch. f. Psychiatr. **47**, 1293 (1910). — TREPINSKY: Die embryonalen Fasersymptome in den Hintersträngen und ihre Degeneration bei der Tabes dorsalis. Arch. f. Psychiatr. **30**. — TRÉTIAKOFF, C.: Über eine eigentümliche Veränderung der Cerebellarrinde bei progressiver Paralyse mit Malariaimpfbehandlung. Arb. neur. Inst. Wien. **29**, 1—7 (1927). — TUCZEK: (a) Beiträge zur pathologischen Anatomie und zur Pathologie der Dementia paralytica. Berlin 1884. (b) Über die Anordnung der markhaltigen Nervenfasern in der Großhirnrinde und über ihr Verhalten bei der Dementia paralytica. Neur. Zbl. **1882** u. **1883**.

URECHIA, C. I. et N. ELEKES: Contribution à l'étude de la microglie. Arch. internat. Neur. Jg. 45, **2**, 81. (b) La dégénérescence colloide du cerveau. Encéphale **20**, 570—577. — URECHIA, C. I. et MIHALESCU: Paralysie générale et gommes miliaires. Arch. gen. di Neur. **7**, 405. — USPENSKAJA, VERA: Die pathologisch-anatomische Ursache der tabischen Taubheit. Z. Neur. **95**, 650.

VALLON et LAIGNEL-LAVASTINE: (a) Autopsie d'un cas de paralysie générale extrêmement prolongée. Encéphale 8, II 55. (b) Examen anatomique d'un cas de paralysie générale posttraumatique. Encéphale 8 II, 494. — VERCIANI, A.: Il ferro nel sistema nervosa centrale in condicioni normale e patologiche. Rass. Studi psichiatr. **14**, H. 2—3 (1925). — VERGA, P.: Per la patogenesi della tabe dorsale. Riv. Pat. nerv. **28**, 231 (1923). — VERSÉ, MAX: (a) Über das Vorkommen der Spirochaete pallida bei früh- und spätsyphilitischen Erkrankungen des Zentralnervensystems. Münch. med. Wschr. **60**, 2446. (b) Periarteriitis nodosa und Arteriitis syphilitica cerebralis. Beitr. path. Anat. **40**, 409. (c) Über Phlebitis syphilitica cerebrospinalis. Beitr. path. Anat. **56**, 580. — VIGOUROUX, A. et HERISSON-LAPARRE:

(a) Tuberculose des surrénales et gommes du foie chez un tabétique devenu paralytique. Bull. Soc. Méd. **6**, 276. (b) Ramollissement du noyau lenticulaire et hémiplegie terminale chez un paralytique général. Bull. Soc. Méd. **6**, 273. — VIRCHOW: (a) Haematoma durae matris. Verh. med.-physik. Ges. Würzburg **7** (1856). (b) Über die Natur konstitutionell-syphilitischer Affektionen. Virchows Arch. **15** (1858). — VOGT, C. und O.: Zur Lehre der Erkrankungen des striären Systems. J. Psychiatr. **25**, Ergänzungsheft 3 (1926). — VOGT, H.: Angeborene Veränderungen bei progressiver Paralyse der Kinder. Münch. med. Wschr. **55**, 1659 (1908). — VOGT, R.: Das Vorkommen der Plasmazellen. Mschr. Psychiatr. **9**.

WALTER, F.: (a) Zur Histologie und Physiologie der menschlichen Zirbeldrüse. Z. Neur. **74**, 314 (1922). (b) Weitere Untersuchungen zur Pathologie und Physiologie der Zirbeldrüse. Z. Neur. **83**, 411 (1923). — WALTHER, F.: Zur Behandlung der progressiven Paralyse mit intravenösen Injektionen von Silber- bzw. Neosilbersalvarsan und intramuskulären von QUINBY. Arch. f. Psychiatr. **71**, H. 5 (1924). — WARKANY, JOSEF: Studien über das Verhalten der Glia im Mittelhirn bei reflektorischer Pupillenstarre. Arb. neur. Inst. Wien. **26**, H. 2/3, 455 (1924). — WECHSELMANN, W. und BIELSCHOWSKY: Thrombose der Vena magna Galeni als Grundlage von Salvarsantodesfällen. Dermat. Wschr. **69**, Nr 48 (1919). — WEIGERT: Bemerkung über eine Kleinhirnveränderung bei Tabes dorsalis. Neur. Zbl. **1904**, 738. — WEIMANN, W.: (a) Über eine besondere Hämosiderinspeicherung in der Hirnrinde bei einer atypischen Paralyse. Z. Neur. **89**, 600. (b) Atypische Formen der akuten Encephalitis epidemica. Nebst Bemerkungen über die Lokalisation der Encephalitis epidemica und ihre Beziehungen zur Paralyse. Z. Neur. **99**, H. 1/2, 185. — WENDT, W.: Eine Notiz zur Frage der geheilten progressiven Paralyse. Psychiatr.-neur. Wschr. 1926, Nr. 29, 315. — WERNER, E.: Ein klinischer und pathologischer Beitrag zur Kenntnis der LISSAUERschen Paralyse. Diss. Jena 1924. — WESTPHAL, C.: (a) Anatomischer Befund bei einem einseitigen Kniephänomen. Arch. f. Psychiatr. **18**, 628. (b) Über das Verschwinden und die Lokalisation des Kniephänomens. Berl. klin. Wschr. **1881**, Nr 1. (c) Über die Fortdauer des Kniephänomens bei Degeneration der Hinterstränge. Arch. f. Psychiatr. **17**, 547. (d) Über Erkrankungen des Rückenmarks bei der allgemeinen progressiven Paralyse der Irren. Virchows Arch. **39** u. **40** (1867). — WEYGANDT: Ein Beitrag zur Histologie der Syphilis des Zentralnervensystems. Arch. f. Psychiatr. **28** (1896). — WEYL: Großhirnbefunde bei hereditär-syphilitischen Säuglingen. Jb. Kinderheilk. **68**. — WICKEL: Zur Frage der stationären Paralyse. Zbl. Nervenheilk. **1904**, 561. — WILMANNS und RANKE: Fall Schänzchen. NISSLs Beiträge zwischen klinischem Verlauf und anatomischem Befund. **1** (1913). — WILSON-KINNIER, S. A.: Progressive lenticuläre Degeneration. Handb. d. Neurol. (LEWANDOWSKY) 5. Spez. Neur. **4**, Berlin 1914. — WILSON, R.: Brain repair. Arch. of Neur. **15**, Nr 1, 75. — WITTE, F.: Ein Beitrag zur pathologischen Anatomie der progressiven Paralyse. Z. Neur. **92**, 236. (b) Über Gefäßveränderungen bei Paralytikern. Arch. f. Psychiatr. **74**, 326. (c) Über eine eigenartig herdförmige Gefäßerkrankung bei Dementia paralytica. Z. Neur. Orig. **2**, 675 (1910). — WOHLFAHRT: Pallido-striäre Symptome bei Lues in den basalen Ganglien des Gehirns. Z. Neur. **108**, 115 (1927). — WOHLWILL, F.: Pathologisch-anatomische Untersuchungen am Zentralnervensystem klinisch nervengesunder Syphilitiker (mit Einschluß der kongenitalen Syphilis). Arch. f. Psychiatr. **59**, 733. — WOLLENBERG: Untersuchungen über das Verhalten der Spinalganglien bei der Tabes dorsalis. Arch. f. Psychiatr. **24** (1892). — WUNDERLICH: Die luetische Erkrankung des Gehirns und Rückenmarks. Volkmanns Sammlung klinischer Vorträge. **1875**.

YAWGER, N. S.: (a) The gross and histological findings in dementia paretica. Amer. J. Insanity **67**, 725. (b) Colloid bodies in the central nervous system their presence after severe traumatism in a case of Dementia paretica. J. nerv. Dis. 38, 158.

Nachtrag bei der Korrektur: KANZLER, R.: Eine neue Methode der Darstellung der Spirochaeta pallida im Gefrierschnitt des Zentralnervensystems. Z. Neur. **117**, 171. — KUFS, H.: Über die Verwendung der KANZLERschen Methode der Darstellung der Spirochaeta pallida im Gehirn für die Allgemeinpathologie. Z. Neur. **117**, 175.

(Die Arbeiten konnten im Text nicht mehr berücksichtigt werden.)

Syphilis und Auge. Von Professor Dr. **Joseph Igersheimer,** Frankfurt a. M. (Bildet Band XVII, Teil II vom Handbuch der Haut- und Geschlechtskrankheiten.) Zweite Auflage. Mit 185 meist farbigen Abbildungen. VIII, 514 Seiten. 1928.
RM 92.—; gebunden RM 98.—
Ausführlicher Sonderprospekt steht zur Verfügung.

Syphilis-Therapie. Bearbeitet von **J. Almkvist, W. Heuck, C. A. Hoffmann, F. Juliusberg, W. Kerl, P. Linser, S. Lomholt, P. Manteufel, H. Müller, A. Perutz, J. Pohl, O. Rosenthal, W. Weise, J. Werther, W. Worms.** (Bildet Band XVIII vom Handbuch der Haut- und Geschlechtskrankheiten.) Mit 43 zum Teil farbigen Abbildungen. XI, 1035 Seiten. 1928.
RM 136.—; gebunden RM 144.—

Erkrankungen des Nervensystems. Bearbeitet von G. v. Bergmann, E. Billigheimer, R. Bing, O. Bumke, H. Curschmann, K. Goldstein, Ernst Meyer, Eduard Müller, M. Nadoleczny, O. Veraguth, K. Wittmaack. Bildet Band V vom Handbuch der inneren Medizin, herausgegeben von **G. v. Bergmann**-Berlin und **R. Staehelin**-Basel.
Erster Teil: Mit 431 zum Teil farbigen Abbildungen. XII, 1074 Seiten. 1925.
Gebunden RM 69.—
Zweiter Teil: Mit 112 Abbildungen. X, 531 Seiten. 1926. Gebunden RM 33.—
Jeder Band des Handbuches ist einzeln käuflich, jedoch verpflichtet die Abnahme eines Teiles eines Bandes zum Kauf des ganzen Bandes.

Die Syphilis des Zentralnervensystems. Ihre Ursachen und Behandlung. Von Professor Dr. **Wilhelm Gennerich** in Kiel. Zweite, durchgesehene und ergänzte Auflage. Mit 7 Abbildungen. VIII, 295 Seiten. 1922. RM 9.—

[W] **Die Malariabehandlung der progressiven Paralyse.** Von Privatdozent Dr. **Josef Gerstmann,** Assistent der Universitätsklinik für Psychiatrie und Nervenkrankheiten in Wien. Mit einem Vorwort von Professor Dr. Julius Wagner-Jauregg, Vorstand der Universitätsklinik für Psychiatrie und Nervenkrankheiten in Wien. Zweite, neubearbeitete und wesentlich vermehrte Auflage. Mit 17 Textabbildungen. VII, 309 Seiten. 1928. RM 22.40; gebunden RM 24.40

Die Behandlung der quartären Syphilis mit akuten Infektionen. Ihre Stellung in der Therapie, ihre Methodik und Klinik, ihre Beziehungen zur Pathologie und zum öffentlichen Leben. Ergebnisse und Beobachtungen von Dr. **Berthold Kihn,** Assistent an der Psychiatrischen und Nervenklinik der Universität Erlangen. VIII, 340 Seiten. 1927. RM 22.50
Verlag von J. F. Bergmann / München.

[W] **Die Malariatherapie der Syphilis.** Von Dr. **Josef Matuschka** und Dr. **Rudolf Rosner.** Mit einem Vorwort von Professor Dr. Ernest Finger. („Abhandlungen aus dem Gesamtgebiet der Medizin".) IV, 84 Seiten. 1927. RM 4.80
Für Abonnenten der „Wiener klinischen Wochenschrift" ermäßigt sich der Bezugspreis um 10%.

Die mit [W] bezeichneten Werke sind im Verlage von Julius Springer / Wien erschienen.